华西医学大系

解读“华西现象”

讲述华西故事

展示华西成果

精神心理疾病调护与治疗指南

JINGSHEN XINLI JIBING TIAOHU YU ZHILIAO ZHINAN

主　编　孟宪东　谢　伟

四川科学技术出版社
·成都·

图书在版编目（CIP）数据

精神心理疾病调护与治疗指南 / 孟宪东，谢伟主编.--
成都：四川科学技术出版社，2020.8（2021.5重印）
ISBN 978-7-5364-9906-5

Ⅰ.①精… Ⅱ.①孟… ②谢… Ⅲ.①心理疾病－护理－指南②心理疾病－治疗－指南 Ⅳ.①R395.2-62

中国版本图书馆CIP数据核字(2020)第142830号

精神心理疾病调护与治疗指南

主　　编　孟宪东　谢　伟

出 品 人　程佳月
责任编辑　杜　宇
特约编辑　吴晓琳
封面设计　象上设计
版式设计　大　路
责任出版　欧晓春
出版发行　四川科学技术出版社
地　　址　四川省成都市青羊区槐树街2号　邮政编码：610031
成品尺寸　156mm × 236mm
印　　张　28.5　字　数 400 千
印　　刷　四川机投印务有限公司
版　　次　2020年12月第 1 版
印　　次　2021年5月第 2 次印刷
定　　价　89.00元

ISBN 978-7-5364-9906-5

本书编委会

主　编

孟宪东　谢　伟

副主编

张倬秋　陈　娟　王　旭

编　委（排名不分先后）

丁　琴　左小凤　李水英　李张燕　刘丽芳
任雁娟　宋小珍　何佼屹　周　茜　周春芬
杨　梓　宫晓鸿　陶科材　寇晓敏　银　燕
黄　霞　黄丽娟　熊　智　熊　倩　蔡艳红
鲜玉霞

协助单位

成都快乐小清智能科技有限公司

《华西医学大系》总序

由四川大学华西临床医学院/华西医院（简称“华西”）与新华文轩出版传媒股份有限公司（简称“新华文轩”）共同策划、精心打造的《华西医学大系》陆续与读者见面了，这是双方强强联合，共同助力健康中国战略、推动文化大繁荣的重要举措。

百年华西，历经120多年的历史与沉淀，华西人在每一个历史时期均辛勤耕耘，全力奉献。改革开放以来，华西励精图治、奋进创新，坚守“关怀、服务”的理念，遵循“厚德精业、求实创新”的院训，为践行中国特色卫生与健康发展道路，全心全意为人民健康服务做出了积极努力和应有贡献，华西也由此成为全国一流、世界知名的医（学）院。如何继续传承百年华西文化，如何最大化发挥华西优质医疗资源辐射作用？这是处在新时代站位的华西需要积极思考和探索的问题。

新华文轩，作为我国首家“A+H”出版传媒企业、中国出版发行业排头兵，一直都以传承弘扬中华文明、引领产业发展为使命，以坚持导向、服务人民为己任。进入新时代后，新华文轩提出了坚持精准出版、精细出版、精品出版的“三精”出版发展思路，全心全意为推动我国文化发展与繁荣做出了积极努力和应有贡献。如何充分发挥新华文轩的出版和渠道优势，不断满足人民日益增长的美好生活需要？这是新华文轩一直以来积极思考和探索的问题。

基于上述思考，四川大学华西临床医学院/华西医院与新华文轩出版传媒股份有限公司于2018年4月18日共同签署了战略合作协议，启动了《华西医学大系》出版项目并将其作为双方战略合作的重要方面和旗舰项目，共同向承担《华西医学大系》出版工作的四川科学技术出版社授予了“华西医学出版中心”铭牌。

人民健康是民族昌盛和国家富强的重要标志，没有全民健康，就没有全面小康，医疗卫生服务直接关系人民身体健康。医学出版是医药卫生事业发展的重要组成部分，不断总结医学经验，向学界、社会推广医学成果，普及医学知识，对我国医疗水平的整体提高、对国民健康素养的整体提升均具有重要的推动作用。华西与新华文轩作为国内有影响力的大型医学健康机构与大型文化传媒企业，深入贯彻落实健康中国战略、文化强国战略，积极开展跨界合作，联合打造《华西医学大系》，展示了双方共同助力健康中国战略的开阔视野、务实精神和坚定信心。

华西之所以能够成就中国医学界的“华西现象”，既在于党政同心、齐抓共管，又在于华西始终注重临床、教学、科研、管理这四个方面协调发展、齐头并进。教学是基础，科研是动力，医疗是中心，管理是保障，四者有机结合，使华西人才辈出，临床医疗水平不断提高，科研水平不断提升，管理方法不断创新，核心竞争力不断增强。

《华西医学大系》将全面系统深入展示华西医院在学术研究、临床诊疗、人才建设、管理创新、科学普及、社会贡献等方面的发展成就；是华西医院长期积累的医学知识产权与保护的重大项目，是华西医院品牌建设、文化建设的重大项目，也是讲好“华西故事”、展示“华西人”风采、弘扬“华西精神”的重大项目。

《华西医学大系》主要包括以下子系列：

①《学术精品系列》：总结华西医（学）院取得的学术成果，学术影响力强；②《临床实用技术系列》：主要介绍临床各方面的适宜技术、新技术等，针对性、指导性强；③《医学科普系列》：聚焦百姓最关心的、最迫切需要的医学科普知识，以百姓喜闻乐见的方式呈现；④《医院管理创新系列》：展示华西医（学）院管理改革创新的系列成果，体现华西“厚德精业、求实创新”的院训，探索华西医院管理创新成果的产权保护，推广华西优秀的管理理念；⑤《精准医疗扶贫系列》：包括华西特色智力扶贫的相关内容，旨在提高贫困地区基层医院的临床诊疗水平；⑥《名医名家系列》：展示华西人的医学成就、贡献和风采，弘扬华西精神；⑦《百年华西系列》：聚焦百年华西历史，书写百年华西故事。

我们将以精益求精的精神和持之以恒的毅力精心打造《华西医学大系》，将华西的医学成果转化为出版成果，向西部、全国乃至海外传播，提升我国医疗资源均衡化水平，造福更多的患者，推动我国全民健康事业向更高的层次迈进。

《华西医学大系》编委会

2018年7月

序

认识与了解精神心理疾病并做好自我管理是精神心理疾病患者康复过程中的重要组成部分，患者及家属对相关信息的需求非常大，但在当今这个信息爆炸的时代，科学知识往往与各种骇人的谣言谬论混杂在一起，令人难以辨别，错误信息会导致患者疾病无法得到有效控制，甚至引发各种严重不良后果。因而，来自精神科专业人员的疾病管理指导显得尤为重要。在为患者及家属提供指导的过程中，专业性术语明显不利于绝大多数患者及家属理解，由此采用科普用语向他们传播专业的疾病管理相关知识，影响他们的健康观念，促进他们选择有利于健康的生活和行为方式十分必要。

本书的编者均为四川大学华西医院心理卫生中心工作人员，所写内容也是基于临床工作的总结，具有客观、真实、实用性强的优点。编写本书主要是希望能够帮助两类人群，一是精神心理疾病患者，二是此类患者的家属。本书用生活化的语言、真实的案例对精神心理疾病症状和治疗进行解释，并对自我管理的方法进行介绍，希望能让读者在阅读过程中有所收获。全书分为上下两篇。上篇按照疾病种类分为不同章节，重点讲解精神心理疾病的症状、共有和特有的治疗方法、患者自我照护的技巧以及照护者对于疾病管理的参与。下篇对治疗精神心理疾病常用的方法进行了详细介绍，包括适用情境、大致操作过程和部分副作用及其应对方式。除此之外，本书还对有关精神心理疾病和治疗常见的误区进行了解释。

感谢成都快乐小清智能科技公司为本书更加科普化所做的工作，感谢“华西医学大系”这个平台，也感谢四川科学技术出版社对本书的大力支持。虽然编者们力求精益求精，但限于时间和水平，书中难免有不足之处，还望各位读者批评、指正。

孟宪东

2020年9月

目 录

上篇 精神心理疾病知多少

下篇 精神心理疾病如何治

上　篇

精神心理疾病知多少

第一章

我不是精神病，我只是情绪不好

——精神心理状态的“正常”与“异常”

近年来我国国民对心理健康的需求快速增长，社会也日益关注心理健康问题。我国学者近二三十年的心理健康研究显示，我国学生、教师、公务员等不同人群的心理问题发生率均呈增长趋势。而在很多时候，我们因为无法识别心理健康与心理问题或心理障碍之间的区别，而错失了最佳治疗期和恢复期。

阅读本章，你将了解以下内容：

- 你好，情绪——情绪心理状态的自我识别
- 如何判断我现在的情绪——情绪的自我觉察
- 我的反应正常吗——心理正常与异常的判断标准
- 谁动了我的心理健康——心理健康的影响因素

你好，情绪——情绪心理状态的自我识别

情绪，释义为人从事某种活动时产生的心理状态，是对一系列主观认知经验的通称，是多种感觉、思想和行为综合产生的心理和生理

状态。每个人都有情绪，有开怀大笑、兴奋激动的愉快体验，也有紧张担心、焦虑不安，甚至悲伤难过、万念俱灰等不愉快的感受。在生活中，情绪与我们是形影不离的朋友，它总是会时不时跑出来与我们见面。

给大家介绍情绪前，先来讲个小故事。

谦谦今年 22 岁，大学刚毕业，离开了象牙塔的她开始努力地寻找工作，不断地投递简历、面试，却总是被拒。但是谦谦没有轻易放弃，她再投递简历、再面试，却又再次被拒……如此反复了两个多月，从来没有经历过挫折的谦谦心慌了，担心自己找不到工作，担心自己被朋友嘲笑。再去见面试官时，害怕失败的她不像以前那样口若悬河、信心满满，她迎来的是又一次的失败。谦谦每天想着怎样将简历做得更吸引人，去面试前一遍又一遍地在镜子前与自己对话，想将自己最完美的一面展现给面试官，但是，一到参加面试时，就会紧张，双手不停地揉搓，来回踱步，眉头紧蹙，之前准备的内容也结结巴巴地表诉不清。渐渐的她开始失眠，甚至感觉自己整夜都没有睡着过。后来，她甚至一看到招聘广告就会心里“咯噔”一下，也不敢参加朋友聚会，听到朋友说加班也会莫名惆怅，常常手心出汗，坐立不安。

讲到这里，你们知道谦谦怎么了吗？是的，这就是情绪在作祟。情绪就像一对双胞胎，他们是天使与魔鬼。遇到好事的时候，天使就来了，招之即来，挥之即去，带给你快乐与舒适。如果遇到坏事的时候，魔鬼就出现了，不招也来，挥之不去，常常困扰着我们，让我们苦恼、烦躁、吃不香睡不好。不管是好心情还是坏心情，它们都是正常的情绪。情绪是一种内部的主观体验，是人们对某件事情发生时的情感体验。在情绪发生时，我们也常常会出现一些外部表现，我们可以通过观察来发现这些外部表现。

情绪的外部表现

首先我们来看最直观的表现，就是面部表情，比如，高兴时的眉开眼笑、气愤时的怒目而视、焦虑时的眉头紧蹙等等。除了面部表情，还有姿态和语调，比如，高兴时哈哈大笑，说话也清晰明朗；紧张时坐立不安，说话结结巴巴，声音细小；焦虑时来回踱步等，词不达意；生气时捶胸顿足，破口大骂。有时候我们形容一个人“什么心思都写在脸上，一点儿也藏不住事，一看他的表情就知道他怎么了”，也就是说的我们的表情能够反映情绪。与此同时，我们的躯体也会随着情绪变化出现一些反应，比如，“肚子都笑痛了”“气得胃疼”“我要考试了怎么办啊，我的头好痛”。情绪神通广大，它一出现，表情和身体都会受其影响。

心境

认识了情绪，我们再来认识一下心境。心境是一个比较宽泛的术语，包括了从高到低的情绪，那心境和情绪又有什么不同呢？心境是一种相对持久的状态，而情绪则与某一些事件相联系。也就是说，心境是我们平时待人接物时的一种平常状态，而情绪则是发生了一些事情后随之而来的体验。

心境是弥漫性的。比如恋爱时，可能一段时间都会感觉幸福，心情美好，做事也感觉非常利索，与人相处时脸上洋溢着笑容。相反，如果是失恋了，可能这一段时间就会感觉闷闷不乐，甚至悲伤难过。心境持续时间不定，有些心境可能几小时就消失了，有些则会持续几周、几个月甚至更久的时间。性格不同，也会有不同的心境。性格外向的人，可能事过境迁就不再考虑，而性格内向的人往往会不能释怀。

心境产生的原因有很多，比如生活中的顺境与逆境、成功与失败、个人健康情况、婚姻家庭关系和自然环境变化等，都可以引出某种心境。而心境对我们的日常生活也有很大的影响，积极向上的心境会让我们舒适愉快，提高幸福感，而悲观消极的心境，就会使人丧失一些希望，降低办事效率，影响人际关系等。

天使和魔鬼——情绪的双面性

好心情就是遇到对个人而言值得高兴的人和事以及环境等所产生的让人愉快的情绪体验，比如高兴、兴奋、快乐、幸福等，都是好心情的表现。而紧张、害怕、恐惧、愤怒、抑郁等，都是我们说的坏心情。伴随着情绪而来的也有很多躯体反应，比如愉快时眉开眼笑、手舞足蹈；抑郁时眉眼低垂、唉声叹气；恐惧时手脚发抖、呼吸急促等等。

愉快

愉快、开心、快乐，常常作为同义词使用，愉快时自信心强，自我感觉良好，脑子里的想法多，可能出现活动增多、精力充沛等。愉快时的外部表情特征就很显而易见了，比如眉开眼笑、手舞足蹈等等。

于先生准备报考公务员考试，经过两个月的努力，他终于如愿以偿地考上了，而且是以全县第一的好成绩，查到成绩的那一刻他激动地跳了起来，高声地喊道：我通过考试了！接着，他拿起电话通知每一个亲人、好友，脸上洋溢着幸福的微笑。接下来的几天，他的心情都是非常愉快的，身边的每一个人都能感受到他的快乐。

激情

很多人都看过《速度与激情》这部电影，主角在赛车时所表现出来的那种刺激体验，就是一种激情，这是一种强烈的、爆发性的、持续时间很短的情绪状态。那到底什么样的情感体验是激情呢？这种状态通常是由一些对我们个人而言非常重大的事件所引起的。值得注意的是，对个人而言，因为我们每个人对同一件事物的看法是不同的，比如小A和小B都被上司训斥了，小A不开心，但是和朋友倾诉后就缓解了郁闷的心情，小B则在被训斥时情绪激动，和上司大吵大闹，要求上司给自己道歉，否则就辞职，事后却又为自己的冲动感到后悔——同样的一件事，在不同的人身上也会有不同的体验，所以，激情的发生，也取决于我们对这件事情的认知和看法。

激情通常会伴发生理的变化和明显的外部行为表现。就像小B和上司争吵时，他觉得上司冤枉了自己，怒发冲冠、咬牙切齿、全身肌肉紧张、握紧拳头，脸上写满了不满与愤怒，甚至递交了辞职信，事后，冷静下来的小B也感到非常后悔。激情状态下人的意识状态往往会“缩窄”，也就是说认识范围缩小了，很难理智地去思考问题，自控能力也会下降。激情一般很短暂，事件过去后，激情也慢慢过去。

应激

应激是指人对某些意外事件或环境刺激所做出的反应。人在遇到危险、重大或突发事件时，必须在短时间动员自己的全部力量，迅速做出选择，采取有效的行动。此时人的身心都处于高度紧张状态，这就是应激。比如，面对地震、火灾等自然灾害，遭遇亲人的突然离世，得知自己或亲人患了重大疾病，等等，都会导致个人出现应激反应。而应激反应的产生及程度与个人应对能力有关。当这些情景对人提出了要求，而人意识到自己无力应对情景提出的要求时，就会体验到紧张而出现较大的应激反应。相反，如果评估自己的能力，能战胜情景要求时，应激反应就会较小，甚至不会出现应激反应。

人在应激状态下，会出现的情绪反应和躯体反应包括两类：一类是焦虑反应，比如心跳加快、呼吸急促、手心出汗、坐立不安以及肌肉紧张等，并且容易发脾气；另一类是伴有负性思维[①]和躯体活动减少的抑郁反应。焦虑反应通常与威胁性的事件有关，比如刚才提到的地震、火灾等，而抑郁反应则通常与丧失或分离事件有关。这种情绪往往会在危险消失后也随之逐渐消失。

焦虑

焦虑是大家非常熟悉的一种体验，是对危险和压力的正常反应。焦虑发生时，常与躯体和自主神经功能[②]改变，以及心理成分紧密结合。心理上的反应主要有：感到不安、提心吊胆，注意范围缩窄，警觉性增加等。躯体上主要表现为：呼吸加快、肌肉紧张、头晕、乏力等。外部表情特征：眉头紧蹙、坐立不安、眼神警惕等。轻度和中度的焦虑可以增进行为表现，而重度的焦虑则会起到干扰作用。比如前面案例中提到的谦谦，就是因为面试屡次失败后害怕继续失败引起的焦虑情绪。由开始的轻度焦虑引起的心慌，到后来失败次数多了，造成了严重的焦虑，引起了失眠、坐立不安等。那焦虑到底是好还是坏呢？我们来看下面的故事。

刘女士是一位外企的员工，因为最近公司要赶一份企划方案，刘女士负责的板块又是这份案子里最重要的部分，所以让刘女士感觉压力很大。她时常加班到很晚，有时甚至出现心慌、

---

①负性思维：也叫消极思维或负性自动思维，指从消极的、不利的一面看问题的思维方式。

② 自主神经功能：专门控制与调节各器官和组织的活动。

失眠，她担心自己的案子不能达到领导的要求。她不停地查阅相关资料，询问有经验的同事，计划案做好了觉得不行又删了重来。同事们也感受到她的焦虑，都劝她量力而行，可刘女士仍然坚持。就这样，她的计划案顺利通过了领导的审核，她也得到了应有的奖励。

刘女士在面对工作压力时出现了焦虑、担心，也出现了一些躯体反应，比如失眠，但也正因为刘女士的焦虑和担心，害怕案子不能通过审核，她为之付出了更多的努力，也最终达成了目标。所以，适当的焦虑可以促进我们增强行为表现，为之付出更多的努力；相反，则会引起我们身体和心理的各种不适。正确的认识和处理焦虑，是可以让它变成好心情的，也能很好地激发我们的潜能。

抑郁

抑郁这个词，相信大家现在都不陌生吧，经常会听到身边的亲人、朋友说，我最近抑郁了。那究竟什么是抑郁呢？抑郁可称为悲伤或悲痛，它是对丧失或不幸遭遇的一种正常反应。抑郁时也常出现对事不感兴趣、悲观消极、缺乏愉悦感、自我评价低等表现，外部表情特征则是口角下垂、唉声叹气、垂头丧气。

吴先生最近就感觉自己特别的不舒服，胃痛、恶心、反胃，吃饭没胃口，做什么事情也提不起精神，感觉自己特别容易累，什么事都不感兴趣。他以为自己患上了某种疾病，就到医院去做了全面体检。结果，身体的各项指标都是正常的，这让他百思不得其解。幸好他的一位同学是心理医生，了解到他的情况后，和他谈了很久。原来，吴先生之前因为炒股亏掉了一大笔钱，这件事他不敢告诉家人，自己就默默地扛了下来。他觉得不说这件事就过去了，自己也不知道是因为这件事一直影响着自己。跟老同学谈了以后，老同学告诉他，这些不适都是因为他的情绪造成的。吴先生开始还不信，认为自己没有什么不良情绪，生活也很平静。殊不知，就是这件事情导致吴先生抑郁，又没有得到及时的倾诉和发泄，抑郁情绪就引起了躯体不适。经过这次谈话，吴先生认识到了事情的本质，他将事情原原本本地告诉了家人，并取得了家人的谅解，而胃痛的毛病也就不治而愈了 。

愤怒

愤怒也是生气，是因为对某些人或事不满而产生的情绪，这是一种消极的感觉状态。愤怒出现时我们的身体被高度唤醒，比如心跳加速、全身发抖、咬紧牙关等。当愤怒出现时，我们还可能会出现一些攻击行为。比如，当你在高速公路上正常行驶，一辆车从你旁边强行变道，差点撞到你的车，这时候，你非常生气，你可能会摇下车窗骂他，也可能想用车将他逼停。这时候的情绪也是难以控制的，就像煮沸的牛奶一样涌上来。容易产生愤怒情绪的状态，又被称为“易激惹”。

王女士是一位全职母亲，每天在家里做家务，照顾家人的饮食起居，除了洗衣、做饭等日常家务，还要操心孩子的学习、父母的健康。每当和家人说起时，家人都觉得她不用工作，做点家务也没什么可抱怨的。时间长了，王女士常因为一点点小小的事情，就会跟家人大发雷霆。事后王女士又会觉得后悔，不应该对家人发火，但每次不如意时，又没办法控制自己的情绪，这就是易激惹。

所以说坏心情和我们的躯体是有密切联系的。如果我们感觉身体不适，也有可能是情绪在作祟。正确识别我们的情绪，可以很好地调整我们的行为，让我们更轻松地去应对情绪带来的各种反应，排解遇到的各种问题，以更好的状态去工作和生活，而不至于被情绪搞得手忙脚乱，打乱了我们正常的生活秩序。

如何判断我现在的情绪——情绪的自我觉察

前文中我们介绍了情绪以及它的分类和识别，接下来我们看看如何判断自己的情绪。

外表与行为

我们讲情绪的时候，提到相应的表情和躯体反应，也就是说我们的情绪和躯体反应通常来讲是一致的、协调的。

> 小A是一位办公室白领，每天都化着精致的妆容来上班，性格外向，爱帮助别人，人缘非常好。可是，同事发现她这段时间有些变化，不再每天化妆，穿衣风格也没有以前那么光鲜亮丽，虽然还是每天和同事一起吃饭聊天，但脸上笑容明显减少了，常坐在电脑前发呆，注意力也不集中，办事效率也不及以前了。这些情况被细心的好朋友发现了，就询问她原因。原来，小A的爸爸前段时间脑出血，在医院住院治疗，妈妈因为照顾爸爸也累坏了，自己是独生女，除了寄钱回家也没办法帮家里分担。所以，她情绪非常低落。好在同事们及时发现，得知了她的困难，大家纷纷伸出援手，出钱出力帮助小A渡过了难关，小A的脸上又恢复了以前的笑容。

外表和行为，也就是说从面部表情到姿势动作，是能直观反映情绪的。当口角低垂、唉声叹气、衣着邋遢、不修边幅时，反映出低落的情绪；眉头紧锁、坐立不安、来回踱步或搓手，反映出焦虑的情绪；眉开眼笑，是快乐的表现；握紧拳头、牙关紧咬是愤怒的表现；等等。

言语

言语包括了说话的速度、说话的量，还有说话的流畅性，以及说话的内容。

情绪低落时，说话的速度缓慢，声音细小，让人感觉有气无力，甚至言语减少，不想交流。情绪兴奋时，说话的速度加快，声音提高，甚至滔滔不绝。焦虑时，说话结结巴巴、词不达意。愤怒时，大吼大叫，言辞犀利。

社交状态

除了表情和姿势以外，社交行为也是判断情绪的关键，比如我们高兴时，就很乐意和朋友聊天、说笑，学习、工作能顺利完成。但是在情绪低落时，可能就会出现不愿意与人接触，回避社交，拒绝与人交流等。更严重时会影响到我们的正常生活和工作，比如工作和学习效率降低、常常出错，做事缺乏动力。

心境

前面讲了心境是一种比较持久、稳定的状态，那么要如何检查自身心境状态呢？常用的方法是：给自己的情绪打分，从 0 到 10 分，0 分代表情绪非常差，10 分代表情绪非常好。

如果情绪很低落，最低的时候到什么程度，有没有经常责怪自己，甚至感觉人生没有意义，对未来感到没有希望等。也可以和从前的自己做对比，比如以前喜欢做的事情现在是否还有兴趣、做事的动力足不足、工作效率怎么样，注意力是否集中。如果这段时间特别开心，我们就要看看自己高兴到什么程度，有没有心情非同寻常的好、感觉自己能力比其他人都强、脑子转得很快，情绪的稳定性怎么样，有没有遇到一点小事就容易发脾气。还需要观察自己情绪低落和高涨的情况是否交替出现，情绪波动很大；或者严重的平淡，比如遇到高兴的事无法开心，遇到悲伤的事也不会难过，这些都能检验出我们的心境是怎样的。如果对自己的情绪判断接近 0 分或 10 分，说明自身情绪处于危险状态，应该及时向精神卫生机构寻求帮助。

通常来说，我们的心境与外界的环境、事件、人物是相符的。比如，升职加薪、金榜题名、家庭幸福美满等，我们的心情就会随之高兴；而如果是失业、患病、财产损失一类的负性事件，我们的心境相应地就会低落、难过。

睡眠

睡眠的好坏也可以影响到心情。累了一天，睡个好觉是补充能量的好方法。高质量的睡眠可以让第二天元气满满，活力无限。相反，入睡困难、早醒、易醒、多梦、睡眠感缺失等会造成身体疲倦，没精神。长时间睡眠质量低下甚至会心烦气躁，容易发火。那么睡多久才是最好的呢？因人而异，每个人对睡眠的需求是不一样的，只要感觉不影响自己的正常生活状态就可以了。

食欲

民以食为天，食欲也能反映我们的情绪状态。心情好的时候，有胃口，吃得特别香；心情不好时，就可能“茶不思，饭不想”了。那是不是胃口好就一定是情绪特别好呢？也不尽然。不知道大家是否看过一部电影叫《瘦身男女》，讲述女主角因为失恋开始暴饮暴食，导致极度肥胖，后来遇到真爱又再次减肥成功的励志故事。女主角就是因为情绪极其低落，自暴自弃，开始了暴饮暴食。还有的人焦虑时，也可能出现暴饮暴食来缓解焦虑和压力，而暴饮暴食可能引起肥胖，担心肥胖又可能进行不恰当的减肥，比如催吐、过度节食等，带来一系列的情绪和健康问题。食欲出现异常时，我们首先要排除是否有躯体疾病，比如胃部不适，或者某种疾病导致的食欲增加或减退，如果排除了身体疾病问题，那可能就是我们的情绪、心理问题导致的。如果出现了食欲异常，需要及时寻求专业人员的帮助，排除躯体疾病，保证我们的健康。

精神心理状态的自我检查

H今年18岁，学生，是一个性格开朗的男孩子。父母发现他最近有些变化，回到家就进房间待着，不主动交流，问他什么他也不愿多说。一开始父母以为他是因为高三学业重，压力大，也就没在意。这样持续了一段时间，H的行为开始让人不可理解。已经入冬了，他还经常打光脚踩在地板上，一回房间就马上拉上窗帘，还时不时地突然冲出房间跑到大门口，仿佛在听门外有没有什么声音，父母问他，他就说没什么。又过了一段时间，情况越来越糟糕，H开始不吃家里的饭菜，喝水也只喝新买的矿泉水，有时候自言自语，有时甚至会对着窗外大声骂人，好像在跟人吵架。父母觉得越来越不对劲，赶紧把H带到了医院看精神科。医生经过询问，发现原来H时常听到有人在议论自己，说自己长得丑，感觉外面安装了监控，所以回家就将窗帘拉上；害怕有人要害自己，在饭菜里面下毒，所以不敢吃饭；而问其为什么不穿鞋时，他说因为那个声音叫自己不能穿鞋，不然就会有灾难。医生说H这些都是精神分裂症的表现，于是H开始住院接受治疗。

除了情绪，还有哪些因素会影响我们的精神心理状态呢？结合H的故事，我们来看看应该如何检查和判断自己的精神状态吧。

感知觉

感知觉是客观刺激作用于感觉器官所产生的对事物的个别属性的反映。我们通过皮肤感知到外界温度、天气变化，由此增减衣物；闻到花是香的；听到音乐是欢快的或舒缓的；看到大海是蓝色的、森林是绿色的等等，这些都是由客观事物刺激到我们的感觉器官产生的。简单来说，我们眼睛看到的、鼻子闻到的、耳朵听到的，都是感知觉的一部分。那如何去检查我们的感知觉有没有问题呢？从H的故事来看，他冬天不穿鞋，是听到有人叫他不要穿，还听到有人在议论自己，实际上并没有人在与H对话。听得到声音却看不到说话的人，在没有现实刺激下而产生的感知觉，就是幻觉[①]。

思维

思维是人类所具有的高级认识活动。按照信息论的观点，思维是对新输入信息与脑内储存知识经验进行一系列复杂的心智操作过程。思维就是我们收集外界的信息，通过感觉器官，在大脑中结合以往的经验再加工的过程。H感觉有人在饭菜里面下毒，不敢进食，这是思维内容出现了问题的表现，叫作妄想。妄想是一种缺乏合理根据的牢固信念，无法经过劝说而终止和动摇。H的妄想就是我们常说的被害妄想。常见的妄想包括：

关系妄想：看见电视上演的内容、其他人在说话，都觉得和自己有关。

夸大妄想：认为自己的能力非常强大，远超过本人实际能力。

钟情妄想：坚信某人喜欢自己，就算遭到拒绝也认为只是对方在考验自己。

嫉妒妄想：认为自己的配偶出轨，无论对方怎样证明都坚信不疑。

除了检查思维的内容，还需要看思维的过程。小C最近情绪特别高涨，每天都很兴奋，说话滔滔不绝，无法打断。他觉得他自己的脑子运转得特别快，有非常多稀奇古怪的想法，根本停不下来。而另一边，小W的老师发现小W最近上课心不在焉，问他问题他也根本答不上来，反应变得很慢，甚至说自己有时候感觉脑子里突然空了，什么内容也没有。小C和小W就是思维的过程上出现了问题，也就是思维的数量和速度发生了改变。

---

①幻觉：按照不同的感觉器官，幻觉分为幻听、幻视、幻嗅、幻味、幻触和本体幻觉。案例中的H出现的是幻听。

还有一种是思维形式障碍[①]。小 L 最近老是奇奇怪怪的，说的话没有主题，杂乱无章。朋友问他今天过得怎么样时，他回答："天上有朵乌云。"当周围的人说到"3"时，他会说："三三得三，三生三世，世界末日"，会反复地重复别人说的一些话。小 L 所表现出的就是思维形式障碍中的思维散漫，也就是说在思维目的性、连贯性和逻辑性上存在问题。

记忆

记忆是人脑对经验过事物的识记、保持、再现或再认，它是进行思维、想象等高级心理活动的基础。记忆分为即时记忆（瞬时记忆）、近期记忆（短时记忆）和远期记忆（长时记忆）。

即时记忆是指信息保存的时间很短。比如朋友让你记住他的电话号码，你可能在当下能记住，但过一段时间就会忘记。近期记忆是涉及最近几天发生的事情，比如上周末你和谁一起度过，都做了些什么事情。远期记忆是涉及发生了很久的事情，比如 10 年前毕业典礼是在哪里举行的，那天都有哪些人参加。

记忆的丧失称为遗忘，自我检查的时候可以看看是哪一时期的记忆出现了问题。除了记忆，还有再认的过程也是检验的内容。比如这件事可能你能记起，但发生的时间却与实际不相符，相关人物也张冠李戴。

注意力

注意力是专注于身边事物的能力。我们可以检查自己的注意力是否和以前一样，持续的时间有多长。如果注意力无法集中，或者是很容易被打断，这可能就会影响到我们的日常生活，比如驾车、工作、创作等需要专注的事情。

---

①思维形式障碍：是思维障碍的一种。一般表现为：思维奔逸、思维迟缓、思维贫乏、思维散漫、思维破裂、病理性赘述、思维中断、思维插入、思维扩散、思维化声、象征性思维、语词新作、逻辑倒错性思维。

从以上的内容来看，我们主要可以从外表和行为、心境状态、睡眠、食欲等来检查自己或身边亲人朋友的情绪状态，可以用感知觉、思维、记忆和注意力来检查我们的精神状态，掌握了这些小知识，就能初步判断我们是否存在一些精神心理的问题。

我的反应正常吗——心理正常与异常的判断标准

前文我们讲了从哪些方面可以检查自己的精神心理状态，那是不是出现了之前讲的那些问题就一定是异常的？怎么判断正常与异常呢？异常到什么程度需要就医呢？

我的反应正常吗？

心心是一个23岁的漂亮姑娘，大学毕业后在一家外企工作。心心的性格外向，喜欢运动、旅行，人缘很好。去年心心交了男朋友，两个人在一起度过了一段很快乐的时光。可最近，心心明显感觉男友对自己的态度变了，不再像以前一样关心自己，打电话、发信息也爱理不理。没过多久，男友提出了分手，这让心心非常的难过，她试图挽回也没有结果。心心每天情绪都非常的低落，工作时也心不在焉，下班后不再参加同事的聚会，匆匆回家，有时候偷偷哭泣。她的好朋友知道了这件事，就经常找她聊天，陪着她，大概两三周后，心心从这段低落的情绪中走了出来，脸上又恢复了笑容。

看到这里，大家觉得心心的反应是正常的吗？当我们遇到比如失恋、失业、亲人离世或者生病等负性生活事件时，我们的正常情绪反应就是悲伤失落。而遇到比如升职加薪、金榜题名等喜事时，我们就会心情愉悦。也就是说，当情绪与外界所发生的事件是协调的，就是正常的情绪反应。相反，如果亲人去世还喜笑颜开，遇到喜事却愁眉不展，或者是没有任何情绪反应，这就是异常现象了。这也就是我们所谓的情感的协调性。当然，在判断时还需要考虑情绪反应的程度和持续时间。

我高兴不起来已经很久了

我们接着讲心心的故事，假设心心在失恋后是另外一种状态。和男友分手已经快一个月了，心心每天都高兴不起来，工作起来也非常的费劲，做事没有动力，以前活泼好动，爱好广泛，现在做什么也没心思，上司给的任务一拖再拖。亲人、朋友关心询问，她总是拒绝交流，以前上班总是妆容精致，现在不再打扮自己，经常蓬头垢面的。自我评价也越来越低，总认为是自己的错导致了分手。渐渐地，睡眠出现了问题，躺在床上需要很长的时间才能入睡，第二天早上又很早就醒来。白天感觉非常的疲倦，吃饭也没有胃口，经常感觉胃疼，头痛，多次向领导请假。再到后来，就根本没有办法继续工作，常常以泪洗面，最严重的时候甚至出现了自杀的想法。

心心的反应已经超出正常范围了。为什么呢？失恋所造成的情绪低落持续时间过长，持续了一个月，并且开始影响她的日常生活和工作，她从活泼开朗变得不与人交流，无法继续工作，还出现了很多躯体的症状，如胃部不适及头痛等，睡眠变差，甚至觉得人生没有意义，想到了自杀。这些都严重地影响了心心的正常生活和社会功能，而且无论亲朋好友如何开导和安慰也无济于事，这些就是异常的表现了。

那到底如何判断情绪低落是正常还是异常的呢？首先和自己做比较，同样一件事发生时自己的反应是否一样，比如自己以前丢了钱包，不开心一下就算了，而这次却没有办法释怀；或者以前性格外向喜欢倾诉，现在却变得沉默寡言不爱说话。另外，我们可以和身边的人做比较，遇到同样的事情，身边的大多数人的反应是否和我一样，就是刚才讲到的情感是否协调。接着我们要看情绪低落的持续时间和影响，如果是一些重大的负性事件，比如亲人离世、重大财产损失、罹患严重的疾病等，情绪低落持续超过半个月，并且导致我们无法正常生活或工作，就需要警惕抑郁症的发生了。

综上所述，自我判断的重点是情绪低落是否持续存在、是否给生活带来了很大的困扰或导致没有办法进行正常的社会行为，一旦出现这样的情况，就需要立即寻求专业人员的帮助。

他只睡三小时却精力充沛

军军性格比较内向，不太喜欢和人打交道，成绩中等偏上，平常喜欢看书、玩游戏、打篮球。可最近一周，同学发现他变得特别爱说话。课堂上老师提问他总是第一个举手，说起话来滔滔不绝，跟同学们聊天时，显得很兴奋。谈到自己未来的规划，军军总能高谈阔论，说自己以后一定会成为优秀的军事家和政治家。晚上就寝时，熄灯很久了，军军依然躲在被窝看小说，经常到半夜三四点才睡觉，早上天还没亮就起来了，睡眠时间不超过三小时，可依然精力充沛，打篮球、玩游戏样样不落。

军军的这种情况，大家觉得正常吗？我们先来分析一下军军的情况。首先，军军长时间很兴奋，说起话来滔滔不绝，却没有明显的值得非常开心的事；他的性格也发生了改变，以前内向沉稳，不善交际，现在却高谈阔论；成绩平平，却认为自己能干一番大事；每晚只睡三个小时，第二天依然有精力做事，并没有感到困倦。结合我们之前所讲内容，军军的反应肯定是异常的。

那如何判断异常情绪高涨与正常高兴情绪的区别呢？“兴奋、激动”这一类类似于激情的情绪，随着时间的推移，会慢慢地淡去，一般不会持续很长的时间，但是好心情却可以持续一段时间，我们之前讲过心境，心境具有弥漫性和持续性。所以，每当我们遇到一些特别值得我们高兴的事时，我们的心境处于很好的状态并且持续一段时间是非常正常的。但是如果高兴的程度与现实场景难以对应，且伴随睡眠需求减少、思维速度过快、思维内容夸大则是异常的表现。

看了军军的故事，大家也知道如何去判断情绪高涨时正常与异常的表现了。这里要跟大家强调一下睡眠，当睡眠出现问题时，我们的情绪受影响的可能性会增加，不管情绪低落或高涨，睡眠都是很重要的信号，睡眠与情绪有着密切的联系。所以，当我们自己判断与检查时，请关注自己的睡眠。

奇怪的邻居

周周家隔壁新搬来一个阿姨，独自居住。周周时常听到隔壁有异常的响声，路过隔壁门口时，总能听到阿姨在里面骂骂咧咧，有时候碰到阿姨，出于礼貌，周周会主动跟阿姨打招呼，阿姨总是眼神闪躲，很快离开，真是一个奇怪的人啊。后来，有个叔叔来看望阿姨，周周才了解到，原来叔叔和阿姨是夫妻。阿姨总觉得叔叔要害自己，给自己下毒，所以搬出来独居，阿姨骂人也是因为听到有人在骂自己，议论说自己长得丑，所以要和那些声音对骂。阿姨敏感多疑，生怕周围的人都要害自己，所以不敢与人交流。

那这个奇怪的邻居都有哪些不正常呢？阿姨听到有人议论她、骂她，实则并没有，即阿姨出现了幻听。常见的感知觉障碍还有视幻觉、嗅幻觉、触幻觉等。但是要注意，错觉不是幻觉，比如杯弓蛇影，是把杯子把看成了蛇，有杯子这个实物作用于我们的眼睛，而不是凭空想象的。所以，幻觉与错觉的区别就在于是否有实际的客观事物刺激我们的感觉器官。错觉是正常的，而幻觉则是异常的。

阿姨还认为有人要害自己，也就是我们前面讲到的妄想，没有依据却不被动摇。那幻想呢？比如幻想自己是电视剧里的女主角，这是否也是异常的呢？幻想是无根据的看法或信念，以理想或愿望为依据，对还没有实现的事物有所想象。幻想是可以动摇的，这就是幻想和妄想最大的区别。只要能区分幻想和现实，就是正常的。而妄想则是异常的，是精神障碍的表现。

总的来说，我们可以通过和自己平常的状态做比较，或者和身边大多数人做比较，观察自身情绪状态持续的时间和反应程度等，来识别自己的情绪状态，区分正常还是异常。如果发现自己或照护者、朋友出现异常状况，请大家一定不要忽视，及时到专业的心理卫生机构去寻求帮助。

谁动了我的心理健康——心理健康的影响因素

精神心理疾病会不同程度地影响人的心理健康、身体健康以及社会适应能力。因此，找到引发精神疾病的原因对我们来说十分重要。

哪些因素会导致我们的心理健康出现问题？

第一，从遗传学角度来说，同胞和近亲属中发生精神障碍的风险相对较高，其中，一级亲属风险增加尤为明显。不过，并非所有的精神疾病都会百分百遗传，只是相对来说风险更高，存在遗传的可能。但精神疾病有着极其复杂的发病过程，其发病机理尚未完全清楚。

第二，神经学科关于精神障碍的研究表明，人类的心理过程源于大脑的功能活动，脑部结构和神经改变对我们大脑功能的影响极为显著，因此，所有的行为障碍最终都可归结于脑功能紊乱。在神经化学方面，对我们精神状态影响最大的物质是多巴胺，它是一种脑内分泌物，使我们产生兴奋、开心等感觉。然而，多巴胺的过度释放与急性的精神障碍有很大的相关性，多方面证据表明：大脑前额叶[①]多巴胺功能调节低下，将很大程度影响个体的认知功能，如注意力、记忆力等。

第三，我们是社会化的个体，社会环境对我们生活的方方面面都有着极大影响。从职业和社会阶层来看，无工作或从事低收入工作，对人们精神方面的影响较大。此外，居住地条件差、与社会隔绝、独居、未婚等因素，都是导致精神障碍的可能原因。另外，近期遭遇挫折或者严重的生活事件，亦与急性的或应激的精神障碍具有较高相关性。

第四，从个人心理因素来看，我们的人格和性格是在生命发展过程中慢慢形成的，每个人的人格特质、看待事物的方式、处理问题的方法都不尽相同。人格和性格的缺陷也是导致精神障碍的因素之一。

第五，社会文化因素不可小觑。文化环境与物质环境一样，都会对生活在其中的个体产生多方面的影响。不同文化之间的差异，如区域文化差异、城镇文化差异、民族文化差异、东西方文化差异等，会导致个体认知与行为的差异，因而，在不同的文化背景下，疾病的发生率同样存在差异性。

第六，从认知行为方面来讲，部分人群在认知行为过程中会出现自动化的负性思维，他们经常感到自己很无能，并且将这些负面想法不断扩大。在这种武断、片面的推理过程中，他们的情绪问题很可能进一步加重、行为表现更加过激，从而导致处于一种负性死循环状态。此种认知行为模式同样是导致精神疾病的重要因素之一。

心理疾病的病因不止一个，维护心理健康也应该从多方面做起。

①大脑前额叶：大脑额叶的前部区域，运动皮层和运动前区皮层的前方。

个体的心理健康状况，由多种因素相互交织、共同作用而来。有遗传倾向的人群不一定会发展成精神障碍，而先天或前期心理健康的人群，在社会环境、躯体疾病的影响下则可能导致精神障碍。

到底是谁动了我们的心理健康？这是一个多向度的问题，既有先天因素的作用，又有后天个人发展的影响。保持健康的体魄、维持良好的人格状态、坚持积极乐观的思维方式等，都是我们守护心理健康的可行方式。

第二章

我身边的“窃听风云”

——精神分裂症

精神分裂症（schizophrenia）是一种大脑的障碍，能干扰正常思维、言语和行为。一旦发病，它可能会持续终生，并影响生活。根据世界卫生组织数据，精神分裂症在全世界影响着超过 2 300 万人，精神分裂症的终身患病率在 3.8‰~8.4‰。研究数据显示，1990—2010 年，我国精神分裂症总人数由 309 万升至 715 万。其中，城市人群涨幅明显，由 85 万直升至 441 万，农村则较为平稳。精神分裂症患者数不断增加，而大众对精神分裂症的康复也未重视，形势看起来不容乐观。我们需要了解更多相关知识，为精神分裂症患者提供更多理解和支持。

阅读本章，你将了解以下内容：

- 小丑要害我——精神分裂症危险信号
- 我该如何照顾好自己——缓解期精神分裂症患者的自我照顾
- 我知道你在我身边——照护者的支持

小丑要害我——精神分裂症危险信号

朗朗是一名阳光帅气的男孩，最近不知怎么了，连续好几个月，他无法正常生活和学习。每天大部分时候都生活在紧张和恐惧之中，不敢出门，因为他觉得周围环境不安全，总感觉有一个小丑一直跟着自己。不管自己走到哪里，小丑都会跟着自己，而且手里拿了一把刀，想要伤害自己。他为了躲避小丑，不敢出门，甚至不敢去学校上课。有时候为了不让小丑吓到自己，他会故意大声说话，时不时的和小丑发生争执、吵架，问他为什么要跟着自己，乃至情绪失控，摔东西，想把他赶走。晚上不敢睡觉，担心自己睡着了小丑会乘虚而入伤害自己，在房间里彻夜难眠，来回走动。家人觉得他像变了一个人似的，但他向家人讲述这一切的时候，他的家人并不能理解，反复跟他说没有小丑啊，和他解释说不可能有人想害他，觉得朗朗荒谬。可是不管家人怎么解释，朗朗还是坚信不疑。久而久之家庭关系变得紧张。于是家人带着朗朗来到专门的精神卫生机构求助。

医生对朗朗进行访谈和检查后，告诉朗朗的家人，他生病了，患了一种叫精神分裂症的疾病。

精神分裂症多发于青少年或成年早期，潜伏期长短不一，表现症状较为多样，患者行为往往荒诞离奇、不可理解。精神分裂症是一个慢性疾病，若不积极治疗，最后会导致人格改变，社会功能退化。或许人们会有意识地关注躯体健康，但往往忽略了心理健康。当自己或周围的亲朋好友出现情绪或者行为异常时，大家通常会认为可能是太累、没有休息好，才会偶尔乱发脾气或者做出不同寻常的举动。但其实可能是精神分裂症早期的表现，所以当感觉自己、朋友或照护者言语或行为异常时，应该重视，及时提醒他人或自我调整，必要时寻求专业机构人员的帮助。

精神分裂症表现多样，很多时候因为无法识别而得不到及时治疗。因此，只有充分了解精神分裂症的危险信号，在日常生活、工作、学习中遇到这样的情况才能快速识别出来，帮助到自己或他人。精神分裂症在发生早期，个人的认知、情感、意志活动等方面相对于平常的状态往往已经开始发生变化，如果用心观察，就能识别出来。

哪些是精神分裂症的危险信号呢?

幻觉、妄想和思维紊乱

上一章讲到认知的变化，如感知觉出现问题造成幻觉、思维出现问题，表现出妄想等，这些都是精神分裂症的表现之一。幻觉是指在客观现实中并不存在某种事物的情况下，能感知到它的存在。最常见的幻觉是幻听，是指周围没有人说话，却能听到有说话声，一般以言语性的幻听多见，内容多为评论性、争论性或是命令性的。比如案例中，朗朗会和小丑发生争执，可能是小丑对朗朗进行负面评价或者命令朗朗做一些违背他个人意愿的事。值得注意的是，在命令性幻听的支配下，部分人会做出过激的举动，如伤害自己或他人等。其他常见的幻觉还有幻视，如朗朗看见小丑。妄想也是精神分裂症的常见症状，以关系妄想和被害妄想最为多见。案例中朗朗就坚定不移地认为小丑要伤害自己，这就是被害妄想的表现。

由于幻觉并不能被旁人感知，很多时候旁人只能明显察觉其出现异常状况，比如情绪不稳定、容易发脾气，或者突然地兴奋、冲动。

情感淡漠

情感淡漠主要表现为对周围事物缺乏情感反应。比如对周围事物漠不关心，哪怕是与自身利益相关的重大事情；面对以往让自身感到烦恼、痛苦的事情或愉悦、高兴的事情，都没有情绪反应；甚至出现与情景完全不相符合的反应，无故原因的发笑或者哭泣，很难进行情感沟通。

意志行为减退

意志行为减退主要表现为孤僻。对以前来往密切的人突然冷淡，与亲近的人变得疏远，不愿与人沟通交流，不爱出门，经常独处，工作或学习、生活等缺乏主动性和积极性，整天无所事事，生活懒散，对周围事物不感兴趣，生活、工作和学习能力明显下降，社会功能不同程度受到损害，甚至还可能出现幼稚、怪异行为等。少部分人可能出现言语和动作大量减少，行为动作都变慢，严重时不语、不动、不吃、不喝，伴有肌张力增高[①]。

自知力缺失

自知力是指自己对疾病和表现的一种认识能力。通常这种状态下人们对幻觉、怪异想法和行为的异常自身是意识不到的，更不会意识到是精神活动的问题，是一种病态，也不会认为自己生病了，所以会否认有病，拒绝就医。

大部分人都经历过失眠、头痛、头晕、乏力等情况，一般不会持续很久。但如果以上情况持续存在超过一定时间，如 1 个月，就一定要引起重视。精神分裂症发病期间也可能会出现睡眠问题和躯体症状。

与精神分裂症发病相关的因素

生物学因素

家族遗传史：从遗传学来讲，任何疾病都是有遗传的风险，但这个风险不是百分百，或多或少因人而异，在双胞胎和近亲属之间发生的概率相对高一些。大量的实验结果显示，精神分裂症可能是多基因遗传，由若干基因的叠加作用所致。

---

①肌张力增高：肌张力指肌肉静止松弛状态下的紧张度，是维持身体各种姿势以及正常运动的基础，并表现为多种形式。肌张力高则表现为下肢伸直、内收交叉，呈剪刀状。

神经病理和神经发育：精神分裂症存在认知功能缺陷，这种损害可能反映遗传的易感性或与神经系统发育的并发症有关。

躯体生物学因素：有研究提示在遗传负荷相类似的情况下，是否患精神分裂症取决于环境因素的影响。

社会心理因素

社会因素包括社会和家庭两个层面。社会环境对我们的方方面面影响很大，有研究调查显示经济水平低的人群，由于社会生活环境差、生活动荡、职业无保障等心理社会应激的负荷大，在遗传素质的基础上叠加容易发病。而家庭环境的影响也是至关重要的。父母的言行举止在婴儿性格过程中起着潜移默化的作用，父母行为的不正常可以引起子女行为的变化，比如很多年龄较大才发生精神分裂症的患者在幼年常缺乏情绪反应（如不会微笑，而父母对于这样的幼儿经常感到失望，可能会导致亲子关系恶劣）。有些父母表现有攻击性，过分戒备，过分限制儿童的自由，等等，都会不同程度影响着自己孩子，所以，家庭的氛围及相处模式与疾病的发生都是息息相关的。

人格

每个人的性格、看待事物的角度、处理问题的能力及方法各有不同。也就是说，同一件事发生在不同的人身上，个人的情绪反应、处理方法和应对结果可能不同。遗传的生理基础，加上生长环境的影响，最终形成个体的性格。精神分裂症发病与病前的性格特征有关。有很多研究把病前性格特征分为三组：

不爱交际，沉默寡言，安静、严肃。

胆怯、怕羞、纤弱、过敏、神经质、好激惹、爱好自然和书籍。

举止端庄、操守严谨、迂腐笨拙、心地纯良。

存在这些性格特质的人，在一定的环境刺激下，可能会发病。

很少有疾病的发生是完全由基因决定的。精神分裂症有一些发病危险因素，但并不是存在一个或几个危险因素就一定会发病。关注自己的精神心理状态，寻找调整心理压力的方法，自我调适无效时及时向专业机构求助，才是我们了解疾病的目的。

怎样面对危险信号？

营造良好的家庭氛围

良好的家庭氛围确实对我们的影响很大。我们从出生就感受和沐浴在自己的家庭氛围中。家庭环境是否有爱和包容，影响着家庭成员的生理和心理健康，特别是对于正处于迅速发育和发展过程中的青春期孩子。良好的家庭氛围能使人充满正能量，会有归属感，懂得感恩。

积极接纳自我

当觉察到自己身体或情绪有异样的时候，可以倾听照护者或朋友的反馈。古人有云“从谏如流”，就是说生活中、工作中，要多听取别人的意见，接纳和面对自身的缺点和不足。接纳他人反馈，以帮助自己成长和进步，结合自己的实际情况做出适当的调整和判断。尽可能努力做好自己的本职工作或学习，多与人沟通交流，在家庭中有责任感。善于接受别人的意见或建议，学会反思和总结，发现自己的优缺点，认可和接纳自己。

学会自我调适

学会一些技巧，来帮助自己调整紧张恐惧或不安的情绪。比如看喜欢的电影、读喜欢的书籍来转移注意力；聆听舒缓的音乐去做一些放松的练习；或者去运动流一身汗。如果自己已经尽了最大的努力去调整，但还是不能解决问题，这个时候一定要寻求专业人士帮助，切莫讳疾忌医。

朗朗经过系统治疗以后，才知道自己看见的小丑是在病理状态下产生的，原来并不是真的有小丑想害朗朗，而是朗朗生病了，出现了幻听及被害妄想。在家人及时、积极的陪伴下就诊，朗朗找到了问题所在。这也让家人明白了自己的孩子为什么会如此痛苦，为孩子的康复赢得宝贵的时间。根据医生的医嘱坚持服药，加上精神康复治疗，朗朗恢复了重新生活的元气。

我该如何照顾好自己——缓解期精神分裂症患者的自我照顾

朗朗经过医生给予专业的治疗，目前可以出院了，但他和家人仍有担心和疑惑。出院以后，朗朗该如何照顾好自己呢？需要用什么方法让自己尽快地恢复，投入到属于自己的快乐生活中？

提到“精神分裂症”，不了解这个疾病的人，首先联想到的可能是行为异常、蓬头垢面的流浪者。但事实上，大多数精神分裂症患者在通过科学治疗，度过急性期后，是可以进行自我管理和照顾的。

下面将介绍一些进行自我管理和调节的方法，帮助我们发掘自身的内在动力和潜能，充分调动积极性。

自我管理是指通过控制自身的行为来保持和增进身心健康，监控和管理自身疾病的症状和征兆，减少疾病对社会功能的影响的一种健康行为。自我管理开始之前，先给予自我肯定和鼓励，告诉自己是可以做到的。整理个人对自我调节和疾病管理的看法，寻找适合自己的方法来恢复精气神，学会和疾病共处。精神疾病就像慢性病，如同高血压和糖尿病，需要接受一段较长时间的治疗。识别出自身最关心的健康问题和关键信息，然后采用相应的自我管理技能去解决这些问题。

自我管理和调节的目的不在于治愈疾病，而是达到自身最佳健康状态，让自己过上更为独立和健康的生活。自我管理既是行为模式，也是一种生活态度，既是一种技能，也是一种锻炼，使个人更有信心地面对未来的生活及挑战。

罹患精神分裂症的个人需要注意三个方面。

所患疾病的医疗和行为的管理：如积极配合治疗，按时规律服药，不随意增减药物的剂量，按时复诊，构建合理的生活方式。

角色管理：维持日常角色，坚持工作、学习及社会交往，如与朋友聚会，参加家庭活动等。

情绪管理：做情绪的主人，有能接受挫折和压力的能力，适当宣泄自己情绪的方法。

自我照顾的技能

寻找和利用家庭及社区资源

也就是寻求照护者和社会的支持。社会支持是一个抵御心理疾病、防止心理崩溃的重要资源。要善于利用自己可利用的家庭和社会资源来帮助克服自己的困难，调整自己的心态，平稳地渡过难关。

观察周围环境及事物，找到一些对疾病康复有利的资源，比如保持身体健康、有活力，需要有供人们休闲散步的场所，到社区去了解社区可提供的资源都有哪些，结合自身实际情况，多投入到有意义的活动中，如去参加社区组织的活动，参与社区康复的自助小组，尽可能维持好自己的精神状态和社会功能，有归属感。

建立良好医患关系

学习与人沟通的技巧，用“我”语句代替“你”语句，及时向医生了解自身的情况，做到心中有数。多予以信任，相互包容理解。

设定康复目标及计划

根据康复目标将目标细化，制订行动计划。在制订行动计划的时候需要考虑安排是否合理、是否预计可以完成，还需要细化到做什么，做多少，什么时候做，一周做几次等。完成计划及时给予自己肯定和奖励。

罗列出康复方法，选择和执行

在自我管理过程中，其实自己和身边有很多可利用的资源，正确客观地找到适合自己的康复办法对自我调节和照护会起到至关重要的作用。在寻找方法之前，我们要对自己的生活状态进行一个简单的评估，评估自己生活范围内的方方面面是否满意，包括生活环境、家庭和社会支持及自己的兴趣爱好、动力和需求。比如，居住的环境是否满意，家庭关系是否和睦，相处起来是否开心，有愉快的活动，在家庭和社会中有归属感，有好朋友可以一起分享自己的喜怒哀乐，有一些兴趣和爱好，经济状况良好等。分别勾选出满意，不满意或者介于两者之间的部分，找到自己想要改善的方面作为目标。

这个目标必须是短期、比较温和的，容易去实践的目标，最好每一次只关注一个目标。看看实现这个目标是否需要身边人的支持和帮助。在找到目标后再将可以实施的解决办法罗列在一张纸上，如保持身体的健康、留意身边环境对自己的影响、制造一些休闲的时间放松自己、持续地接受自己所选择的治疗、参加自助团体或社区精神康复服务等，比较出这些方法的优点和缺点，找到一个最适合自己的方法。选择一个切实可行的目标，再制订出具体的细节措施，比如，什么时候开始，怎么做，自己需要他人协助吗，预计可能出现什么问题，出现问题时怎么办，在什么时候给自己一个回馈，对自己的努力及时给予一个肯定，等等。

遇到困难如何处理？

自我调节和照护的过程肯定不是一帆风顺的，或多或少会遇到一些困难和阻力。这时需要客观地面对，不要轻易放弃自己。遇到困难后，可以静下来想想自己的这一段经历，过程中自己感受到了什么，遇到的是怎样的困难，这个困难凭借自己的能力可以解决吗？需不需要有人帮助？

常见的困难有：

病耻感。罹患精神分裂症可能会因为有时言行不合时宜而感受到他人异样的眼光，并因此产生自卑感和羞耻感。

回归社会困难。生病之前，个人有相应的社会角色，如工人、公务员、学生等，但是患病以后，或许有很多的理由，让人难以承担之前的社会角色。

治疗的依从性差。当疾病症状好转后，不少人会有“没必要天天吃药”的想法，无法遵守医嘱服药。

那该怎么办呢？

首先，正视疾病。患病并不是个人的选择，但面对疾病和他人的态度却可以由个人控制。接纳不完美的自己，是正视疾病和治疗的开始。其次，精神康复需要时间，也就是说回到原先的工作岗位或其他角色，可能会出现适应困难。这时，个人可以通过锻炼相应的工作能力来逐步恢复社会角色。当个人能力确实难以承担社会角色时，可以向亲属、朋友、同事求助，或选择其他的工作或岗位。虽然困难，但生活并不是只有一条路可走。至于服药，请相信和尊重专业的机构，相信他们对病情的判断，如果想要调整药物，可以和医生沟通，而不是自行调整药物剂量。

识别复发征兆

精神分裂症受多种因素影响，存在复发的可能。学习疾病知识，利用这些知识及时发现复发征兆，在疾病管理中至关重要。

对周围人的态度有变化

一般来说，精神分裂症恢复期和缓解期，与照护者、同事、朋友相处融洽，谈吐自然，回答问题切题，让人感到与他交往没有隔阂。如果患者突然变得孤僻、不与人交往，或者对人态度蛮横、脾气暴躁易怒，则有复发的征兆。

表情变化

缓解期或恢复期的个体，面部表情比较自然，眼神比较灵活，别人可以看出喜、怒、哀、乐的表情变化，表情的变化可以反映出其内心相应的情感。在疾病复发时，个人往往出现目光呆滞、外界刺激难以引起其表情变化的情况，甚至表现出与情景相反的面部表情。

对自身疾病的态度有改变

在疾病缓解期，个人对自己的疾病有认识，配合医生治疗，但是，疾病复发时，可能会变得坚信自己没有病，拒绝看病、吃药，对医生、护士、照护者持敌对态度，将大家对他的关心当成对他的攻击和迫害。

日常生活情况有变化

病情稳定时，个人的生活一般有规律，能操持家务，照顾照护者。而疾病复发时，生活没有规律，夜间不睡，白天不起，不打理自己的个人卫生。

学习和工作状况有变化

缓解期的个体，一般能坚持学习和工作。疾病复发时，可能出现学习成绩下降或工作能力降低，经常迟到、早退，或与同学、同事发生争执等使人际关系紧张。

如果曾经患有精神分裂症的个人出现以上征兆，照护者和朋友一定要及时帮助他去专业医疗机构复诊。

我知道你在我身边——照护者的支持

精神疾病患者的照护者，可以是其家人或朋友，也可以是所住社区的健康工作者。照护者的支持是影响精神疾病发生、发展及预后[①]的重要因素。对于精神疾病患者来说，照护者的支持对精神健康有直接促进作用，就像压力与疾病之间的缓冲器，支持能够让人在遇到应激事件时，更好地应付困难、渡过难关，降低应激事件对人的身心健康产生的消极影响。而且，良好的照护者支持，在对精神疾病的康复起到促进作用的同时，能减少复发。反之，缺乏照护者有效支持的精神疾病患者的康复之路更加坎坷。

目前，精神疾病的康复并未充分地得到照护者的重视。不歧视、不放弃，用心关爱、理解、接纳和支持，是对罹患精神分裂症个体的重要帮助。

及时督促亲友接受专业治疗

发现身边的亲友可能出现了精神问题时，应督促其尽早就医、明确诊断，并且督促确诊的亲友接受治疗，为治疗提供所需的支持。

精神疾病的治疗原则是：早发现、早治疗、早康复。精神疾病作为一种慢性疾病，会严重影响自身生活质量及社会功能，所以需要治疗，但它的诊断、治疗均应在专业人士指导下进行。

不要阻止确诊的亲友接受治疗，尤其对精神科药物不甚了解时。精神科药物起效需要 2~4 周，中间这个过程需要患者和其照护者耐心等待，接受关于疾病和康复的知识。如果对药物治疗有疑问，及时与医护人员沟通。作为患者照护者，加深对精神疾病防治知识的了解和学习，可以更好地帮助患者康复。

家庭长期支持疗法

医生的支持性心理疗法和照护者的支持性心理疗法核心内容存大

---

①预后：医学用语，指根据经验预测的疾病发展情况，是对于某种疾病发展过程和后果的预测。

同有小异，这里就谈谈家庭长期支持性心理疗法。对精神患者实施家庭支持性心理治疗[①]的目的是帮助患者了解病情、接受药物治疗，协助患者处理日常生活及更好地面对困难，让其提高社会适应能力，包括工作能力、生活能力及与他人交往能力，减轻或避免病情恶化。家庭长期心理支持需要注意以下原则。

不批评，不指责

患精神疾病不是个人的错误，不用批评、指责的方式与患者交流。批评与指责会让患者产生负性情绪，让自责、自罪、内疚心理的患者情绪更消极，让孤僻、退缩的患者更不愿参与社会活动，让敏感多疑者出现敌意甚至暴力行为。用鼓励、肯定和建议性的表情和方式可能会收到意想不到的效果。对患者的优点进行肯定，能够帮助其将这个优点固化，形成习惯。慢慢地积累积极的东西，固定下来的优点越多，越有利于患者战胜疾病。

有爱心、耐心、信心

以下是一位年轻的恢复期的精神分裂症患者，在他对自己没希望、没信心时与父母的一段对话。

患者：我这病要到什么时候才好？药要吃到什么时候？我真的不想吃了，不知什么时候是个头。

妈妈：医生说还得吃一段时间，是可以好的，通过你的努力你不是已经好了很多吗？我和你爸都对你有信心。

患者：妈，我觉得好不了，可能要吃一辈子的药，要你们养一辈子，我是个废物，还不如死了还好！

爸爸：儿子啊！你现在已经好了很多，你看现在家里的好多事都是你做的，做得也很好。你现在的表现就是希望啊！如果你觉得现在状态不好，明天我们约医生谈谈，看你的情况好吗？如果

---

①支持性心理治疗：是心理治疗方式之一。指治疗师采用劝导、启发、鼓励、支持等方法，帮助来访者发现其潜在能力，提高克服困难的能力，从而促进心身康复。

是药吃得不舒服，让医生想想办法。

患者：好吧，爸妈。邻居在说我得了精神病，他们疏远我，好像不想和我打交道。我怕你们也嫌弃我，让你们操心了！明天我们就去医生那里！

这位患者自知力基本恢复了，主要的精神症状消失了，还有一定的劳动能力，只是对于患病和长期吃药暂时还不能接受，加之邻里的不接纳、担心照护者嫌弃等因素，情绪低落，对治疗没信心。这个时候照护者的爱心、耐心和信心，都是患者强有力的支持。理解和积极接纳，以及对治疗进展的积极肯定能够给予患者康复的信心。向医生反映患者的病情，给予及时的心理辅导和疾病相关的健康教育，可以减少复发。

正面引导、积极带动

照护者应让患者投身于家庭生活中，参与家务劳动和必要的社会交往，尽快帮助其找回原来的社会和家庭角色。例如，承担洗碗、扫地等力所能及的家务，与同学一起完成小组作业等学习任务。这样做有利于保持良好的社会功能。如果任何事情都不让患者参与，由照护者代办、包办，易造成患者角色固定，不利于康复，而且会造成依赖思想，导致社会适应不良或无法与外界交流等，阻碍了患者回归社会。

为患者安排好健康规律的作息时间。因为良好的作息习惯不仅对健康人保持健康有利，也对精神疾病患者的健康有利。应鼓励患者遵守作息时间。

协助、鼓励患者做好个人卫生、保持整洁大方的仪表。这对患者参加社交活动时保持自信及给他人良好的印象，便于融入社会很有帮助，也可争取更多的社会支持，为回归社会做好铺垫。

根据恢复情况及时安排适当的家务劳动，鼓励患者动手。在此过程中可先一起共同完成，逐步让患者独立完成。在动手过程中给予患者肯定，同时相信患者有完成任务的能力，信任患者，以保持和提高患者的劳动能力。

在家庭活动，如看电视、读报时可和患者一起参与一些关于故事情节的评论和讨论，锻炼患者的思维能力和培养对事物的兴趣，加强感情交流。定时组织家庭会议让患者参加，发表他自己的一些想法，满足他的合理要求，让其感觉是家庭不可缺少的一部分，体现患者自身价值，获得自我支持。

接受、宽容、体谅

很多精神疾病患者感觉照护者和朋友不理解自己，尤其是照护者和朋友的一些看似安慰的话，比如"你不要胡思乱想、别想太多、要听某某的话"，可能会使患者反感，好像是患者的某些言行导致得病的结果。照护者和朋友不要指责患者在发病时的行为。在患者症状缓解后，不要反复提及和评论发病期的异常行为。反复提及评论易给患者造成心理包袱，造成患者角色固定，不利患者自信地参与社会交往、参与工作和学习等。要让患者体验到照护者对治疗有信心、感到家的安全和温馨。

但宽容和体谅不是无原则的纵容、放任。比如，患者不想活动，就放任其久坐或卧床不起；患者不想做个人卫生、不愿做事等等，也随他去。这种做法反而不利于患者的康复。

总的来说，只要我们动起来，相信在不久的将来精神分裂症患者能得到更多的关爱。

第三章 精神感冒不可怕——抑郁症

抑郁（depression），是人类众多情绪中的一种，也是精神世界的感冒。

有研究表明，超过 80% 的人一生中会经历抑郁。据世界卫生组织 2017 年的数据显示，全世界大概 1/3 到一半的人会在一生的某个时刻遭遇抑郁的袭击，而全球有超过 3.2 亿人罹患抑郁症。据估算，目前为止中国泛抑郁人数逾 9 500 万。

阅读本章，你将了解以下内容：

- 你知道什么是精神感冒吗——认识抑郁症
- 精神感冒了怎么办——如何应对抑郁症
- 别怕，我们都在——照护者的陪伴与帮助

你知道什么是精神感冒吗——认识抑郁症

21 岁的小何，是一所重点大学大三的学生，最近 1 年，因考虑毕业后去留的问题，小何逐渐感到心理压力增大——到底是继

续读研还是听从父母的意愿回老家工作？继续读研势必还要依靠父母供给学费和生活费，而且在这所人才济济的学校考研也不是易事，但回到老家工作又违背了自己想在大城市打拼一番事业的意愿。渐渐地，小何出现了上课注意力不能集中，学习成绩下降，担心自己未能选择好自己的前途而感觉非常痛苦，经常哭泣。在此期间，与之交好的女友突然向他提出了分手，原因是自己要出国留学深造，而小何并没有出国读书的打算。各种不如意事件的叠加，小何出现了情绪低落，兴趣下降，食欲下降，入睡困难，自责，感觉无助，觉得人生没有希望，甚至因为学习成绩受到影响、因为女友的离去而觉得活着无意义，出现了轻生的念头。辅导员发现小何情绪状态不佳，建议父母带他到本市心理卫生中心就诊。经医生诊断，小何患上了抑郁症，医生为他开具了治疗的口服药物，配合心理治疗。在照护者的鼓励、老师和同学的开导下，渐渐地，小何从学习和生活中的阴霾中走了出来，恢复了往日的健康状态和精神活力。

不知从什么时候开始，“你是不是得了抑郁症啊？”这样一句话成了我们日常言谈当中的口头禅。最近状态不好，做事无精打采，隔壁王姐问：“你是不是患上了传说中的抑郁症呀，怎么脸色那么差呢，可能要去医院检查一下吧？”这个月业绩不好，被领导批评了，“唉，心情一点都不好，吃不下饭，睡不着觉，这是不是大家说的抑郁症呢？”“期末考试成绩不理想，听见老妈不停地数落，我灰心而又丧气，整日关在家中不想见人，觉得自己是世界上最糟糕的那一个人，我是不是也得抑郁症了呢？”生活中，工作中，那么多不如意、不称心的事，是不是心情不好就是抑郁症呢？抑郁症到底是怎么一回事呢？

抑郁症有哪些表现呢?

抑郁症是一种常见的情绪障碍[1]疾病，是以显著而持久的心境低落为主要特征，它并不是简单的心情不好。抑郁症引起的心情不好往往更加强烈，更加持久，比如一连几天甚至几周都持续地感到情绪低落，超过了生活里本身的尺度，也就是说，抑郁症产生的心境低落与周围处境极不相称。情绪的消沉可以从闷闷不乐到悲痛欲绝，甚至悲观厌世，严重者可出现幻觉、妄想等精神病性症状。

你可能出现对生活没有热情，不能从娱乐活动中体验到快乐的感受，也许你会回避社交，感觉做什么都没有意思或者对什么都不感兴趣，甚至悲观消极。即使是和自己喜欢的人在一起，做着之前觉得很开心的事情，现在也只感觉很空虚。周围的事物丝毫不能让自己开心，甚至曾经的兴趣爱好也烟消云散。你可能不那么喜欢与朋友聊天了，可能不再喜欢以前喜欢听的音乐了，人际关系以及日常活动都不是那么有趣了。你会喜欢独处，抵制社交，甚至会变得与社会隔离。

有时，你会感到工作起来力不从心，看书、看报或是学习的时候不能够集中注意力，甚至连起床也变得困难，不想梳洗打扮，生活懒散。面对一些简单的问题也感到不知所措，比如今天要吃什么，那道题该怎么做，等等。你的食欲、睡眠也受到影响，也许你还会感觉到身体不适、疼痛感，出现胃肠道反应、皮肤发麻、发冷、月经紊乱等。

伴随着精力的下降，悲伤的情绪会影响到你的注意力、记忆力、思考力以及看待问题的方式。出现思考迟缓，有负罪感，自责感，觉

---

①情绪障碍：也叫心境障碍，是指正常情感反应的夸张、混乱和减退。断定情感反应是否正常或病态，需根据以下三个条件，即情感反应强烈程度、持续时间的久暂和是否与所处的环境相符。

得自己一无是处，觉得自己拖累了照护者，对自己评价很低，认为前途渺茫，看不到一点希望。身体方面也会出现相应的症状，比如不思饮食、失眠、体重减轻等。更严重的是，抑郁症患者会以与其他人不同的角度来审视这个世界，觉得世界是冰冷的、黑暗的，会出现死亡或者自杀的念头。

以上症状，每次出现持续至少 2 周，它可能发生在任何年龄，任何阶段。我国抑郁症患病率约为 4.2%，女性患病率高于男性，青少年甚至儿童也会出现抑郁症。

为什么会患上抑郁症呢？

抑郁症其实是一个综合征，它与我们熟知的糖尿病、高血压一样，是一个综合因素导致的疾病。

遗传因素：如果父母中有一方或双方都有过抑郁症的病史，那么子女就很可能患上抑郁症，现实生活中有 20%~30% 的抑郁症都归因于这种遗传因素。

心理社会因素：既包括在生活中遇到的各种压力，失恋、离异、下岗、家庭关系紧张等；也包括重大负性生活事件的发生，即不愉快、有“丧失感”、令人失望的生活事件，如突然遭受意外灾害、亲友亡故、经济损失等。

大脑内神经递质的改变：大脑里化学物质的失衡，比如 5–HT[①] 水平的降低、去甲肾上腺素异常等，会出现情绪低落、兴趣下降、动力不足等表现。

神经内分泌因素：比如雌激素、甲状腺激素的变化可能会导致或者触发抑郁症。

---

①5–HT：即5–羟色胺，又名血清素，是一种抑制性神经递质。

抑郁症和焦虑症有什么区别呢?

抑郁症和焦虑症常常被人们混为一谈，难以区分。那么我们来看看什么是焦虑症。焦虑症是以广泛和反复发作的紧张不安为主要特征，伴有自主神经功能紊乱、肌肉紧张、过分警觉与运动性不安。患者因难以忍受又无法解脱而感到痛苦。焦虑症患者往往没有明确的焦虑的对象，或是一些鸡毛蒜皮的小事也让自己感到焦虑、紧张、担心，焦虑情绪持续存在数周甚至数月，伴有精神焦虑、躯体焦虑和警觉性增高的表现，焦虑程度与客观事实或处境明显不符，严重影响日常生活和工作。这是两种不同的精神疾病，不过，有时抑郁症患者也可能同时出现伴随焦虑情绪的症状，但如果把抑郁症看得比较严重，用焦虑担心过多来解释抑郁症的原因，也是一种误解。

抑郁症会发展成为精神分裂症吗?

这也是社会大众常常发出的疑问。精神分裂症早期常常出现精神运动性兴奋，或出现抑郁症状，在精神分裂症恢复期也有可能出现抑郁发作。不过，精神分裂症患者出现的精神运动性兴奋或抑郁症状，其情绪症状并非是原发症状，而是以思维障碍和情感淡漠为原发症状，而抑郁症是以情绪低落为原发症状。另外，精神分裂症患者的思维、情感和意志行为等精神活动常常是不协调的，表现为言语零乱、思维不连贯、情感不协调、行为怪异；而抑郁症患者表现为情绪低落、兴趣下降、乐趣缺乏、意志活动减退、思维迟缓，但思维的连贯性、表达能力和行为表现都是比较协调的。精神分裂症的病程多数为发作进展或持续进展，缓解期常有残留的精神症状，而抑郁症是间歇性发作性病程，间歇期的精神状态可恢复到病前水平。抑郁发作也可出现精神病性症状，比如幻觉、妄想等，但抑郁症出现幻觉主要是在情绪低落的情况下出现，与周围环境有着密切的联系，而精神分裂症患者出现的精神病性症状与外界环境极不协调，与外界的接触也比较差。

精神感冒了怎么办——如何应对抑郁症

我们处在一个充满竞争的社会当中，压力无处不在。我们也总免不了各种压力，如升学压力、求职压力、生育压力、赡养压力……实际上，压力是身体应对生活变化的反应，没有好坏之分。结婚、丧偶、失业、退休、怀孕等都会产生压力，压力可能持续几小时或者持续存在，它是导致抑郁的重要因素，因此正确认识压力并合理应对压力就显得非常重要。压力会导致我们的身体出现不舒适的反应，比如疼痛、疲乏、怕冷、食欲不振等，也会让我们对周围的人和事物做出负性的认知和糟糕的评价，我们会产生回避行为、冲动性行为，甚至伤害自己的行为。那么，压力到底来自于哪里呢？它来源于我们日常的生存环境，有的也来自于遗传、文化、人格等内部环境，家庭、工作、宗教、经济都能给我们造成压力。事实上，压力并不是我们的敌人，我们可以把压力看作我们的朋友。某些时候，压力也是生活中的动力，让我们过着丰富、充实且有意义的生活，同时接纳生活中不可避免的困难。

压力如何应对?

如果一个人整日都处在极大的压力之下，身体和情绪肯定是容易受到影响的，所以我们需要用一些方法来缓解压力。

听音乐或音乐创作

音乐可以调节大脑皮质的功能，使人体分泌出有益健康的激素，从而来改变我们的情绪状态。节奏鲜明、高亢激昂的音乐能振奋人的精神，而缓慢悠扬、意蕴悠远的乐曲又会对人起到松弛和催眠作用。瑞士苏黎世大学的学者曾有研究结果显示，自然音乐的声音有助于预防压力堆积。在一次实验中，研究者将参与实验的60名女性分成两组，分别让她们体验容易让自己产生压力的生活状态，此时给第一组女性听流行音乐，给第二组女性听自然韵类的音乐。结果发现，听流行音乐的小组成员唾液中检测出的压力激素比听自然韵类音乐的小组成员更多。研究者认为，自然韵类的音乐能够唤醒大脑，让大脑产生在自然进化过程中自然环境是生命本源的认识。因此，经常聆听自然韵类的音乐对人类健康和缓解压力是有益的，比如潺潺的流水声、班得瑞系列的轻音乐等。

呼吸冥想训练

轻轻地闭上你的眼睛，双肩下沉，身体放松，将右手轻轻地放在你的小腹，左手放在胸部。慢慢地用鼻子吸气，心中默默地数5、4、3、2、1，感觉清新的空气顺着你的鼻腔、你的喉咙、你的气道，慢慢地进入你的肺部，在吸气的同时，最大限度地扩张你的腹部，胸部保持不动。然后再慢慢地用嘴巴吐气，心中慢慢地再次默数5、4、3、2、1，想象所有的烦恼、不安、焦虑、抑郁，都随着呼气，全部被吐出了你的身体，呼气的时候，最大限度地收缩你的腹部，胸部仍然保持不动。循环往复，保持每一次呼吸的节奏一致，体会腹部的一起一落。每天可以在家重复练习。

渐进式肌肉放松训练

把注意力专注到身体各个部位，逐步放松头顶、前额、双眼、面部、下颌、颈部、肩部、胸部、背部、上臂、前臂、手腕、手部、腹部、臀部、大腿、膝盖、小腿、脚踝、脚部的肌肉，做放松训练时可以配合自己喜欢的轻音乐，呼吸要慢而深，尝试观察气息在鼻孔一出一入。这里有一套简单可行的渐进式肌肉放松训练的指导语，大家可以配合舒缓的音乐一起练习。

首先，要找到一个你觉得舒服的姿势，这个姿势可以使你感到轻松，毫无紧张的感受，比如靠在沙发上或平躺在床上。

其次，选择一个安静的环境，光线柔和，减少无关的刺激，以保证放松练习的顺利进行。

接着就可以开始进行放松训练了。

第一步，用双手手指小关节有力地敲打头部的肌肉，可以从头顶一直敲打到后脑勺，你能够听到指关节触碰头骨时发出的清脆的声音，慢慢地放松你的头部肌肉。

第二步，皱起前额部所有的肌肉，似老人额前部一样的皱起，皱起你的眉头，保持十秒钟后慢慢地放松前额部所有的肌肉，体会肌肉放松的感觉。

第三步，头部保持不动，将你的双眼向上，注视着天花板上的某一个点，保持十秒钟，然后双眼球回到正中，闭眼休息一下，再将双眼向下，注视着地面上的某一个点，保持十秒钟，双眼球再次回到正中，闭眼放松一下，顺时针转动双眼眼球，缓解眼周肌肉紧张的感觉。

第四步，皱起鼻子和脸颊（可咬紧牙关，使嘴角尽量向两边咧，鼓起两腮，似在极度痛苦状态下使劲一样，或是像做鬼脸一样）的肌肉，保持十秒钟后慢慢地放松鼻子和脸颊所有的肌肉，体会肌肉放松的感觉。

第五步，用左侧耳朵去找你的左侧肩部，保持十秒钟，体会右侧颈部肌肉拉伸的感觉。

第六步，用右侧耳朵去找你的右侧肩部，保持十秒钟，体会左侧颈部肌肉拉伸的感觉。

第七步，仰头向上，保持十秒钟，体会前侧颈部肌肉拉伸的感觉；再慢慢低头，用下巴去找你的胸口，保持十秒钟，体会后侧颈部拉伸的感觉。

第八步，耸起双肩，紧张肩部肌肉，保持十秒钟后慢慢地放松双肩的肌肉。

第九步，挺起胸部，紧张胸部肌肉，保持十秒钟后慢慢地放松胸部的肌肉。

第十步，拱起背部，紧张背部肌肉，保持十秒钟后慢慢地放松背部的肌肉。

第十一步，屏住呼吸，紧张腹部肌肉，保持十秒钟后慢慢地放松腹部的肌肉。

第十二步，伸出右手，握紧拳头，紧张你的右前臂，保持十秒钟后放下手臂，松弛拳头。

第十三步，伸出左手，握紧拳头，紧张你的左前臂，保持十秒钟后放下手臂，松弛拳头。

第十四步，双臂伸直，两手同时握紧拳，紧张双手和双臂，保持十秒钟后放下双手，松弛拳头。

第十五步，伸出右腿，右脚向前用力像在蹬一堵墙，紧张右腿的全部肌肉，保持十秒钟后放下右腿，体会右腿肌肉放松的感觉。

第十六步，伸出左腿，左脚向前用力像在蹬一堵墙，紧张左腿的全部肌肉，保持十秒钟后放下左腿，体会左腿肌肉放松的感觉。

每部分肌肉由紧张到放松的过程都要有一定的时间间隔，一般为十秒钟，为自己更好地体验紧张和放松留下适当的余地，每日可配合轻音乐自行练习 1~2 次。

坚持运动锻炼

大量科学研究表明，运动有助于改善人们的压力和抑郁情绪，坚持锻炼的抑郁症患者的复发率比仅依靠药物治疗的患者要低很多，坚持有氧运动 3~5 周，便能使抑郁的症状减缓。值得推荐的有氧运动有步行、慢跑、骑自行车、跳健身操、游泳等。锻炼要适度，大运动量的健身运动有可能会对身体造成损伤，建议每周锻炼 4~5 次，每次 30 分钟。运动可以见缝插针，不一定非要在健身房里锻炼 30 分钟，零散时间完全可以利用起来，比如每天遛狗 10 分钟，做家务 10 分钟，跳操 10 分钟，一样有效果。也可以交替锻炼，比如今天选择跑步，明天骑自行车，后天做广播体操，等等。

关于自我调整的一些小提示

当抑郁情绪出现时，你也可以尝试以下自我调整的小方法。

向亲近或信任的人倾诉：如果近期接收到了一些坏消息，或是生活上发生了重大的变故，可以尝试和亲近的人分担感受，痛痛快快地哭一场，慢慢接受和面对伤痛，这是人类心灵的自然疗养方法。

做一些事情：尝试走出户外，做一点运动，或仅仅是散步、做一些家务等其他日常生活琐事，对你也是有益的，这可以帮助你暂时忘记那些痛苦的思绪，以免你更加沉溺在沮丧抑郁当中。

均衡的营养：千万不能因为抑郁而暴饮暴食或拒绝进食，就算不想吃东西，也要尽量进食营养均衡的食物，严重抑郁的人可能会出现体重骤降和缺乏维生素，新鲜的蔬菜水果是最值得推荐的食物。

保持希望：提醒自己，其他人也曾经历过抑郁，并在治疗后好转，自己会像其他人一样慢慢康复起来。抑郁症可以是一次有用的经验，有很多人会从此变得更加坚强和更有能力去应对问题，你可以有更多力量和更高智慧去做人生中重要的抉择和面对生活上的变故。

当抑郁情绪出现时，首先，我们要想一想，到底是什么事情或思想令自己忧郁和不愉快？我们需要检查一下自己的想法到底有没有谬误，比如过于极端、妄下断语，或是墨守成规等。试试改变自己的想法，搜集客观资料，看看事实到底如何，尝试从另一个角度来看待问题，证明自己的想法可能是片面的、主观的。试着采取一个比较平衡公正的立场，找出一些中庸之道，接近客观事实的看法，千万不能采取逃避的方法来处理情绪，比如借酒消愁或者终日躲避。可以试着做一些减轻疲乏的活动，这样可以减轻懒洋洋的疲乏感觉；分散注意力的活动可减少反复不愉快的思想；令人增添信心的活动，不论成功大小，都可以增加成功感和自信心；增加思考的活动有助于正面思考和积极分析；增加与人沟通的活动可令自己获得支持和被接纳的感受。当情绪持续低落非常强烈，应尽快就医。

抑郁症如何治疗？

关于抑郁症的治疗，一定要到正规的精神专科医院就诊，专业医生会告诉你，药物治疗联合心理治疗是目前抑郁症最佳的治疗方法。治疗主要分成两部分，一是急性期治疗，二是预防复发。很多人会问：是药三分毒，长期服药会不会产生依赖性啊？医生会让我终生服药吗？做了心理治疗心情会很快好起来吗？

其实，现实生活中大家对于抑郁症的药物和心理治疗有很多常见的误解。

抗抑郁药物的主要作用是帮助我们的大脑产生一些化学物质或者维持神经递质的平衡，从而减轻我们的抑郁症状。它会帮助我们找回精力，恢复食欲，正常睡眠，以及克服抑郁症所带来的疲惫感和悲观厌世的情绪。当然，每一种药物都有它的副作用，抗抑郁药物常见的副作用有镇静、口干，以及便秘，不过这些副作用多在我们的身体所能承受的范围内。药物起效需要一定的时间，你也需要坚持服用一段时间的药物来预防疾病复发。

而心理治疗并不是单纯的聊天或者讲道理，它是一个长期的过程，是你与心理治疗师建立起来秘密的、安全的关系，在这段关系里你可以敞开你的心扉，分享你的情感，尝试一些新的、有效的行为变化。目前用于治疗抑郁症的心理治疗方法主要有：动力性心理治疗、人际心理治疗、行为治疗、认知治疗、婚姻和家庭治疗。心理治疗对减轻症状，恢复正常的社会功能，预防复发和改善患者依从性，矫正因抑郁症状发作所产生的继发后果（如人际关系紧张等）方面有很好的作用。必要时，医生会建议你进行电休克治疗。通常，对药物治疗无效或对药物不良反应不能耐受的患者，抑郁性木僵以及自杀倾向非常严重的患者，我们会建议采取这种治疗方法。

别怕，我们都在——照护者的陪伴与帮助

当我们身边有朋友得了抑郁症，或者是自己产生了抑郁情绪，我们应该如何帮助他们渡过难关，或是与抑郁症共处呢？

抑郁症等于精神病？

老百姓常常谈虎色变，社区里、邻里间，要是哪家有一位这样的患者，大家一定是避而远之。“看哪，就是她，上个月家中出现变故后疯了，在精神病院住了大半个月才被照护者接回来的。”“哎呀，那要离她远点哦，精神病院，好吓人哦。”“隔壁家老王的儿子得了抑郁症，前天在天台上要跳楼，保安打110才把他救下来的。”“老王的母亲好像就有这方面的问题，把自己家里的娃娃管好点，不要和他儿子来往了。”在老百姓眼中，抑郁症患者就是疯子，是要发疯的，是要自杀的。抑郁症患者真的就是这么“疯狂”吗？经过治疗后好转的患者到底要怎样才能够融入正常的社会生活

当中呢?

对于在精神科住院的患者来说，医院里是最安全、最温暖的。因为他们再不用逃避周围人异样的眼光，在病房里，他们能和医生们一起讨论疾病带来的烦恼，能和护士们一起做康复训练。他们互相之间也能畅所欲言，谈及生活中的压力、照护者对自己的不理解，以及工作方面、人际关系等等的困扰。

住院时间毕竟是短暂的，而且是暂时的，当患者的身体和情绪症状大部分缓解的时候，医生就要考虑让患者出院了。“就要安排出院了吗?医生，我还没有住够呢，你们这儿好舒服呀，什么活动都有，我都不想回去了。”“回去了，他们都不和我在一起，嫌弃我是在精神病院住过的。”“我真的担心这个抑郁症会再次复发，很痛苦的。”大部分患者面对出院，面对回家后的生活，是这样的态度。

亲友的陪伴：别怕，我们都在

首先，我们要科学地看待疾病，正确地看待身边患抑郁症的亲友。在第一节中我们谈到过，其实，抑郁症和我们常见的高血压、糖尿病一样，是一个综合因素导致的疾病。在美国，抑郁症是最常见的心理健康问题，平均每五个女性中或者每十个男性中就会有一个在他们的生活中经历着抑郁，所以抑郁症也被称为“心理疾病里的感冒”，了解抑郁症的症状可以让我们明白什么是抑郁症，抑郁症会怎样影响患者的生活。

亲友的陪伴，对于抑郁症的治疗非常重要。一旦发现自己有抑郁倾向，一定要告诉自己信任的照护者或朋友，主动寻求他们的帮助。如果我们发现身边亲近的人患了抑郁症，也要耐心陪伴，帮助他们治疗。抑郁症患者不是无病呻吟，更不是不够坚强，它的背后，有着各种复杂的影响因素，亲友们需要向他们传递的信息是：别怕，我们都在。

关注情绪变化及危险信号

有些人一辈子可能只有一次抑郁发作，但有的人可能会遇到很多次。由于受到不同因素的刺激，即使是通过正规治疗已恢复的患者，也可能会复发。对于复发这个事我们也要放平心态。既然是病，那就都有复发的可能，比如你今天感冒发烧了，某天你没有注意天气转凉，没有及时添加衣物，也许就又感冒了；又比如一位糖尿病患者，这段时间的血糖调整得非常稳定，但因为没有管住嘴，没有按时服用降糖药物，血糖就又出现了波动。抑郁症的复发也是一个道理。

因此，亲友在陪伴患者的过程中，有一个非常重要的事情是，注意观察患者的情绪变化。有时患者无意间会流露出轻生甚至自杀的念头，我们在倾听的过程中要注意这些信号，比如，他会说道："我感觉自己是一个不好的人，我什么都不如别人，我是孤立无援的，没有人可以拯救我，任何事情经由我的手去做都会变得很糟糕，我只会拖累旁人，如果这个世界上没有我，他们会活得更好……"亲友们需要注意这些言语。

抑郁症患者出现自杀倾向时的危险信号为：

通过各种途径流露出悲观消极的情绪，甚至表露过自杀的意愿，比如反复与亲朋好友谈论自杀的观念，在日记中书写自杀的意愿和计划等。

上网收集自杀的资料，向周围人群或有医学知识的朋友打听自杀的方法，购买和存储了绳子、刀具、药物等危险物品，在楼顶、江河边等地方徘徊。

突然不愿意接受治疗，向亲友交代今后的打算和安排，将自己喜爱的物品赠送他人。

如果出现了疾病的复发，应立即建议抑郁症患者到医院就诊，切勿采取有害身体健康的方法，比如抽烟、酗酒、自伤等。亲友们要帮助患者学会觉察和表达自己的情绪。学会表达负面情绪是一种很好的释放自己压力的方法。亲友们倾听患者的诉说时，要给予他们充分的信任，倾听他们的表达，不要过多指责他们，给他们提供一个安静、安全的倾诉环境。

良好的家庭支持系统

抑郁症患者常常悲观自责，情绪低落，对周围事物缺乏兴趣与信心，非常希望获得他人的心理支持和理解，所以良好的家庭支持系统对抑郁症患者的康复非常重要。照护者应多与患者接触和交谈，给予鼓励和支持，帮助他们树立信心，积极疏导他们的消极情绪，对他们病态的言行，照护者要耐心加以解释，尽量满足其合理要求。照护者要帮助患者调整饮食和睡眠，保证患者有一个安静、舒适的休息环境，鼓励患者参加愉快轻松的活动，培养生活情趣，如听音乐、养花种草、练习书法等，分散注意力的方法有助于缓解病情。

在家庭中，可以培养共同的兴趣爱好，这样可以促进家庭成员之间的感情，舒缓自身的压力。抑郁症的恢复一般会经历三个过程，首先是睡眠和饮食好转，思维改善，其次是动作逐渐增多，最后是情绪改善。所以在家中恢复期的治疗也需要照护者监督患者定时定量按医嘱服药，患者切勿因为病情好转自行减量或停药。

营造安全环境

随着疾病的进展，抑郁症患者会更加感觉到度日如年，痛不欲生，甚至会做出自杀的准备，为亲人留下遗书等。这种倾向的出现说明抑郁的问题已经相当严重，照护者需要为其营造安全环境的同时，带其就医。

清理身边和家中的危险物品，如水果刀、药物、长绳等，与患者保持沟通，告诉他，你们都陪伴在他身边，会一起帮助他渡过这个难关。

如果患者想去一个安全的地方，一个自己认为在那儿待着心理状态非常安全的地方，比如某个亲戚家里，或者好朋友的住处，亲人要知晓他所去地方的地址。

带领患者寻求专业的帮助，可以去所在城市的心理卫生中心、精神专科医院就诊。

我们谈到了许多关于抑郁症的临床表现以及有可能出现的严重后果。有一个好消息是，大多数抑郁症患者通过正规、专业、科学的治疗，是可以治愈的，尤其是早期发现、早期治疗、坚持用药，复发的概率也会大大降低。

作为照护者，我们需要给自己信心，同时也需要给患者信心：作为“心理感冒”的抑郁症，并没有我们想象的可怕！

第四章

情绪过山车的“悲喜”之路

——双相情感障碍

双相情感障碍（bipolar affective disorder, BD），也叫躁郁症，是一种与情绪密切相关的精神障碍。

据统计，全球大约有 6 000 万人受到这种疾病的影响，年轻人的发病率更高。患有双相情感障碍的人的自杀风险是普通人群的 15 倍以上，在所有自杀死亡中，双相情感障碍引起的死亡约占到 1/4。60% 有双相症状的患者在初次发作的 6 个月内未得到治疗。35% 的双相情感障碍患者在首发症状后的 10 年内都未寻求治疗。双相情感障碍的首发年龄多在 15~20 岁，而确诊在 25~30 岁，诊断延误 10 年左右。

阅读本章，你将了解以下内容：

- “悲”“喜”两极何处去——双相情感障碍
- 我的情绪我做主——与双相情感障碍和平相处
- “悲”与“喜”的避风港——照护者的爱

“悲”“喜”两极何处去——双相情感障碍

小雅最近很苦恼，她百思不得其解：明明前段时间自己兴高采烈，整天乐呵呵，无忧无虑，觉得自己工作能力非常强，有用不完的精力，领导同事都说自己是工作狂，而且非常喜欢逛街购物，花钱大手大脚无节制，超出平时的状态！可是，现在却怎么也高兴不起来，什么事也不想做，不想工作，也不想与人交流，甚至个人卫生都懒得打理，心情好像从高空中一下跌落到谷底。好友和照护者劝小雅去专科医院看看医生，抱着试一试的态度，她到了医院就诊，医生诊断说小雅得了双相情感障碍！这是什么病，根本没有听说过啊！小雅感到害怕、恐惧、烦恼、糟糕，还有好多疑问！

生活中，我们常听说谁躁狂了，谁抑郁了，那小雅又躁狂又抑郁是怎么回事？

小雅该怎么应对这个情况呢？

她的照护者又能做些什么呢？

要帮助小雅解决这些烦恼和疑惑，还需要一起来了解什么是双相情感障碍！

什么是双相情感障碍？

双相情感障碍，也叫躁郁症或双相障碍，是大脑的一种功能障碍，它导致情绪、精力和精神功能的异常波动，虽然每个人都会有情绪高低的波动，但是双相情感障碍患者的情绪的影响却异常大，会损害患者的社会关系，影响学习或工作，甚至导致自杀。20世纪80年代双相情感障碍终生患病率为3.0%~3.4%，90年代则上升到5.5%~7.8%。由于双相情感障碍常常不被人所认识，患者可能受苦多年，却没有被正确地诊断和治疗。双相情感障碍不仅影响患者个人，对患者的家庭成员也有非常大的影响。保持成功的人际关系和从事有意义的工作，结合药物治疗和心理治疗，可以帮助绝大多数双相情感障碍患者重新拾起恢复社会功能的元气。双相情感障碍的发病率较高，病程较长，给个人及家庭带来的负担较重。早期预防、早期发现和治疗，能够减轻疾病对患者社会功能的损害，减少给家庭带来的负担。

双相情感障碍的易患因素

遗传：是双相情感障碍最为主要的易患因素，双相情感障碍具有明显的家族史。其遗传倾向较精神分裂症、重性抑郁障碍等更为突出。

年龄：双相情感障碍主要发病于成人早期，大多数患者初发年龄在 20~30 岁，发病的高峰年龄在 15~19 岁。

性别：双相情感障碍的不同类型在男女之间有部分差异，这种差异可能与包括内分泌（如性腺和甲状腺）等在内的多种因素有关。

地域、种族和文化：不同国家或地区、不同的种族与文化背景之间，双相情感障碍的发病率、患病率和表现形式等都非常相似。

季节：部分双相情感障碍患者的症状发作可具有一定的季节性，即初冬（10~11 月）为抑郁发作，而夏季（5~7 月）出现躁狂发作。

社会心理因素：社会心理因素造成的精神紧张，可能促使疾病的发生。许多双相情感障碍患者在遭遇精神创伤如考试失败、失恋、失业等之后发病，或者这些因素导致病情恶化或引起疾病复发。

双相情感障碍的临床表现

在临床中双相情感障碍一般分为：双相情感障碍抑郁发作（双相Ⅰ型障碍，bipolar Ⅰ disorder）；双相情感障碍躁狂发作（双相Ⅱ型障碍，bipolar Ⅱ disorder）；快速转换的双相情感障碍。

双相情感障碍的临床表现主要是交替出现的明显而持久的情绪高涨和情绪低落。患者常常发现自己一段时间情绪明显高涨，做事情非常有积极性，不知道累，对很多事情充满热情，言语交流也明显增多；一段时间情绪明显低落，做什么事情都不感兴趣，常常感到疲惫，不愿意与他人交流，不想说话，甚至出现幻觉、妄想等精神症状。照护者对此多表示不能理解，常常不认为是生病，而是患者承受不了压力，从而指责患者。患者，因此更感无助。

躁狂发作的表现

情绪高：患者会感到心情特别愉快，兴高采烈，眉飞色舞，眼中的一切都是那么美妙。自我感觉良好，认为自己才华出众、腰缠万贯、神通广大。尽管患者感到特别愉快，但情绪不稳，当其受挫或不被认同时，常常容易激动、易怒，甚至出现破坏及攻击行为。

思维快：患者的思维变得异常敏捷，联想过程明显加快，自觉脑子聪明，反应快，滔滔不绝，语速快，口若悬河，讲得口干舌燥，仍然感觉有很多想法蜂拥而至，讲话的内容凌乱肤浅，不切实际，常常给人信口开河的感觉，而且注意力容易转移，话题不断转换。

活动多：患者表现精力旺盛，兴趣广泛，闲不下来，活动明显增加，整天忙忙碌碌，无法安静，但做事情常常是虎头蛇尾，有始无终。爱管闲事，爱打抱不平，对行为缺乏判断力，常常随心所欲，不计后果，如有的患者一次性订购上百杯奶茶，但自己却不喝，最后只有扔掉；有的每天在网上采购各种物品，家里已经堆不下，照护者怎么劝说都没有用。患者精力充沛，睡眠减少，不知疲倦，食欲增加，性欲亢进，喜欢接近异性，如一平时羞涩的女孩子在双相情感障碍的躁狂发作时喜欢和异性“搭讪”。

抑郁发作的表现

双相情感障碍患者的躁狂期和抑郁期的表现就像从高空一下子跌落到地面一样，落差非常巨大。抑郁期患者的主要表现为：

情绪低：抑郁悲观，愁眉苦脸，严重时常常悲观绝望，感觉自己生不如死，甚至有自杀意念。对自我评价低，认为自己一切都不如别人，常常有无助、无望、无价值感。

思维慢：思维反应慢，言语减少，说话速度慢，声音低，思考问题费劲，学习和工作效率明显下降。

活动少：不想做事情，觉得没有感兴趣的事，懒散，被动，不愿外出，疏远亲友，回避社交，严重者不上班，整日卧床，甚至连基本的卫生习惯都不能保持。还可能有食欲下降、睡眠减少、体重下降、性欲减退等躯体症状。

双相情感障碍的治疗

双相情感障碍的治疗主要是综合治疗。患者应到正规医疗机构进行药物治疗和心理治疗，主要是减少症状，预防复发和自杀、冲动伤人行为，改善社会功能及提高生活质量。

双相情感障碍的药物治疗可分为急性治疗期、巩固治疗期和维持治疗期，所以药物治疗是一个长期过程，不能短时间内症状得到控制就立即停药。急性治疗期是为了控制症状、缩短病程，尽量达到情绪平稳、思维和活动正常的缓解状态。巩固治疗期是为了防止症状复发，促使社会功能的恢复。维持治疗期是为了防止疾病再次发作，维持良好的社会功能，提高患者生活质量。维持治疗持续多久需要根据患者的不同情况而定，每一个个体都是有差异的，这就需要遵医嘱用药，不能自行减量、加量和停药。

我的情绪我做主——与双相情感障碍和平相处

双相情感障碍在抑郁发作期和在躁狂发作期的表现完全不同，那么，在这两极的情绪状态下，要如何调整自己的情绪，成为自己情绪的主人呢?

“悲”时怎么办?

躯体方面

保证营养的摄入：抑郁的时候常常出现食欲下降甚至丧失，尤其是伴有自罪妄想的患者可能认为自己连吃饭都不配，而拒绝进食。因此，抑郁的时候要预防患者营养不良。所以患者需要知道自己的这些行为是疾病导致的，要鼓励自己进食。可以选择自己喜爱的食物、让照护者陪伴自己进食、少食多餐等。

改善睡眠状态：睡眠问题是抑郁发作最常见的症状之一，以早醒多见。抑郁症状有昼重晚轻的特点，即早醒时是一天中抑郁情绪最重的时候，很多的意外事件，如自杀、自伤等，都发生在这种时候。我们需要了解疾病的这一特点，白天尽量安排一些活动，减少卧床时间，晚上入睡前喝热牛奶或温开水，洗温水澡，保证安静的睡眠环境，遵医嘱使用安眠药物等，避免早醒。

心理方面

心理方面最需要处理的是抑郁情绪，有时候还伴有焦虑。抑郁时，我们首先需要识别出自己的抑郁情绪，然后试着去调整它，比如听听喜欢的音乐、画画、做手工、散步、看电影等平时喜欢的活动。从简单容易的事开始，当自己能做一件小事时就给予鼓励和肯定，然后再接着做下一件。记录这一过程，给自己的情绪打分，比如，1 分表示最坏的情绪，10 分表示最好的情绪，自己的情绪是 1~10 分的哪一个数字，通过记录观察自己的情绪变化。当察觉到情绪难以自行调节时，一定要去医疗机构及时就诊。

建立有效的沟通。抑郁时因思维缓慢而出现言语减少和语速减慢，要鼓励自己与朋友和照护者沟通，取得照护者和朋友的理解、鼓励和支持，减少照护者的担心。表达自己的情绪和感受，或者用画画、写日记等方式抒发和整理情绪。积极配合治疗，与专业人员沟通交流，早日康复，度过疾病严重阶段，重新回归生活。

正确面对自己的负面想法。抑郁时的认知方式总是呈现出一种“负性的定式”。周围一切坏事的发生都是因为“自己不好”，是自己的无能所造成的，过于自卑自责，这时我们需要识别出这些想法的不合理性。通过专业的帮助，比如药物治疗或心理治疗等，减少负性思考，培养正性认知方式。

学习新的心理应对方式，改善消极被动的交往方式，逐步培养人际交往能力，增加社会交往技巧。通过教育学习、行为矫正训练等方式，改变不健康的应付方式，建立积极健康的应付技巧，为自己的健康生活、独立处理各种事物打下良好的基础。

行为方面

当发现自己有自伤、自杀想法时，积极寻求照护者的帮助，及时就医，避免造成严重后果。在抑郁发作时，有过自伤或自杀行为的患者，往往在病情好转后回忆自己的行为时会感到后悔。

“喜”时怎么办?

躯体方面

当躁狂发作时，患者常常过度忙碌于自认为有意义的活动，而忽视了最基本的生理需求，如营养、睡眠等。在了解双相情感障碍的表现后，需要患者有意识地去关注自己是否出现疾病发作的表现。注意营养状况，适量进食，进食容易消化的食物，并以少食多餐的方式维持身体所需的营养与水分。同时要合理安排活动与生活环境，在医生的指导与药物帮助下，保证足够的睡眠。

心理方面

躁狂发作时，容易受环境的刺激而发脾气，故宜待在空间宽敞、环境安静、人际交流少、周围环境颜色淡雅的地方，使得自己静下来。躁狂发作时兴奋、言行增多，有时滔滔不绝所说的感受并不一定是真正的内心感受与体验，可以通过文字表达等方式，让自己慢下来，有利于病情的缓解，减少愤怒的情绪和冲动攻击行为。

行为方面

躁狂时容易出现冲动攻击行为。由于精神活动异常高涨、激越，自控能力降低，易发生伤人、毁物等暴力行为，也可能因夸大的想法做出超乎自己能力的事，造成自我伤害，因此我们需要认识到疾病的这一特点，及时识别自己的情绪。在愤怒时，让自己停一停，通过不伤害的方式发泄情绪，如打击枕头、布娃娃、沙袋等。收起周围环境中的危险物品，还可以及时寻求照护者和朋友的帮助，及早就医。

“悲”与“喜”的自我监控

及时识别复发早期症状并处理，不延误病情，对预防复发有重要作用。早期症状主要表现为以下几个方面：

睡眠障碍为最常见的症状：入睡困难，睡眠浅，易惊醒，早醒，经常做噩梦。

自主神经功能失调：头痛、头晕、无力、心慌、食欲不佳、消瘦、软弱。

情绪障碍：情绪不稳、情绪抑郁或高涨，焦虑不安，反应迟钝或易怒，易激动，敏感多疑，有时话多、兴奋，爱管闲事等。

幻觉：片断妄想的幻觉再现，但常有自知力，尚具有批判这种想法的能力。

其他：注意力不集中，做事情不能有头有尾。

以上早期症状的出现，往往见于病情复发数天至数月。

预防复发

经药物治疗已康复的患者在停药后一年内复发率较高，服用药物预防性治疗，可有效防止疾病复发。心理治疗和社会支持系统对预防本病复发也有非常重要的作用。

防止复发的要点：

了解一些双相情感障碍的知识，提高自我防御能力。

正确对待自己的疾病和处理好周围的人际关系，更好地适应社会、家庭生活和工作。

树立信心，消除思想顾虑和自卑心理。

增强适应及自我调节能力。

严格遵医嘱服药，不要认为病情好转了就擅自减、停服药，要按时复诊，由医生根据病情指导调整和减、停服药。

适当体育锻炼及文娱活动，尽可能多干些力所能及的劳动。杜绝饮酒、控制吸烟、注意休息、保持心态平衡。

“悲”与“喜”的避风港——照护者的爱

照护者是患者的避风港，是患者好转的强大支持力量，对疾病康复有着极为重要的作用。为了患者更好地康复，照护者也需要学习有关双相情感障碍的知识及护理要点，正确对待疾病，不要认为得了精神疾病是“见不得人”的事而隐瞒病情，讳疾忌医往往会延误治疗，把一个可治愈的患者变成一个不能治愈的患者。

照护者如何帮助患者

监督服药

双相情感障碍的治疗目前以口服药物为主。家庭护理的首要责任，就是一定要监督患者服药，保证治疗的顺利进行。应注意以下几点：

定时定量服药：要定时定量帮助患者服药，防止患者把药吐掉或藏药，防止患者积攒药物企图自杀。

注意观察用药副反应：要注意观察用药的副反应如反应迟钝、少动、表情呆板、流涎[①]、双手震颤或烦躁不安等。必要时及时就诊。

定期复诊，做相关检查：定期门诊复诊，与医生保持联系。服用药物期间可能对肝脏、血细胞等有影响，故照护者应定期带患者到医院做检测。

体位性低血压[②]：服药期间可能发生体位性低血压，特别是年老体弱进食不佳，伴心血管疾病，既往有体位性低血压史者，应嘱咐患者在改变体位时，如起立或起床时，动作需缓慢。在起床时做到起床三部曲：醒后躺 10 秒，坐 10 秒，站 10 秒，再开始活动。当感觉眩晕、心慌、乏力时要立即坐下或躺下，注意防止跌倒等。在患者出现体位性低血压时，如面色苍白、出冷汗，应就地平卧，采取头低脚高位(脚抬高 30°)，或及时到医院就诊。

安全护理

安全护理是家庭护理中不可忽视的内容，应随时监护，具备安全意识，确保患者及照护者的安全。密切观察患者病情变化，是否情绪不稳定，是兴奋冲动还是低落悲观，是否流露一些消极言语或相关行为。积极给予心理安慰，了解患者的心理状态，严防发生自杀、出

①流涎：指流口水较多。

②体位性低血压：又叫直立性脱虚，是由于体位的改变，如从平卧位突然转为直立，或长时间站立发生的血压调节反射异常引起的低血压。

走、冲动伤人等意外。

参加娱乐活动

照护者和患者可以共同参与一些娱乐活动以分散患者对疾病的注意力，激发患者对生活的兴趣及信心，比如逛公园、一起骑行、旅行、做美食等。让患者感受到家庭的温暖和快乐氛围。

鼓励患者战胜疾病

面对疾病的发生，需要照护者鼓励患者及家庭成员一起面对疾病，让照护者抱成团，互相鼓励、安慰、支持。寻求更多的资源帮助患者及家庭渡过难关，得到朋友、单位、社区、专业人员的支持和帮助。

正确与患者沟通交流

重视患者在家庭中的地位，对治愈疾病、巩固疗效、防止复发都有重要作用。有些患者由于没有完全康复，精神症状未完全消失，给家庭增加一些负担，或者照护者消极地认为疾病治不好，对未来失去信心，往往引起家庭内部冲突。照护者的指责使患者感到自己在家庭中地位的低下，有伤自尊，感到自卑，这对患者是一种精神刺激，有时导致病情加重。

应重视患者在家庭中的位置，尊重患者的人格，对患者有高度的责任心和同理心。细致、耐心、平等地与患者沟通交流，让患者体会到他和其他家庭成员一样，有同等的地位，享受同样的待遇。让患者参加力所能及的家务劳动，参与家庭重要事件的讨论等，不要过分照顾患者，使患者依赖照护者，或感到自己没有价值、拖累照护者，有损患者的自尊，不利于疾病康复及人际交往。

良好的家庭环境及氛围对精神疾病患者的治疗和休养十分有利，不良的家庭环境及氛围易使病情加重，也不利于家庭成员之间有效地沟通。

居住环境

患者的居室要力求安全，设施简单，环境整洁、安静，避免噪音，保持适宜的温度和湿度，光线适宜。电灯应安装在屋顶，装配线路应装在墙内。室内不要放置危险品，如刀、剪、绳、过多药物等，不放置易损坏的家具。患者最好不独居或关锁，以免增加患者的精神压力，产生攻击行为和出走。患者同照护者一起生活有利于病情的缓解、康复。

家庭关系的重要性

照护者的爱和关心、照顾对患者来说是强大的精神动力，让患者有动力去战胜疾病和面对所有的困难。在陪同患者康复期间，注意方式方法，学习照顾技巧，使得与患者更容易相处，也容易建立良好的家庭关系。比如：对躁狂时的患者应和蔼地与其交谈稳定患者的情绪，避免挑逗、激惹患者；对抑郁时的患者要多给予安慰支持，保持乐观情绪；对有妄想症状、否认有病、不愿意治疗的患者，不要过多地争论患者的病情，逼他承认自己患有精神病，应多做心理安慰；对有明显诱因的患者避免“诱发因素”的再刺激，如因夫妻感情不和而致病者，其爱人应给予体贴关怀，沟通感情，不能以言语行动继续加重刺激。照护者只有提高自身素质和修养，加强对患者的责任心，才能有利于疾病的康复。

良好的家庭气氛

良好的家庭气氛对精神疾病患者十分重要，不良的家庭气氛，可削弱患者大脑的功能，容易使病情加重或复发。家庭成员之间的不和睦，对患者精神上有巨大打击，家庭成员对患者的态度，也直接影响到病情的变化及预后。照护者对患者亲近、友爱，责任心强，对患者的病情将有良好的结果。如果对患者感情淡漠，疏远患者或有敌对情绪，在心理上对患者是一种不良刺激。所以家庭成员应团结、友爱，消除不良因素，做到互敬、互爱、互信、互慰、互勉、互让、互谅，多给患者关心体贴；重视语言修养，与患者建立良好感情可使患者身心全面康复。

最后，只有让照护者及患者正确认识和面对疾病，积极应对疾病，战胜疾病，才能让生活重新充满阳光。

第五章

你好啊，焦虑君

——焦虑症

据世界卫生组织2017年的披露数据显示，全球有3.72%的人患有焦虑障碍（anxiety disorder），也就是说全球患有焦虑症的人口大约在2.76亿人，而中国焦虑症患者估算有4 000万人。据中国精神卫生调查结果显示，焦虑症已经超过了抑郁症成为患病率最高的精神障碍。

阅读本章，你将了解以下内容：

- 我好焦虑啊——什么是焦虑症
- 我不想这么焦虑——如何应对焦虑症
- 我希望你也好好的——照护者的自我照顾和支持
- 焦虑症和抑郁症一样吗——抑郁症与焦虑症的区别

我好焦虑啊——什么是焦虑症

张某是一名45岁的全职母亲，育有两个女儿。大的孩子13岁，上初中；小的孩子5岁，上幼儿园。丈夫是一家公司的老总，这家公司是以前张某和丈夫白手起家建立的，那时候夫妻两个人从外省来到C市，一步一个脚印地建立了现在的公司。5年前因为生二胎，张某感到自己身体虚弱，一方面为了调理身体，另一方面也为了更好地照顾孩子，才决定离开公司，在家做全职母亲。

不上班之后，张某在家专心陪伴两个孩子，有时候出门去逛逛街或者有时候在家练练字之类。朋友们都很羡慕张某，认为她既没有经济的压力，也有两个可爱的孩子和成功的丈夫，生活最幸福不过。但让张某感到痛苦的是自从5年前生二胎开始，她的睡眠就开始变差，睡眠变浅，易惊醒。第二天早晨醒来后白天就会一直感到困倦，没有精神。刚开始以为是带孩子太辛苦，于是家里请了人帮忙，但这个问题好像还是一直存在，时好时坏。另外，虽然张某身体一直不好，但自从生了二胎之后，虚弱和胃肠不适就更加明显了，总觉得吃饭后胃胀，不能消化。为此张某不知道跑了多少医院，做了多少次胃镜，但检查结果总是没有找到问题所在。医生们也是说法不一，有人说胃炎，有人又说没有大问题，重要的是没有一个医生的治疗有效果。慢慢地张某越来越怀疑自己是不是患了什么不治之症，有时想到这些就会感到心慌不适。半年前，有一次和丈夫因为家里的事情吵架之后，张某连续3天基本未睡，虽然她感到极度疲劳，但就是无法入睡。从那时候开始，她开始常常觉得头胀，胃肠不适更加明显，脑子里整日想着自己是不是得了胃癌或者其他什么病，又想着如果自己真的病死了，两个孩子怎么办？1月前，张某开始整晚整晚睡不着，有时心慌，觉得没有力气，有时又觉得透不过气，觉得自己快要死了。虽然之前曾经有医生建议过张某去精神科就诊，但是张某一直觉得自己没有什么心理问题，自己的确是身体不适，并没有夸大症状，因此也就没有听从医生的建议，但这次她实在受不了，决定到精神科试试。

精神科医生经过评估，认为张某的确患病了，不过不是什么胃癌，也不是什么怪病，而是患了焦虑症。可是究竟什么是焦虑症呢？听起来张某好像没有说自己焦虑啊，而且她的生活好像也没有什么可焦虑的。接下来，我们跟大家谈谈到底什么是焦虑症。

什么是焦虑？

焦虑的心理学定义

要了解焦虑症，首先我们要了解焦虑（anxiety）。对于什么是焦虑，不同的学科有不同的看法。作为从事精神心理工作的医务工作者，我们更倾向于兼顾心理学和生物学的观点。

从心理学观点来看，焦虑是指对未知恐惧。这个定义提示我们，焦虑与恐惧系出同宗但也有所差异。事实上焦虑是一种弥散的恐惧，通常结果具有未知性的特点。例如，如果你考试没有考好，你知道回家肯定被父亲揍一顿，你的情绪更多的是恐惧，糟糕的未来摆在你的面前等着你去承受和应对。相对的，如果你的考试成绩并未被父亲知晓，但你不确定是否会被知晓，有可能是老师在家长会上告知的，也有可能是家长之间无意聊起的，这种情况下，你挨揍的可能性就存在了，但是否会发生以及在什么时间会发生你并不确定，你就可能处于一种长期的焦虑当中。有时候这种焦虑甚至比恐惧更让你痛苦不堪，以至于有人情愿直接挨揍也不愿意长期处于这种担心挨揍的情绪之下。

焦虑的进化论视角

在提出生物学观点之前，我们有必要来了解一下焦虑和恐惧这种情绪存在的原始意义。相信大部分中国人对“七情六欲”这个词语都不陌生，那么七情究竟是哪七情呢？其实所谓七情，出自《礼记·礼运》。原文说道：“喜、怒、哀、惧、爱、恶、欲七者弗学而能。”意思指这七种情感每个人生而有之，不需要通过后天学习，因此七情是指人们与生俱来的一些基本的情绪体验。其中七情中的惧与我们今天谈到的焦虑情绪在生理层面来说算是同类情绪反应。既然是原始情绪，那说明这种情绪可能在人类社会形成之前已经存在于人类这个物种身上。事实上，我们可以看到，很多哺乳动物都有恐惧的情绪。不仅如此，达尔文还曾经在《人和动物的感情表达》一书中比较过灵长类动物和人类在情绪表达上的相似之处。

当我们承认焦虑和恐惧是基本的情绪之时，我们需要回答它们存在的原因和生物机制。要回答焦虑和恐惧存在的原因，我们可以假想一下如果人类没有焦虑和恐惧会怎样？一个很可能的结果是人类这个物种难以延续。对于原始人来说，如果没有恐惧，就无法在面对野兽时做出恰当快速的反应，也就是失去我们通常所说的“战或逃”反应。如果现代人没有恐惧和焦虑，将会视法律和规则于不顾，不容于社群。例如反社会人格的人在恐惧水平上常低于一般人群，他们在犯下残酷罪行后也常常会受到法律的制裁或者丧失族群的接纳。

所以，无论原始社会的人类还是现代人类，恐惧和焦虑都是帮助人类存活的重要情绪。在人类漫长的进化过程中，这个情绪亦发展出其成熟的生物机制。其中最重要的就是大脑中的情绪调节中枢，而重中之重则是大脑中的一个叫杏仁核的脑区，目前研究认为杏仁核是原始情绪中枢，也称为焦虑、恐惧反应中枢。破坏老鼠的杏仁核后，老鼠不再怕猫、不再怕人、不知道躲避风险，结果存活率降低。在人类也发现了同样的现象，那些因为颅脑外伤、战争、疾病等导致一侧或双侧杏仁核破坏的人，也出现了与其既往行为模式完全不一致的“无畏鼠”的行为表现，其敬畏危险、躲避危险的意识及行为明显减少，也可能因此导致严重后果。

焦虑的生物学机制

当然，一个人的焦虑和恐惧情绪除了受大脑这个指挥中枢控制外，个体要做到“战或逃”，光光靠大脑是远远不够的。要理解到底从生物学层面个体会有哪些反应，我们可以假想自己遇见老虎时会有什么反应。通常来说，我们会心跳加快，呼吸急促，肌肉紧张，出冷汗，脑子一片空白，甚至有人还会有胃肠道反应。总之，这是一个全身多系统被调动和参与的过程。在之后的惊恐障碍中我们还将详细描述这一反应，这里大家只需要记得这一套“战或逃”反应是人类求生的本能，每个人天生就有，这套反应背后的情绪体验是恐惧。不同的心理学家对于两者的关系看法不同，有的认为是情绪引起了生理改变，但也有心理学家认为这一套生理改变让人类体验到了恐惧。其实对于每个人来说，这两者几乎是同时出现的，因此个体难以判断两者的先后。

如果你还有一些生物学背景或者医学背景，你还可以了解到这套系统是如何工作的。当个体感知到威胁、恐惧信息时，杏仁核激活，向上投射到高级大脑皮质，如额叶或运动中枢，做出逃跑或攻击的应答反应；向下投射到脑干（生命中枢）、外侧下丘脑、蓝斑核等脑区，出现交感神经[①]活动增强，表现为心率增快、血压升高、呼吸加速、出汗等；投射到下丘脑的室旁核，刺激下丘脑—垂体—肾上腺（HPA 轴[②]），增加肾上腺素、去甲肾上腺素的分泌。当然，对于普通大众来说，我们只需要理解和认识到这些反应就可以了。

焦虑与健康的关系

在生物学层面，虽然恐惧和焦虑是一套较为相似的反应，但仍有区别。通常恐惧反应是快而强，焦虑反应却弥散持久。事实上我们人类对于快速恐惧反应的耐受程度好于慢性持久的焦虑反应。因此很多人认为，长期的焦虑会影响人的身体健康，其原因正是由于这套“战或逃”反应被长期调动后导致的神经、内分泌和身体多个系统持久改变造成。此说法有一定的科学根据，但是同时也有必要提醒读者们，认为焦虑完全是有害的想法也有失偏颇。

---

①交感神经：自主神经系统的一部分。

②HPA轴：下丘脑—垂体—肾上腺三者的互动形成了HPA轴。HPA轴是神经内分泌系统的重要部分，参与控制应激的反应，并调节许多身体活动，如消化、免疫系统，心情和情绪、性行为以及能量贮存和消耗。

首先，就像我们前文所陈述的，无论是恐惧还是焦虑，其目的不是让个体存活，就是让个体更好地存活，即不是避害就是趋利。当然，这里的“利”所涵盖的范围很广，不同的时代和不同的人所图并非相同。但无论如何，恐惧和焦虑情绪背后的目的是利于个体生存的，而非以侵害个体健康为目标。那些认为焦虑是洪水猛兽的想法不仅不能避免焦虑，反而会加重焦虑的程度。

哈佛大学曾经做过一个研究，对不同人的焦虑水平、对焦虑的观点以及身体健康状况做了长期调研，发现那些认为焦虑有害的想法对人们健康的影响甚至超过焦虑本身。但是不得不承认长期和高水平的焦虑确实不利于身心健康，因此对于每个人来说，如何寻找焦虑的平衡点，根据自身的情况找到与焦虑和平相处模式才是身心健康的重要保障。

什么是焦虑症?

焦虑症与焦虑的区别

当我们了解了焦虑之后，我们再来了解一下焦虑症。焦虑与焦虑症有着一字之差，是不是它们之间的区别也仅仅是医生和一般民众对于同一个问题的称呼不同而已呢？就像平日里我们医生说急性上呼吸道感染，其实就是老百姓俗称的感冒。事实上并非如此，焦虑和焦虑症其实有着很大的区别。

我们之前谈到，焦虑是人类（或其他动物）一种正常的情绪反应，应该说人人都有，出生以来就有，而焦虑症是一种疾病，是需要医疗干预的一种疾病。虽然随着医疗卫生的发展，人类对于焦虑症的认识也在发生着变化，但是焦虑症这个诊断存在时间已经很长，而且全球范围内对于该疾病的诊断标准相对一致。

广泛性焦虑障碍的表现

虽然疾病的诊断需要医生的专业判断，但是我们仍有必要对焦虑症的表现了解一二。在这里我们首先澄清，我们本书中讲的焦虑症在专业上主要指广泛性焦虑障碍，但其实焦虑障碍还包括另一种疾病——惊恐障碍，这将在文后进行描述。

广泛性焦虑障碍的诊断主要包括以下几个方面。

1. 经常或持续的无明确对象和固定内容的恐惧或提心吊胆。

2. 伴自主神经症状或运动性不安。

3. 社会功能受损，病员因难以忍受又无法解脱而感到痛苦。

4. 病程标准符合上述症状至少 6 个月。

对于很多人来说，也许这些诊断标准会让你感觉很头疼，甚至更加焦虑。接下来我们将对这些标准做出简单的说明。

第一类，经常或持续的无固定对象的恐惧。这点我们在前面已经有所陈述，这种焦虑常常呈现弥散性的特点，就是你不知道自己究竟害怕什么。或者如果有人认真问你的话，你可能可以说出自己害怕的对象。例如，可能是担心自己的健康，可能是担心孩子的成绩，也可能是担心照护者的关系等等，但是当被问及是否还有其他问题的时候，焦虑症患者通常的答案是会滔滔不绝地告诉你还有非常多的担心对象。也就是说，这种担心的指向性并非单一和明确。如果周围的照护者和朋友试图通过替焦虑症患者解决他所担心的具体问题的方式来帮助他缓解焦虑，最后他们不得不沮丧地发现，他们需要解决的问题源源不断。曾经一个患者告诉我，他控制不住地非常担心，担心的问题是什么呢？如果不能及时回家，家里冰箱里面的菜一定会坏掉。读者们可能会好奇，这个担心听起来确实有道理，菜会坏的确是一个现实的问题。所以焦虑症患者的担心并不是我们想的毫无根据，但这里的差别在于每个人受影响的程度。如果一般人担心菜会坏掉，通常的想法是“坏掉就算了，之后回去把它扔掉就好了”或者立即拿出电话，想想谁可以帮自己处理这个问题。而我们的患者却一直在工作人员面前坐立不安地来回走动，既无法放下这个担心，也没有做出行动的能力，患者的所有想法和行动能力都被焦虑的情绪覆盖了，除了焦虑本身，患者似乎别无选择。

第二类，自主神经症状或运动性不安。我们前面提到的那个患者，他没有拿起电话给照护者打电话，反而在病房里面走来走去，坐立不安，告诉工作人员他感到心慌难受。其中走来走去，坐立不安就是运动性不安的表现，而心慌则是自主神经症状。前文我们已经提到过，当每个人经历焦虑情绪的时候，全身多个系统都会做出反应。原本这些反应是为了更好地完成“战或逃”的任务，但是对于焦虑症患者来说，这就变成了他们体验到的“症状”。当然，因为焦虑症患者的焦虑是更加持久、弥散和轻微的，这些“症状”也变得更加持久和不典型。

总的来说，常被观察到的症状包括：心慌、胸闷、气促、头晕、出汗、口干、咽部梗阻感、胃部不适、恶心、腹痛、腹胀、腹泻、尿频、身体多处疼痛、肌肉紧张等，也有患者可能出现阳痿、早泄、月经紊乱和性欲缺乏等。这些症状中，最具有特点的是肌肉紧张，因此患者常常诉说躯体酸软乏力或肌肉跳动感。也许读者们已经发现，这些症状可谓毫无“特点”，涉及身体各个部分，在正常情况下一般人也很容易体验到。例如我们常常说吓了一跳或吓出一身冷汗，这里的一跳和一身冷汗就跟焦虑症患者体验到的症状非常相似，但区别在于正常人不会一直处于这种惊吓的体验当中。

症状缺少特点带来的另一个问题是患者如何就医。头痛医头，脚痛医脚。这虽然是一句玩笑话，但是对于大众来说也只能如此。目前大多数医院为了提高就诊的效率和专业性，每个专科都分科很细。如果你胃部不适，你会去消化科；如果你头晕，你可能会去神经内科；如果你尿频，你可能会去泌尿科。当然这并不一定会给患者们来带太大的问题，有可能只是多做了一些可能不必要的检查，延后了确诊和治疗的时间。但是如果患者本身对焦虑症完全不了解，在面对医生转诊建议的时候常常会怀着巨大的疑问，明明是身体不舒服，不明白医生为什么要把自己转诊到心理科或者精神科。如果患者还对医生缺乏足够信任，那状况往往更加麻烦，这些患者多半是不会听从建议去见精神科医生或者心理治疗师的。很多患者会走上漫长的四处寻医问药之路，在焦虑症的影响下痛苦地生活。

第三类，运动性不安。表现为手足无措，坐立不安，无目的的小动作增多。虽然运动性不安是专业术语，但这些表现不难理解，读者想象“热锅上的蚂蚁”就能充分体会患者在焦虑状态下的表现了。

广泛性焦虑障碍的自我测评

如果以上的阐述还是让你觉得难以把握，这里我们可以用更加容易的方式让你对自己的状况有一些判断。

表 5–1　广泛性焦虑自评量表

过去两周，下列问题对你有多大困扰？	完全不会	好几天	超过一周	几乎每天
1.感觉紧张，焦虑或急切				
2.不能够停止或控制担忧				
3.对各种各样的事情担忧过多				
4.很难放松下来				
5.由于不安而无法静坐				
6.变得容易烦恼或急躁				
7.感到似乎将有可怕的事情发生而害怕				

“完全不会”计0分，“好几天”计1分，“超过一周”计2分，“几乎每天”计3分。总分（0~21）是各单项总和。

5~9 分提示轻度焦虑，很可能是亚临床焦虑，推荐监测。

10~14 分提示中度焦虑，可能是临床显著焦虑，推荐进一步评估和治疗（如有必要）。

15~21 分提示严重焦虑，很可能是临床显著焦虑，很可能需要治疗。

另一个比较常用的自评量表是焦虑自评量表（SAS），适用于具有焦虑症状的成年人，通过20个焦虑相关条目评估有焦虑倾向的求助者一周以来的主观感受，从而给出推荐建议。除了这两个量表之外，关于焦虑症的量表还有很多，读者们也可以在网络上查询一些网络量表进行测试。但是必须提醒各位读者，无论你选择我们推荐的量表还是选择网络上的量表，任何的结果都不足以作为你诊断自己是焦虑症的依据。制定这些量表通常有几个目的：对于医生来说，可以作为诊断的参考或者治疗效果的评价；而对于普通大众，则是可以作为判断自己是否需要寻求专业帮助的参考。也就是说，如果你测试的分数提示你有患焦虑症的可能，那你就需要尽快去寻找专业人士帮助你进行专业的判断而不是直接进入治疗阶段。那种通过量表诊断自己是焦虑症，然后乱服用药物或者陷入严重恐慌的做法是对自己极不负责的行为。

惊恐障碍的表现

还有前文谈到，焦虑障碍除了包括广泛性焦虑障碍之外，还包括常见的另一个疾病，我们称之为惊恐障碍。这个疾病从字面上的意思很好理解，就是发作的时候患者表现出惊恐的情绪体验、行为和躯体反应。治疗中我常常跟患者描述，让患者想象自己突然发现面前有一只老虎时自己的情绪、躯体感受和行为反应。有人可能会被吓晕了，更多的人会选择拔腿就跑，如果是武松，当然也可能握紧拳头。脑子里可能是一边空白，也可能是“死定了”的想法，情绪上则是恐惧到极点，心像要跳出胸膛，骨骼肌肉系统则协助自己跑出了人生一辈子的速度极限。而事实上，很多惊恐障碍的患者，正是以这样的状态冲进了急诊科。

到了急诊科之后，他们会感觉好一点，然后抓着医生的手说，自己快要死了，请医生赶紧救自己。他们经常告诉医生自己出不了气或者心脏病发作之类，通常得到的处理是吸氧，心电图的检查以及其他各种检查。最后医生沮丧地发现找不到任何证据来支持心脏病或者呼吸系统疾病的诊断，最终不得不请他们回家观察。大多数惊恐障碍患者在拿到这样的结果时不是高兴自己一切正常，而是担心自己的疾病没有找到病因。他们将带着不安和再次发作的恐惧回到家中，直到下次发作。多次的发作和检查终于让医生确定患者可能是惊恐障碍，因此患者被转诊给精神科医生。

以上是一个惊恐障碍患者常见的就医流程，很少有患者第一次发作就直接去精神科。然而急诊科或者其他科室（通常是心内科和呼吸科）的检查也是必要的，因为在确定惊恐障碍之前，确实需要排除患者的确存在心脏、呼吸系统或者其他身体方面的问题。

所以，总结起来，惊恐障碍的表现便是：强烈的恐惧及躯体反应，有濒死感、失控感；发作时通常无明显诱因；两次发作期间害怕再发作。时间上在 1 个月之内至少有 3 次上述症状发作，或在首次发作后继发害怕再发作的焦虑持续 1 个月。

我不想这么焦虑——如何应对焦虑症

随着社会的逐渐发展，人们的压力越来越大，焦虑症的发病率也越来越高。焦虑症本身并不是问题，如何应对和处理焦虑症才是问题关键。

寻求专业人士的意见

应对焦虑症最重要的一点是寻求专业人士的意见。也许有的读者会感到疑惑，这个不是最自然简单的道理吗，甚至说是废话也不为过，有病当然找医生，何必在此浪费笔墨。但是，以我们的从业经验来看，确实有不少人并未做到这一点。

其中一种情况是有的朋友会来告诉我们说自己患了焦虑症，然后询问我们可以吃什么药。但是当我们仔细询问便得知，他们的诊断不是来自其他患者的经验，就是来自于网络的心理测评或者经验等。互联网可以帮助我们解决生活中很多问题，也可以帮助我们对一种疾病进行初步的了解，提醒我们什么时候应该就医。不过如果试图通过网络来替代医生则可能给自己带来大麻烦。没有专业人士的判断，其实大部分人连普通的焦虑和焦虑症都未必能够分清楚，更谈不上选择怎样的治疗方案了。

另一种情况就比较麻烦了，问题出在专业人士身上。在精神心理专业领域，大众理解的专业人士其实包含几个群体，包括精神科医生、心理治疗师、心理咨询师、精神科护士，在其他国家和地区可能还包括精神心理专业的社工、作业治疗师、康复师等。民众最为熟悉的心理医生这个职业其实并不存在，硬要说的话，可以指开展心理治疗和咨询的精神科医生。而在这所有的专业人士中，能够具备诊断资格的只有精神科医生，其他专业人员最多只能给出转诊的建议。举例来说，如果你怀疑自己有焦虑症，可能在朋友的推荐之下你去了一个心理咨询室。如果你的咨询师经过初步的了解和评估后，同样认为你确实患了焦虑症，这时候她的做法绝不应该留下你进行心理咨询，而是应该第一时间告知你去找精神科医生进行进一步评估和确诊。理论上这个过程并不复杂，但是实际上这要求心理咨询师有足够的精神病学知识和职业伦理操守，即他 / 她不仅要判断出你确实患病的可能性，还得承认你的状况超出了他 / 她的执业能力。鉴于目前我国的心理咨询行业尚处于发展阶段，行业的规范和专业人士的资质都在不断加强当中，因此不免发生患者被贻误治疗时机，接受价格不菲的无效治疗等事件。

最后一种情况来自于医生专业不对口。前面我们谈到了焦虑症的表现，其中一类表现是躯体症状。很多焦虑症患者因为各种身体不适去到各个科室，最为常见的是消化科、心内科和呼吸科。虽然大多数医生最终会将患者转给精神科医生，但是也有部分医生因为对精神科疾病缺乏诊疗经验，很难在早期给出转诊建议，从而耽误患者的治疗。

精神科医生给出焦虑症的诊断后，通常会根据患者的个人情况，给出相应的诊疗建议。这些建议一般包括以下几类：药物治疗、心理治疗以及其他健康管理措施。接下来我们将分别对每个类别做出说明。

获得规范的药物治疗

焦虑症作为一种疾病，虽然没有我们肉眼可见的躯体改变，也没有影像学（即我们所说的照片）和实验室报告（例如查血报告等）告诉我们疾病的原因，但是事实上随着近些年精神脑科学的发展，科学家和临床医生们对于焦虑症的疾病过程也并非全然无知。目前比较公认的研究结果显示，人类中枢神经系统[①]的神经递质 γ-氨基丁酸（GABA）、去甲肾上腺素和5-羟色胺可能与焦虑症有着显著相关。虽然人类目前还不能说对于神经递质和脑科学有着充分的认识，也不能说对于焦虑症的发生、维持和消除完全清楚，但是目前全球很多医药公司确实已经开发出有效的焦虑症治疗药物。

被人们熟知的包括以下几类：

苯二氮䓬类[②]：常见的包括阿普唑仑、劳拉西泮、氯硝西泮、地西泮等，这类药物通常作为早期的辅助用药，仅限于在精神科医生的指导下和监测下短期应用。

抗抑郁药物：市面上常见的如舍曲林、帕罗西汀、西酞普兰、艾司西酞普兰、文拉法辛、度洛西汀等。

其他类：非苯二氮䓬类，如丁螺环酮。

中草药：除了以上药物之外，在我国，很多患者关心自己是否能

①中枢神经系统：由脑和脊髓组成，是人体神经系统的最主体部分。

②苯二氮䓬类：本类药物对中枢神经系统有着广泛的抑制作用，产生镇静、催眠和抗惊厥等作用。

够通过服用中草药来治疗焦虑症。民众中也确实有一部分患者从心理上对中草药的接受度更高。但我们的建议是即便偏向于使用中草药治疗，也希望患者可以选择疗效确定、安全可靠的药物，最好这些药物经过了科学的成分分析和临床实验。就焦虑障碍的治疗来看，目前国内外批准上市的主要包括圣·约翰草提取物片。

另一个广受关注的问题是药物的副作用。

对于苯二氮䓬类药物来说，除了耐受性和认知损害之外，最常见和最突出的不良反应是镇静作用，表现为白天困倦，乏力。药物过量时还会出现步态不稳或吐词不清等。老年患者跌倒和药物过量所导致的呼吸抑制问题不容小觑，需要特别留意。而年轻人则要避免操作重型机械、驾驶汽车等。另外，有 30%~90% 的患者如果突然停药则可能出现戒断症状，如失眠、头痛、肌肉抽搐、震颤、出汗、头晕、恶心、食欲减退等。因此这类药物无论开始使用还是停药都必须在医生的密切监测和指导下进行，通常医生不建议长期服用。

选择性 5- 羟色胺再摄取抑制剂（SSRI）、5- 羟色胺和去甲肾上腺素再摄取抑制剂（SNRI）两类药物的副作用比较相似。神经系统方面的副作用包括头痛、头晕、失眠、口干、多汗等；胃肠道方面的副作用包括恶心、呕吐、厌食、腹泻或便秘等；性功能障碍方面包括阳痿、性欲降低等。总的来说，这两类药物临床使用成熟，相对安全。

很多患者在医生给出用药建议时都会担心药物副作用，尤其在看了药品使用说明书之后，对于大篇幅的副作用介绍更是心惊胆战。焦虑症患者有可能焦虑症状更加严重，甚至在是否遵医嘱服药问题上犹豫不决，左右摇摆。亦有部分患者在服药几天后，一方面感受到药物的副作用，另一方面却发现自己的症状未能减轻，因此开始怀疑医生的诊断和用药方案。事实上，以上两种情况在临床上十分常见。

但是关于药物副作用和治疗作用，需要患者们明确的两个问题包括：

第一，虽然药品说明书上写了几十条甚至上百条副作用，这可能并非如大家所想是该药物副作用多，而是该药物应用成熟，使用人群基数大，副作用被知晓和了解得多。虽然副作用种类多，但是真正出现副作用的可能只是少数患者。实际上，以上抗焦虑药从临床使用和观察来看，大部分患者的副作用都只是少量的、轻微的，并且会随着用药时间的增加而逐渐减轻或消失。因此，无论广大患者对药物有任何的疑问和担心，都应该跟自己的医生或者其他专业人士进行充分交流。由于这些药物的起效通常需要 2~4 周，起效慢者需 2 个月（而副作用确实可能在此之前出现），在副作用可以耐受的情况下，大部分医生都会建议你坚持到药物起效时间，并以这个时间点作为药物是否有效的判断依据。轻易换药会延长治疗的时间，也会增加未来选药的困难。

第二，关于药物治疗，很多患者关心服药时间的问题。有时候患者不愿意服药是认为药物有“依赖性”“一开始吃就丢不掉了”，其实这是一个很大的误解。诚然，焦虑症作为一种慢性疾病，治疗的周期绝不是一周或者一个月，但是也绝不是所有人都需要终身服药。虽然不同的医生持有的观点可能有差异，但是目前国内外比较公认的做法是，对于广泛性焦虑障碍的治疗，如果药物治疗有效，则应持续至少 12 个月；若在医生的指导下停药仍有病情复发，则可延长治疗时间。但如果在逐渐减量至停药期间出现 2 次复发，应考虑持续性的维持治疗，即终身服药。虽然的确存在终身服药的问题，但是也许我们应该用胰岛素治疗糖尿病的观点来看待，医生确实应该充分考虑服药所带来的停药问题，但是如果在控制症状和终身服药之间必须权衡利弊做出选择的话，那么还是应该以患者是否具有良好的生活质量为判断依据，而不是一味地恐药或者轻易服药。

获得有效的心理治疗

一般来说，对于轻到中度的焦虑症，医生也可能会根据患者的情况和治疗偏好建议非药物治疗，例如心理治疗。但对中、重度的焦虑障碍，药物治疗应该是首选。即便选择药物治疗，医生亦可能根据患者心理特质和状态给出在药物治疗基础上配合心理治疗的建议。焦虑症的心理治疗技术包括认知行为治疗、心理动力治疗、正念治疗等，其中认知行为治疗的研究证据最强，是一线治疗方式。

以惊恐障碍的认知行为治疗举例。认知学派认为如果个体觉得能控制环境事件时，显示出的焦虑就会更少，而缺乏控制感时则容易诱发惊恐障碍。对身体感觉及威胁出现灾难性曲解时，容易使惊恐障碍发作。惊恐障碍可被外界刺激诱发，也可被体内的感觉、想法、想象等诱发。焦虑时常伴有注意狭窄、身体感觉增强，如当个体觉得心脏有问题时，会轻微心跳加快，个体会将这歪曲为“这是心脏病发作的前兆”，会觉得自己快死了，这又加强了个体的威胁感。认知歪曲和生理反应相结合，促使惊恐障碍发作。人的负性想法会导致个体去做认为是安全的事情，如深呼吸、测心率等，后者会加强恐惧反应。惊恐障碍患者对未来威胁的线索是非常敏感的，对闪现的危险迹象也很注意。危险线索的出现，会诱发一个不适当的、自我持续的认知过程，进而使个体迅速失控。因此，认知行为治疗的方法包括：找出躯体症状与惊恐发作之间的关系；重建正确的认知，也就是改变患者对症状的错误解释；放松行为训练等。

广泛性焦虑障碍患者的认知行为治疗亦聚焦于及时发现和消除患者的不合理信念和错误的认知评价，帮助患者重建合理的认知模式和行为应对方式。认知重建以帮助患者理解其担心适得其反，行为层面则使用暴露治疗使患者学到其担心和回避行为可以改变，和惊恐障碍一样，放松训练也是行为训练的重要内容。

通常这些治疗分为两种：个体治疗和团体治疗。一般来说，个体治疗为每周 1 次，60 分钟，共 12~16 次；团体治疗亦为每周 1 次，60~90 分钟，共 8~12 次。就治疗效果来说，目前国内外大部分研究支持认知行为治疗在惊恐障碍患者中的显著疗效，但是对于治疗广泛性焦虑障碍则尚缺乏比较公认和一致的推荐意见。虽然有一些研究认为药物治疗配合心理治疗比单纯使用药物治疗，特别是停用药物后能维持更久的效果，很多专家和临床医生也倾向于支持这种治疗方案，但对于单独使用药物治疗和单独使用认知行为治疗两种方式，哪种方式更能使患者获益，目前还需要更多的证据。不过，除研究结果外，选择哪种治疗还需要考虑患者本身的人格特质、症状表现、主观意愿、治疗资源以及对治疗的应答反应，因此需要精神科医生对患者进行综合评估后给出个性化的治疗推荐。

另一种广为人知的治疗方法为心理动力治疗。该理论认为婴幼儿时期重要亲密关系的缺失或不良，特别是母亲和孩子的关系，对一个人安全感的形成有重大影响。这种影响会造成个体成年之后应对外界压力的能力下降，当外界的刺激阈值超过自己对压力的承受能力，则出现焦虑障碍。精神分析与精神动力学流派的心理医生会和来访者就家庭成长背景、养育方式和成长经历进行深入的访谈和讨论，从而找出形成焦虑障碍的心理学因素，针对性地进行矫正治疗，毫无疑问，这将是一个漫长的治疗过程。由于心理动力疗法治疗设置的特殊性，目前关于该治疗的效用分析尚需要更多研究来提供可靠的证据。

近年来，有不少的新疗法在焦虑障碍的治疗中显示出价值和意义。例如基于接纳的行为疗法、元认知疗法、针对不确定性不耐受的 CBT 及联合正念行为疗法（MBCT）等，这些疗法都显示出了一定的疗效。

其他健康管理建议

针对过度换气的处理：过度换气在惊恐发作时是非常常见的，但患者感到焦虑时，患者会不自主地增加呼吸的频次，使呼吸变得浅而快。

方法一，呼吸调整法：注意调节自己的呼吸，有意识地控制呼吸的频率和深度，最好采用腹式呼吸法。腹式呼吸的训练方法：用鼻子缓慢地深呼吸；把手放在腹部，感受深呼吸时腹部的起伏；用鼻子缓慢吸气，心里默数 5 个数，然后屏气，再缓慢用嘴呼气；练习 10 次，每次数数要慢，吸气与呼气之间注意屏气。如果感到有点头晕，这是正常现象，可以暂停 30 秒之后继续练习。每 10 个腹式呼吸循环之间暂停 30 秒，采用正常呼吸方式；每次练习时间为 3~5 分钟。

方法二，纸袋法：该方法的原理是通过增加血液中的二氧化碳的含量来达到控制“类惊恐样症状”的目的。准备一个不漏气的纸袋或者一个信封；在感觉到恐慌时，把准备的纸袋或信封扣在鼻子和嘴上，并压住边缘，使它不漏气；向纸袋中规律地、缓慢地呼吸直到惊恐被控制，感到呼吸轻松为止；如果没有携带纸袋或信封，你也可以用自己的双手把自己的鼻子罩住，也可以起到相似的效果。

自我放松训练：放松训练的方式有很多，临床上用得较多的为渐进性肌肉放松。很多网站和 APP 中都有指导语，建议读者采用音频格式指导语，可以边听边练习。重要的是这样的练习必须坚持才能有效果，需要一定的时间投入。另外，一些专业网站上还可以找到冥想和正念训练的音频，这些训练对焦虑症的控制都很有好处。

焦虑症患者的饮食建议：由于咖啡因在停用阶段可能诱发惊恐发作，因此惊恐障碍患者要有计划地停止使用含咖啡因的食物；考虑到酒精与药物的相互作用，服药期间，尤其是服用苯二氮䓬类药物期间，应禁止饮酒。

焦虑症患者的活动建议：适当的运动可以放松肌肉、增加代谢，同时还可以通过改善循环系统、消化系统，促进内啡肽[①]释放，从而减轻焦虑症状。焦虑症患者可以设立规律的活动计划，比如每天 20 分钟的体操、健身、舞蹈或其他体育锻炼等，常规的散步和骑车也是很好的选择。

心理自助：虽然药物治疗和心理治疗在焦虑症的治疗中占据主要地位，但现如今我国焦虑症终身患病率达 7.57%，并非所有地区患者

①内啡肽：是体内产生的一类内源性的具有类似吗啡作用肽类物质。它能与吗啡受体结合，产生跟吗啡、鸦片剂一样的止痛效果和欣快感，等同天然的镇痛剂。

都能够获得足够和优良的医疗资源，特别是规范和有效的心理治疗。事实上，我国目前合格的心理治疗师数量完全不足以满足患者的医疗需求。心理治疗的成本高昂，患者需要投入大量的金钱和时间成本。因此，一些心理自助的方式也许可以成为那些没有精力或者没有条件获得心理治疗服务人群的选择。

心理自助主要指借助阅读、影视作品、网络资源、互助活动或非系统性的专家指导以提升自我、缓解压力、调节情绪及解决心理问题的过程。而在此我们所推荐的临床阅读疗法就是心理自助的一种，指精神科医生或心理治疗师，在治疗的过程中为患者推荐一些书籍，并将这些书籍作为辅助治疗疾病和加快患者康复进程的手段。关于焦虑症患者，我们推荐的书籍包括由美国斯坦福大学医学院精神病学与行为科学临床教授大卫·伯恩斯所撰写的《焦虑情绪调节手册》，美国心理学家阿尔伯特·埃利斯所撰写的《控制焦虑》等。虽然有些研究表明，这些自助书籍对于轻症患者更有效，但无论如何，通过阅读书籍增加对疾病的了解有利于同医生和治疗师达成更好的合作。

我希望你也好好的——照护者的自我照顾和支持

虽然焦虑症患者既不像精神分裂症患者那样因为精神症状给照护者造成过多的困扰，也不像抑郁症一样因为自我抑制和自杀的观念及行为让照护者处于紧张之中，但是作为焦虑症的照护者，必须面对患者夜以继日的担心和焦虑情绪。

避免被患者的焦虑情绪传染

在失控的焦虑情绪影响下，很多患者会通过向照护者反复诉说、不断确认甚至控制的方式来缓解自己的焦虑。我曾经见过一个中年女性焦虑症患者，她的症状为心慌不适。她几乎每时每刻都拉着周围的人述说自己的症状，并提出各种各样的要求。不准旁边的患者说话，因为太吵她会加重她的不适，不准自己的丈夫哪怕片刻离开病房，因为她害怕自己不舒服的时候没有人帮助她，不断要求见自己的主管医生，一次又一次地要求主管医生给自己加药。虽然医生不断向其解释药物吸收和起效需要一定的时间，但这丝毫不能安抚这位患者的情绪。她无法安静，只能一遍又一遍喊自己丈夫扶着自己到护士站找医生，似乎只有这个行为才能让她获得片刻的宁静。因此，对于焦虑症患者的照护者来说，要面对的第一个挑战就是被患者的焦虑情绪传染。

如果照护者被患者的焦虑情绪传染，那么照护者和患者的相互影响将不断将焦虑水平推向高峰，进而失去客观思考和有效行动的能力。那么，如何才能避免这种情绪传染呢?

首先，照护者需要对患者焦虑症的表现有充分的了解。一来了解焦虑症的相关知识，包括病因、表现和治疗方式，二来了解自己的亲属在症状层面的表现以及医生目前使用的治疗策略。例如，如果惊恐障碍的照护者明白了患者的濒死感只是一种恐惧的体验而不是真的指向死亡，在面对患者的惊恐发作时则能做到冷静处理，既给予患者足够的心理支持，又不会和患者一样慌乱失措。不仅如此，焦虑情绪可以传染，冷静亦可以传染，照护者镇定冷静的表现能够给患者提供最大的安全感。这种安全感无疑对于焦虑症患者来说像救生圈一般可贵。

其次，避免被焦虑传染的方式是照护者发展自己的情绪调节策略。在这个层面上，本章节在前一个部分推荐给患者的焦虑调节方式亦适用于照护者。例如，照护者如果发现自己经常因为患者的原因而处于焦虑情绪之中，类似腹式呼吸、渐进性肌肉放松、冥想和正念训练亦可以作为日常焦虑缓解方式使用。不过这里的前提是照护者可以发现自己处于焦虑情绪之中，事实上我们很多人有时候都难以察觉自己的情绪状态，处于情绪中的人如鱼在水中而不自知，特别在焦虑水平还并不是很高，没有明显影响到自己的日常生活之时。因此我们建议，照护者可以定期对自己的情绪状态进行自检，一周中抽出一点时间来观察自己，评估一下自己是否处于不良情绪之中。

给照护者的一些建议

在照顾好自己的基础上，相信大部分照护者都希望自己能够为患者提供必要的照顾。为了能够帮助患者更好地治疗和康复，拥有美好的生活，以下几点建议可以推荐给广大患者的照护者。

在治疗上，做好患者的助手。虽然我们提倡患者在疾病方面做好自我管理，但是对于焦虑障碍这类情绪问题，有时候症状本身将限制患者的自我管理能力。例如，当焦虑发作之时，患者可能很难冷静思考，做事情通常犹豫不决，举棋不定。这些症状会阻碍患者获得及时和有效的医疗卫生服务。所谓病急乱投医，有时焦虑症患者在急性焦虑发作之时，他们的慌张程度称之为十万火急也不为过。所以，照护者需要参与到患者的疾病管理之中，包括了解患者目前的症状缓解或复发水平、服药状况、药物副作用状况、日常生活安排、近期经历的社会生活事件等。只有对这些有了一定程度的了解，才能协助患者做好疾病管理。例如，当一个焦虑症患者最近几天看起来都精神不足。或许照护者可以关心一下患者的状态，询问一下患者的饮食、睡眠和情绪状况。有可能患者向照护者陈述最近一周都失眠，而且据了解也没有发生什么特别事件。如果照护者对疾病足够了解，心里至少会考虑症状复发的可能，也就自然会更加留意患者的其他表现了。

在生活中，做好患者的朋友。为什么是朋友而不是父母、子女、妻子、丈夫呢？因为一方面大多数时候照护者会以自己的期望来要求彼此，更会在对方无法达到自己的要求时沮丧和愤怒。另一方面，照护者的过度关心又容易演化成为包办的习惯，认为患者什么都不能做或者什么都做不好，事事依着、管着、替代，久而久之，患者自我照顾能力下降，难以独立生活，难以回归社会。所以，照护者要像朋友一样，永远在一定程度上提供支持、关心和照顾，同时鼓励患者进行自我照顾。

在情绪上，做好患者的老师。所谓老师，就是能够通过自己的以身示教方式，在日常生活中引导患者获得积极情绪，并在患者困难时提供不同视角。很多焦虑症患者有一些常见的性格特征，包括小心谨慎、追求完美主义、事无巨细地操心、控制感强等。照护者可以有目的地帮助患者在日常生活中不断调整自己的思维习惯，帮助患者意识到自己的性格特征和疾病之间的关系，学会忍受生活中的不确定性和不完美性。

在症状上，做好患者的对手。这里的对手不是鼓励照护者和患者对着干，而在于一个厉害的对手，总是比任何人都更加了解自己的敌人，在争斗中也总是能够看穿对方的招式，进而避开敌人致命的攻击。焦虑障碍的患者在症状发作期间，常常给人的感觉是不可理喻。好像平日里显而易见的道理总是说不通，讲不明。例如明明就告诉了患者不用担心，事情已经妥善处理好了，但是患者仍然三番五次地不断询问。明明可以忍受或者缓一下处理的事情，患者就是一分钟也等不了。这种情况往往给照护者带来很大的困扰，甚至难以控制自己的怒气，但毫无疑问，这种怒气和争吵并不能让焦虑症患者有所改变。因为在症状的影响下，患者是很难仅仅通过他人的批评来改变自己。如果照护者是对待症状的高手，他/她应该明白患者哪些想法、情绪和行为是受症状影响，哪些是患者的正常表现。在看到症状的时候，照护者采取硬碰硬的方式通常效率低下，相反应该避开焦虑发作的部分时段，直到患者能够对自己的行为做出理性思考的那一刻。

在自杀风险管理上，做患者最好的安保人员。虽然焦虑症患者自杀风险不像抑郁症患者一样高，大部分焦虑症患者也不会像抑郁症患者一样被自杀观念持续笼罩，但是焦虑症患者亦有自杀风险。抑郁症患者的自杀通常来自于自觉生命意义的丧失，而焦虑症患者的自杀观念则更多来自于面对症状的痛苦和失控感。按理来说，很多焦虑症患者是害怕死亡的，他们关注自己的健康、自己的疾病。但是焦虑发作时难以忍受的痛苦常常是他们选择自杀的重要原因。因此相比较于抑郁症患者，焦虑症患者的自杀带有冲动性和非计划性的特点，严重的焦虑发作让患者失去了冷静思考的能力，一闪而过的自杀念头有可能瞬间就被他们当成了解决痛苦的救命稻草。另一种危险的情况是患者同时患有焦虑症和抑郁症，似乎让患者同时具备了自杀的想法和冲动行事的能力。

无论如何，对于焦虑症患者来说，自杀是最为严重的不良结局。为了保障患者的安全，照护者一方面需要了解患者关于自杀的想法和态度，另一方面要提高警惕，特别是在患者急性焦虑严重发作的阶段和药物调整阶段。对于患者身边的危险物品、药物等要做到心中有数，必要时代替患者保管，避免患者接触。留意患者生活中的蛛丝马迹，例如准备遗书、安排身后事、言语中流露出自杀观念等。一旦发现患者有类似表现，要尽快带领患者到医院就诊，并在此过程中做好陪伴，保证患者的安全。

焦虑症和抑郁症一样吗——抑郁症与焦虑症的区别

焦虑症和抑郁症这两个疾病从名称上来说，很多读者可能都不陌生。近年来，大众媒体上也常常看见有对这两个疾病的介绍，民众也从全然不了解、不接受进入到了目前逐渐接受的状态，尤其是年轻人，他们对于这两种疾病持有更加中性的立场和态度。特别是抑郁症，一些明星患抑郁症的新闻经常成为大家广泛讨论的热点。

不过，抑郁症和焦虑症到底是不是一回事呢？答案是否定的。

一方面，两个疾病的确有着相似之处。第一，这两个疾病都属于精神心理的范畴，都是以情绪反应为核心表现，两者都没有具体肉眼可见的躯体病变。第二，这两个疾病除了与患者的生理特质有关之外，还与患者的性格以及经历这些外在因素有关。第三，这两个疾病确实有一定比例的共病率，也就是说，有一部分患者身上同时表现出焦虑症和抑郁症的症状。

另一方面，这两个疾病的确是两种不同的疾病，有着各自截然不同的表现。从认知的层面，通俗地说就是从想法、反应这些层面来看，焦虑症患者常常表现为灾难性思维，总是担心坏事情可能会发生。脑子里面可能会有各种各样的想法，但是毫无头绪，不能整理而形成有效的行动策略。抑郁症患者虽然也常常往坏处想，但这种想法往往指向绝望、无助和自责，同时固化在这种思想之中。在情绪层面，焦虑的体验是一种不安的情绪，但是抑郁的感受是低落、缺乏愉悦感，对什么事情都提不起兴趣，完全没有自我满意的体验。在行动层面，焦虑症患者是惶惶不可终日，可能表现为停不下来，却完全没有效率，而抑郁症患者则是整个行动水平上的减少，抑制的状态有时候可以达到终日卧床、不出门、切断社交甚至饮食都减少到最低需求的程度。有一种特别的抑郁症还会出现木僵的情况，就是完全不动、不说、不吃，像木头人一样，我们称之为抑郁性木僵。在睡眠上，虽然两个都会有失眠的情况，但是焦虑症的失眠多以入睡困难为主，而抑郁症则容易表现出早醒。

虽然两者有诸多的区别，但是不得不承认，两者确有相似之处，且考虑到一定程度的共病率，有时候针对那些疑难病例，不同的精神科医生会给出不一致的诊断也就不难理解了。

第六章

其实你真的没有强迫症

——强迫症

强迫症（obsessive-compulsive disorder, OCD）是一种精神疾病，每年有多达 1% 的美国人患有这种疾病，其中大约 50% 的人病情严重。而强迫症在世界范围内的终身患病率为 0.8%~3.0%，发病具有鲜明的社会—心理—生物模型特征。尽管强迫症致残性较高、治疗方式选择较多，但很多患者却不寻求医治。加强对患者及照护者关于疾病治疗及相关知识的普及教育，可以帮助社会和患者改变对强迫症的歪曲认知，缓解患者的病耻感，提高人群对强迫症及其表现的知晓率，增加就诊率。

阅读本章，你将了解以下内容：

- 感觉自己得了强迫症——什么是强迫症
- 得了强迫症，我该怎么办——强迫症患者的自我照护
- 家有强迫症患者——给照护者的建议

感觉自己得了强迫症——什么是强迫症

在日常生活中，我们常常会听到有人说自己有洁癖，比如，在家里接待完客人后，必须要把房间清扫干净，不然就觉得很脏；收拾屋子时，东西必须按照自己习惯的位置放置，如果物品没有放在相应位置上，就会感觉很难受，必须将它放回相应的位置上。那么这些都是强迫症吗？到底什么是强迫症？我们首先来看一个案例：

小丽，21岁，12年前因父母关系不好，开始出现反复担心、害怕自己母亲发生不好的事，反复叮嘱父母不要吵架，写字会重复写一个字，然后又删掉重写，反复洗手、开关垃圾桶、摸垃圾等，明知道这些行为是不必要的，但总是控制不住自己去做，重复上述行为会有心理安慰。之后父母离异，小丽跟着母亲生活，感到自卑，在与人交流时会控制不住地去反复揣测对方是否有什么企图，明知没有必要但无法控制自己，平素社交活动都强迫自己去进行。初中时因控制不住自己反复涂改作业被老师批评并当着全班同学辱骂，她很想改变却无法控制，仍会不停涂改作业，感觉非常痛苦，当时出现不想活了的念头。6年前因学习压力大上述症状加重，反复涂改作业、反复洗手等，严重影响日常生活、学习，夜间睡眠差，不能入睡。曾于医院门诊治疗，上述反复洗手、反复涂改症状减少，睡眠改善，后自行停药。3年前上述症状再次出现，并且脑袋里控制不住思考不好的事情，将后果想得特别严重，如自己走在路上会被车撞死等，感到恐惧、害怕。看新闻里报道有人因室友在水里下毒而死亡，因此感到恐惧，反复留意室友是否有怪异的行为，反复清洗水杯，明知道不必要但仍控制不住自己的行为。平素与人交流时，总反复想别人与自己接触是否不怀好意，逐渐从回避别人发展到敌对状态，甚至在揣测别人意图时带有攻击性，自己变得很敏感，感觉很自责，想改变但又无法控制自己，人际关系因此变得很紧张，小丽为此很苦恼。

上述案例中，小丽出现反复思考一些毫无意义、违背自己愿望的问题，反复洗手、洗水杯，反复写一个字删掉后又写等症状，感觉自责又无法控制自己，严重影响了小丽的生活、学习及人际交往。有一部分人像小丽一样，经常出现反复思考一些毫无意义甚至违背自己愿望的问题，重复做一些无意义的行为，如反复思考门是否锁好、反复检查煤气是否关好，反复数数等，这些都是源于自我的强迫观念及强迫行为；多数人认为这些观念和行为是没有必要的，但无法摆脱，强烈的冲突会让他感觉焦虑、无比痛苦，严重影响日常生活、工作、人际交往甚至生活起居，那么这一类人都属于强迫症患者，而前面提到的反复思考、重复一些无意义的动作则是强迫症的表现。

综上所述，到底什么是强迫症呢？强迫症主要表现为个体因反复出现或进行一些明知道不必要的、重复的想法和行为，但又控制不住自己，而感到强烈的焦虑和痛苦，并且影响了日常生活及社会功能。而正常人出现的一些好似强迫的现象，如喜欢整理东西，有点“洁癖”，只要自己不感到痛苦，不影响日常工作和生活，便不能视为病态。你也可以使用以下耶鲁布朗强迫量表初步测定你的强迫症严重程度。

耶鲁布朗强迫量表（Y-BOCS）

1~5 题是强迫思维，6~10 题是强迫行为，请依据你主要的强迫症状作答。

1. 您每天花多少时间在强迫思维上？每天强迫思维出现的频率有

多高?

0= 完全无强迫思维。

1= 轻微(少于 1 小时),或偶尔有(一天不超过 8 次)。

2= 中度(1~3 小时),或常常有(一天超过 8 次,但一天大部分时间没有强迫思维)。

3= 重度(多于 3 小时但不超过 8 小时),或频率非常高(一天超过 8 次,且一天大部分时间有强迫思维)。

4= 极重(多于 8 小时),或几乎无时无刻都有(次数多到无法计算,且 1 小时内很少没有多种强迫思维)。

2. 您的强迫思维对社交、学业成就或工作能力有多大妨碍?(假如目前没有工作,则强迫思维对每天日常活动的妨碍有多大?回答此题时,请想是否有任何事情因为强迫思维而不去做或较少做。)

0= 不受妨碍。

1= 轻微。稍微妨碍社交或工作活动,但整体表现并无大碍。

2= 中度。确实妨碍社交或工作活动,但仍可应付。

3= 重度。导致社交或工作表现的障碍。

4= 极度。无能力应付社交或工作。

3. 您的强迫思维给您带来多大的苦恼或困扰?

0= 没有。

1= 轻微。不会太烦人。

2= 中度。觉得很烦,但尚可应付。

3= 重度。非常烦人。

4= 极重。几乎一直持续且令人丧志地苦恼。

4. 您有多努力对抗强迫思维?你是否尝试转移注意力或不去想它呢?(重点不在于是否成功转移,而在于你有多努力对抗或尝试频率有多高。)

0= 一直不断地努力与之对抗(或症状很轻微,不需要积极地对抗)。

1= 大部分时间都试图与之对抗（超过一半的时间我都试图与之对抗）。

2= 用些许努力去对抗。

3= 屈服于所有的强迫思维，未试图控制，但仍有些不甘心。

4= 完全愿意屈服于强迫思维。

5. 您控制强迫思维的能力有多少？您停止或转移强迫思维的效果如何？（不包括通过强迫行为来停止强迫思维。）

0= 完全控制。我可以完全控制。

1= 大多能控制。只要花些力气与注意力，即能停止或转移强迫思维。

2= 中等程度控制。“有时”能停止或转移强迫思维。

3= 控制力弱。很少能成功地停止或消除强迫思维，只能转移。

4= 无法控制。完全不能自主，连转移一下强迫思维的能力都没有。

6. 您每天花多少时间在强迫行为上？每天做出强迫行为的频率有多高？

0= 完全无强迫行为（回答此项，则第 7、8、9、10 题也会选 0）。

1= 轻微（少于一小时），或偶尔有（一天不超过 8 次）。

2= 中度（1~3 小时），或常常有（一天超过 8 次，但一天大部分时间没有强迫行为）。

3= 重度（多于 3 小时但不超过 8 小时），或频率非常高（一天超过 8 次，且一天大部分时间有强迫行为）。

4= 极重（多于 8 小时），或几乎无时无刻都有（次数多到无法计算，且 1 小时内很少没有多种强迫行为）。

7. 您的强迫行为对社交、学业成就或工作能力有多大妨碍？（假如目前没有工作，则强迫行为对每天日常活动的妨碍有多大？）

0= 不受妨碍。

1= 轻微。稍微妨碍社交或工作活动，但整体表现并无大碍。

2= 中度。确实妨碍社交或工作活动，但仍可应付。

3= 重度。导致社交或工作表现的障碍。

4= 极度。无能力应付社交或工作。

8. 假如被制止从事强迫行为时，您有什么感觉？您会多焦虑？

0= 没有焦虑。

1= 轻微。假如强迫行为被阻止，只是稍微焦虑。

2= 中度。假如强迫行为被阻止，会有中等程度的焦虑，但是仍可以应付。

3= 严重。假如强迫行为被阻止，会明显且困扰地增加焦虑。

4= 极度。假如有任何需要改变强迫行为的处置时，会导致极度地焦虑。

9. 您有多努力去对抗强迫行为？或尝试停止强迫行为的频率？（仅评估你有多努力对抗强迫行为或尝试频率有多高，而不在于评估您停止强迫行为的效果有多好。）

0= 一直不断地努力与之对抗（或症状很轻微，不需要积极地对抗）。

1= 大部分时间都试图与之对抗（超过一半的时间我都试图与之对抗）。

2= 用些许努力去对抗。

3= 屈服于所有的强迫行为，未试图控制，但仍有些不甘心。

4= 完全愿意屈服于强迫行为。

10. 您控制强迫行为的能力如何？您停止强迫（仪式）行为的效果如何？（假如你很少去对抗，那就回想那些少数对抗的情境，以便回答此题。）

0= 完全控制。我可以完全控制。

1= 大多能控制。只要花些力气与注意力，即能停止强迫行为。

2= 中等程度控制。“有时”控制强迫行为，有些困难。

3= 控制力弱。只能忍耐耽搁一下时间，但最终还是必须完成强迫行为。

4= 完全无法控制。连耽搁一下的能力都没有。

评分标准。总分 0~5 分（无强迫思维和行为）。

总分 6~15 分（单纯的强迫思维或强迫行为，仅需要 6~9 分）：轻度。处于轻度严重的强迫症患者，其症状已经对患者的生活、学习或职业开始造成一定的影响，患者的症状会随着环境和情绪的变化不断地波动，如果不能尽早地解决，很容易会朝着严重的程度发展、泛化，此时是治疗效果最理想的时期，建议尽早治疗。

总分 16~25 分（单纯的强迫思维或强迫行为，仅需要 10~14 分）：中度。这属于中等的强迫症状，表示症状的频率或严重程度已经对生活、学习或职业造成明显的障碍，导致患者可能无法有效执行其原有的角色功能，甚至在没有出现有效的改善前，可能导致抑郁症状，甚至出现自杀念头，必须接受心理治疗或者药物治疗。

总分 25 分以上（单纯的强迫思维或强迫行为，仅需要 15 分以上）：重度。此时，患者的强迫症状已经非常严重，完全无法执行原有的角色功能，甚至连衣食住行等生活功能都无法进行。通常患者已经无法出门，将自己禁锢家中，无时无刻都有强迫思考，无时无刻都在执行强迫行为。重度严重的患者极易出现抑郁症状，通常需要强制治疗。

注：以上结果仅供参考，是否具有强迫症需进一步到医院进行专业诊断。

强迫症的病因及各种表现

研究显示强迫症多发病于青春期，1/3 患者的症状出现在 10~15 岁，75% 患者起病于 30 岁前。强迫症病程多变，如果能早期诊断，积极配合治疗，治愈率会显著提升。

为什么会得强迫症呢？强迫症病因尚无定论，但研究发现与以下几个因素有关：

遗传

如果家族中有人患强迫症，那其他人的患病概率会比正常人高，但并不是说家族中有人患强迫症，其他人就一定会患强迫症。

神经生物学因素

强迫症与皮质—纹状体—丘脑—皮质环路密切相关，纹状体是原发的病理部位。简单说来就是当你的大脑中某个部位（皮质—纹状体—丘脑—皮质环路）出现问题就可能出现反复想一些无关紧要的问题或反复做些无意义的行为，明知道没必要但无法控制。

个性特征

认知理论认为强迫症患者通常会出现强烈的责任感和对危险的过度评估，常追求完美主义但又无法忍受不确定感，想对想法完全控制；行为理论认为当某种情景引发焦虑后，患者为减轻焦虑会出现回避性行为，即强迫行为；当强迫行为能缓解焦虑则此病态行为会得到强化，不加干预会逐渐泛化到日常生活中。简单来说，强迫症患者往往遵守规则，准时守信，事事追求完美，但常对自己缺乏自信，胆小怕事，优柔寡断，拘泥于教条，不善于变通，常伴有不确定感。

强迫症有哪些具体表现呢？

强迫症的表现主要包括强迫观念及强迫行为，具体有以下几种形式：

强迫性穷思竭虑：如反复思考“究竟先有鸡还是先有蛋”；对一些常见的事情、概念或现象反复思考，自知没有意义，但无法控制。

强迫怀疑：如反复想自己门有没有关好、钱有没有点清；即对自己所做事情可靠性表示怀疑，需反复检查、核对。

强迫联想：如想到“和平”就会马上联想到“战争”，即当脑海中出现一个观念或看到一句话时，不由自主会联想到另一个相对立的观念或语句。

强迫回忆：即常不由自主反复回忆曾经经历过的事，无法摆脱，感到很苦恼。

强迫意向：如看到东西就产生想捣毁它的冲动等，即能体会到一种强烈的冲动去做违背自己意愿的事，但通常不会转变为行为。

强迫检查：反复检查门窗、煤气是否关好，账目是否算错等，严重者检查数十遍还不放心。

强迫洗涤：反复洗手、洗衣服、消毒家具等，例如上文所说案例。

强迫询问：反复询问照护者或他人，以获得解释与保证，让自己暂时消除焦虑。

强迫性仪式行为：如当出现强迫观念时，患者摇头以对抗强迫观念，当不能对抗时增加用手拍桌子，再次失效后增加跺脚来加强对抗，周而复始，最终会发展为一套复杂的仪式程序；这套程序会占据一天中数小时，严重影响生活。

强迫症患者常出现回避触发强迫观念及行为的各种场景的行为，有病态的人际关系，一种是与照护者产生敌对关系；另一种是要求他人容忍其症状，甚至要求照护者也执行他的仪式行为。

如果出现上述症状，务必及时到专业的精神卫生医疗机构寻求专业的帮助。

强迫症怎么治疗?

治疗强迫症的方法通常包括药物治疗、心理治疗和其他治疗等。药物治疗可以帮助强迫症患者控制强迫症状以及焦虑、抑郁等情绪，但服药期间需要提高对药物的认识，坚持按时、按量、遵医嘱服药，定期复诊，以达到较好的治疗效果。在服药的同时接受心理治疗能有效提高治愈率。除此之外，有些案例还会使用经颅磁刺激、无抽搐电休克治疗外科手术治疗等方法治疗。下面主要给大家介绍一下心理治疗中常用来应对强迫症的暴露反应预防疗法。

暴露反应预防疗法（ERP）

暴露反应预防疗法是一种认知行为疗法。治疗中需故意将患者置于那些引发其强迫性焦虑、痛苦的情景中，但要阻止患者采用仪式性动作来缓解焦虑，而是帮助患者通过其他方法放松，等到焦虑情绪逐渐消退。通过此种疗法，帮助患者认识到，即使不采取仪式性动作，灾难也不会发生，逐渐学会接受人生的不确定性。该法需要患者投入足够时间和精力来练习，练习中会产生短暂的不快，需要患者有足够的勇气和坚持，治疗效果取决于患者的投入。暴露方式包括现实暴露和想象暴露。

以案例中的小丽为例。ERP治疗中让小丽不清洗水杯直接使用，即让小丽暴露在令她恐惧的情境下，并限制逃避和清洗水杯等降低焦虑的行为出现，这时小丽会产生强烈的焦虑情绪和躯体反应。但因为缺少真实的危险，焦虑情绪会逐渐缓解，直至消失。重复练习多次，小丽会感到逐渐适应，焦虑的峰值比之前降低，并且缓解得比之前快。最终达到该情境不会引起小丽焦虑、恐惧等情绪的目的。

ERP治疗不会改变刺激物，因为水杯本身是没有错的，需要改变的是小丽焦虑的反应。经过练习小丽会发现，不进行这些回避行为或仪式动作，焦虑也不会永远存在；不履行相应的动作，小丽所害怕的东西可能会也可能不会发生，这两者没有必然联系。这就是ERP的治疗目标。

得了强迫症，我该怎么办——强迫症患者的自我照护

除了坚持药物治疗和心理治疗，强迫症患者坚持积极地自我照护，对于改善生活质量，促进疾病康复也有重要意义。自我照护包括强迫症状的自我应对和药物副作用的观察处理。

如何自己进行暴露反应预防疗法（ERP）

之前讲到暴露反应预防疗法对强迫症的治疗机制和作用，那么得了强迫症后，自己该如何利用暴露反应预防疗法应对强迫症状呢？

首先需要在精神专科医生或心理治疗师的指导下进行暴露反应预防疗法（ERP）的训练，从中体会该治疗方法的治疗目的、过程、作用以及中间可能产生的不适，掌握整个流程，坚定治疗的信心。可以准备一个“症状日记本”，逐条记录下主要强迫症状、害怕的物品、发生的日期、时间、当时的想法、当时采取的行为、最终结果怎么样、当时的主观痛苦评分是多少（从0到100分，0分为完全不痛苦，100分为非常痛苦）。逐条核实症状日记中的症状评分，找到最高等级的主观痛苦评分症状。刚开始ERP治疗，可以选择从40分的症状开始，从低到高重新排列，制作“暴露等级表”，格式可以参照下面的表：

表6-1 症状日记本

日期	时间	刺激	思维	行为	后果	主观痛苦评分

表6-2 暴露等级表

顺序	暴露项目	主观痛苦评分

根据自己的症状表现、性格特点及承受能力，设计暴露练习。一般来说，第一次选择的症状是主观痛苦评分为中等大小，如40分。如果从40分的症状开始暴露仍觉得有难度，可以选择主观痛苦评分更低的恐惧情境或对自己来说较容易操作的症状开始。

一定记住让自己对暴露练习产生信心，感受在焦虑中放松自我的方法，这很重要！

待基本能承受该暴露激发的痛苦程度后，选择更高主观痛苦评分的暴露情境，直至痛苦程度最高的情境也能够克服。暴露等级表可和精神科医师或心理治疗师一起讨论、设计。

暴露练习是一个痛苦的历程，因此可以设计“奖励清单”。在奖励愿意投入到治疗行为中的勇气、努力和坚持。在奖励清单中“我的行为”栏目中填写在治疗中希望自己做到的行为，如果做到了则可获得“对应奖励”栏目中的奖励。也就是说只要进行了练习，不管练习的结果如何，都可获得奖励。这是为了鼓励自己投入练习的积极性。奖励品需是个人真心喜欢且合理、可实现的，不限于物质奖励。

表 6-3 奖励清单

我的行为	对应奖励
例：用手摸桌子	例：吃一个冰淇淋

进行以上训练还需遵守“仪式阻止守则”。即在治疗期间不出现逃避练习的行为，每天都要对治疗中学习到的内容或治疗中无法实现的暴露进行练习。

仪式阻止守则是根据个人的具体情况，由本人或心理治疗师共同制定并且坚决执行。首先需要找出哪些症状是作为缓解痛苦和压力的强迫行为，包括可见的动作，如反复清洗、反复检查等；或者是仪式性思维，如反复确认等。除此之外还有一些中性的、安慰性的想法，如 “这不是真的”“我不会那么倒霉”等，也是经常用来降低焦虑的思维模式。以上都是仪式阻止的对象。根据练习情况，当主观痛苦评分得分较低的症状经 ERP 后焦虑降低时，开始进行更高主观痛苦评分等级的暴露。

最终当症状控制较好时，需要重建新规则，因为仪式阻止守则中的行为规范并非正常生活中采取的行为模式。因此可以和心理治疗师一起制订一般社会生活规则下的行为模式。以反复清洗为例：规定每天的清洗时间，如每天淋浴不超过 15 分钟；每次洗手不超过 30 秒；不把清洗的任务分派给朋友或照护者来避免自己清洗。之后就要按照制定的方案坚持 ERP 训练，坚定信心，直到疾病康复。

服药为了什么？服药期间我需要注意什么？

看到这里，可能有人会产生疑问：既然坚持 ERP 训练可以治疗强迫症，那还需要服药吗？实际上，遵医嘱服药和坚持 ERP 训练一样重要。药物可以减轻强迫观念的次数、缓解焦虑、改善睡眠质量。特别是在强迫症发病急性期，个体有可能控制不住情绪，甚至出现伤害自己或伤害他人的行为，此时药物治疗能帮助个体调整和控制情绪，之后才能够配合心理治疗。因此坚持遵医嘱服药对于促进精神康复非常重要。

“药物成瘾”可能是服药者对于精神科药物最大的误解和担心。首先我们来了解一下什么叫作药物成瘾？药物成瘾，又叫作药物依赖，是指药物长期与机体相互作用，使机体在生理机能、生化过程和（或）形态上发生特异性、代偿性和适应性改变的特性，停止用药可导致机体的不适和（或）心理上的渴求。简单来说就是长期服用一种药物后，需要不断提高药物剂量才能维持治疗效果，突然停止服药会引发身体和心理的不适。

通常情况下，药物治疗剂量在治疗初期，也就是疾病的急性期慢慢增加，一直到强迫症状得到有效控制，药物剂量会稳定一段时间（一般是 3~6 个月）。之后医生会根据疾病的康复状态，决定药物的增减。因此，在有经验的精神科医生指导下用药不会导致“药物成瘾”。相反，患者自行加减药物，甚至突然停药会导致病情出现波动。案例中提到的小丽也是因为不规律服药和心理治疗导致反复住院。

出院后，在工作或者学习生活中，一日三次服药会很不方便，那可以怎么做呢？在病情允许的情况下可以让医生将服药时间进行调整，尽量不影响日间的工作与学习。同时也可以将一天的药物放在小药盒里，随身携带方便取用。如果害怕忘记服药，可以让照护者提醒或自己设置服药提醒闹钟，做到按时按量服药，有利于疾病的康复。

另外，长期服药到底会不会对身体产生严重影响呢？对肝、肾功能有损害吗？会不会让人变“傻”？其实答案是否定的，服药前期因为机体对药物有适应过程，因此有可能会感觉记忆力或注意力稍有下降，但并不是“变傻”的表现。随着治疗的进行，这些症状都会逐渐减轻。长期服药时，医生会指导复查肝、肾功能和心电图，并以此为依据调整治疗方案。

总的来说，关于服药，我们有以下建议：

一定要遵医嘱按时按量服药，不要擅自加减药物，甚至擅自停药。

服药期间千万不能饮酒！包括白酒、啤酒、红酒或洋酒，都是不能喝的。

服药期间少饮茶、咖啡等饮品。因为茶里含茶碱，咖啡里有咖啡因，这类物质会导致自主神经功能兴奋从而影响睡眠，因此建议少喝或不喝。

服药期间建议不要驾车。服药期间有可能会出现注意力不易集中、反应下降，导致发生交通意外的概率上升，为了安全，服药期间最好不驾车。

当出现药物反应时我该怎么办？

服药期间常见的药物反应是：便秘、头晕、乏力、口干、口苦、记忆力下降。面对这些药物反应，该怎么应对呢？

便秘

可以增加日常的饮水量。《中国居民饮食指南（2016）》指出成人每天应喝 1 500~1 700 毫升水。可以在这个标准的基础上适当增加饮水量。同时多进食一些粗纤维的食物，如南瓜、绿叶蔬菜等，也可以多吃一些有利于排便的水果，如猕猴桃、柚子、成熟的香蕉等。同时适当增加运动，促进肠蠕动，有利于便秘改善。在饮食、运动调整都无效、三天及以上排便困难时，及时向医生反映，遵医嘱服用一些帮助排便的药物。切忌擅自服用导泻药，避免引发腹泻导致机体电解质紊乱。

头晕、乏力

治疗初期部分个体有可能出现头晕、乏力的情况。不用紧张，只需注意以下几点。起床时做到三个“30 秒”，即：平躺 30 秒，床旁坐 30 秒，站立 30 秒之后再活动；上厕所或改变体位时动作宜慢；活动时穿防滑鞋；必要时使用护栏等防护措施，防止跌倒。当机体适应药物后以及药物调整到治疗量后，头晕、乏力不适感会明显减轻或消失。

口干、口苦

口干、口苦也是常见的药物反应，这时除了增加饮水量外，还可以嚼口香糖或含糖果缓解不适。糖尿病患者可选择无糖的口含片来缓解。

记忆力下降

治疗初期也有可能出现短暂的记忆力下降。可以选择记录日记的方式记下想说的话、想做的事。重要的可以设置提醒闹钟，来改善记忆力下降带来的困扰。随着疾病的好转，药物剂量的调整，记忆力也会逐渐恢复。

服药期间可以上班或上学吗?

当强迫症状得到有效控制，规律的生活习惯可以促进疾病的康复。因此建议逐步恢复正常的工作或学习，这样可以尽快适应正常的生活，不出现患者角色的固化。但在康复期间，如果察觉病情出现波动，自己又难以控制和调整时，一定要尽快到医院就诊，及时治疗可以防止疾病进一步发展。

家有强迫症患者——给照护者的建议

当家中有一名强迫症患者时，你也许会有以下几种感受：焦虑不安，担心患者的病情，反复多处就医，希望治疗效果能立竿见影，患者能尽快恢复，能正常去工作、学习；或者感觉非常的无助以及无奈，陪患者治病的时间很长，但效果不怎么理想，甚至在患者要求下被迫做很多重复的行为和语言，明知道对患者帮助不大，但看着其难受的样子又不忍心拒绝；还有可能，觉得强迫症不是很大的病，患者自己要是愿意控制的话就能改善，作为照护者不能改变什么。

事实上，关于如何与强迫症患者相处或提供帮助，我们有几点建议。

积极参与治疗

和患者一起了解强迫症。了解它会给患者和家庭生活带来什么影响。对于治疗，要有耐心和信心。药物治疗在疾病急性期至少需要 12 周才能起效，因此可以将心理预期稍做调整，与患者、医生一起共同商量治疗方案。医生会介绍治疗方案的利弊，不要过度关注和通过非专业渠道查阅疾病及药物相关知识，否则会加重焦虑情绪，从而很难做出决定。之后由照护者和患者商量后选择一个最合适的治疗方案，并坚持下去。在治疗过程中，照护者扮演着重要的功能——关注患者的药物反应及病情变化、及时与医生沟通。如果发现患者出现药物反应或病情加重时，及时复诊。

照护者的支持和配合是患者康复的希望

也许患者会不断地提问，不断地向照护者确认，不断地要求照护者按自己意愿做事，甚至在情绪失控时出现冲动行为。但照护者对患者的支持、不离不弃，是绝望之境的曙光，能让患者有治疗下去的信心，能在最痛苦的时候有一丝牵挂。不论是情感上的支持还是生活中的照顾，都会温暖着患者，给他们脱离疾病苦海的动力。

照护者的态度也会直接影响患者的治疗

强迫症的治疗是一个长期的过程，照护者不要过分焦虑，同时需要掌握一些缓解焦虑情绪和放松的方法。相信医生、相信患者，多鼓励患者，坚定康复的信心。强迫症并不是个人不坚强或不勇敢导致的，这是一种精神疾病，是多种原因引起的。因此当患者求救或主动就诊时，照护者应该引起重视，同时支持患者尽快就诊。但如果照护者一味地责备和抱怨，将会影响患者的治疗信心。

当患者在接受 ERP 治疗时，照护者可以作为监督者，督促患者按照与治疗师商定的方案执行训练，同时在旁适当提醒。比如，洗手时间设定的是 20 分钟，在快到时间时可以提醒患者，督促其按时结束洗手。也可以自行记录患者的行为，方便下次和治疗师或医生沟通，做出方案的调整。当然照护者也要注意，患者有时为了避免洗手会要求照护者帮助他做很多事情，如果遇到这种情况，要坚决拒绝。当患者出现回避行为时，照护者首先要学会识别，同时也要帮助患者识别，并鼓励患者去克服强迫症状，给予患者最大程度的支持，坚持 ERP 训练。

照护者的自我照护

当然除了关心患者病情以外，照护者也应该照顾好自己，包括身体和心理两方面。关注自己的情绪。当一个家庭长期处于有病患的慢性刺激下，照护者可能会出现情绪的波动，这很正常。只是要学会识别它，及时调整情绪、稳定情绪，这样会使家庭关系更加稳定，有利于自己的身心健康，也能促进患者的康复。

照护者可以观察自己近段时间的睡眠。有没有明明很想睡觉却怎么也睡不着？抑或感觉睡眠很浅、易醒？晨起感觉没有精神？有没有不想吃饭却逼着自己吃的情况？有没有感觉自己之前感兴趣的事都不太关注了，天天只关注到患者的生活？有没有感觉自己情绪经常失控？有没有感觉经常都很紧张、难以放松？有没有出现心慌、胸闷等躯体不适？如果有的话，可能需要做一些适当的调整。建议尝试以下几种方法：

睡眠方面

建立一个规律的睡眠习惯，比如规定自己的睡觉时间，晚上23：00上床睡觉，早晨7：00起床；躺在床上不做和睡眠无关的事情，如：玩手机、看电视、思考工作中的事情或学习中的事情等，因为这会导致大脑处于兴奋状态，很难有睡意出现。

睡前冲个热水澡、泡个热水脚将有助于入睡。

当在床上躺了半个小时仍未入睡时，可以起床稍稍活动一下，等有睡意之后再上床睡觉。

半夜醒来最好不要去看手机或手表，会影响再次入睡。

如果确实晚上没有睡好，建议白天不要补觉，午睡最好不超过1小时，下午3点以后不要再睡觉，否则很容易让睡眠周期紊乱，从而导致晚上入睡更加困难。

白天一定要减少卧床时间，适当增加运动，有助于夜间睡眠质量提高。可根据自己的身体状态量力而行，选择适合自己的运动，如瑜伽、慢跑、游泳、打太极等。活动以中等强度为佳，也就是感觉自己身体微微出汗就行了。但需注意，如果剧烈运动或在睡前3小时内运动，会让整个神经系统处于兴奋状态，反而会造成“身体很疲惫、大脑很清醒”的状态，不利于睡眠改善。

情绪方面

首先识别自己的情绪处于什么状态。如果感觉自己很难区分，可以使用一些简单的情绪自评量表评估，如抑郁自评量表（SDS）、焦虑自评量表（SAS）等。然后可以通过以下方法调整自己的情绪：

维持规律的生活作息，充实生活，不要将整个生活中心都放在患者身上。可以做一些自己喜欢的事情，如听听音乐、看看书、养养花、收拾收拾房间、做做手工等。

放松训练有助于调整紧绷状态，也能稳定情绪。如在房间里使用香薰，因为很多精油都有放松、舒缓情绪的作用，对失眠也有帮助。听舒缓的音乐可以让身体和情绪放松，避免因神经紧张失调而导致慢性疾病。

深呼吸训练：采用腹式呼吸方式，深吸气 5 秒，保持 5 秒，再慢慢呼气。关注一呼一吸，吸气时腹部慢慢鼓起来，呼气时腹部慢慢凹下去，也可以将手放在腹部，感受腹部凹凸的变化，慢慢得到放松。

正念身体扫描：平静地躺在床上，用注意力扫描全身并放松这些部位，按照由下到上的顺序，从足部开始，小腿、大腿、臀部、腹部、胸部、背部、双手、前臂、上臂、肩部、颈部、下颚、面颊、双眼，最后是额头，周而复始。呼吸要慢而深，尝试观察气息在鼻孔的出和入，同时心中轻数“呼”和“吸”，身体逐渐会放松下来，情绪也会逐渐地平静。

也可以找人倾诉，如其他照护者或好友，可以与他们聊聊自己的担忧，听听他们的意见；也可以尝试做一些有趣的事情分散注意力。

当感觉情绪急需宣泄时，不要放任自己向患者大发脾气，这样对自己和患者都是百害而无一利。当处于情绪崩溃边缘时可以先停下来问问自己：我为什么会这么失控？我想要什么样的结果？我可以怎么做？然后做深呼吸，心里默数 10 秒之后再来面对当前的场景，也许可以有更好的方法来处理。

饮食和身体症状方面

规律饮食，均衡营养，适当进食甜食有利于心情改善（糖尿病患者除外）。当然最重要的一点是情绪和食欲、躯体不适密切相关，当情绪得到改善时，食欲就会有明显改善，躯体不适也会得到减轻。

强迫症的治疗和康复需要患者建立良好的服药习惯、坚持 ERP 治疗，定期按时复诊，与医生、心理治疗师保持良好的沟通和联结；直面疾病，学会寻找自己身边的资源，帮助自己共同应对疾病，慢慢成长。照护者的积极参与、良好的陪伴、理解和接受患者的痛苦，都能帮助患者康复。当然照护者在照顾患者的同时，也要照顾好自己。只有当照护者处于一个相对稳定、健康的状态下才能更好地陪伴患者。

第七章

伤痛随着时间变化

——急性应激障碍

急性应激障碍（acute stress disorder, ASD）也叫急性应激反应（acute situational reaction），是指对创伤等严重应激因素的一种异常的快速的精神反应。近年来，随着突发灾难性事件增多，急性应激障碍和创伤后应激障碍（posttraumatic stress disorder，PTSD）也成为关注的重点。在灾难事件发生后，即刻发生的严重心理障碍多为急性应激障碍。在各种心理症状持续出现一个月后，才演变为 PTSD。大量研究表明，急性应激障碍是预测 PTSD 的一个较好指标，也可据此对那些可能出现 PTSD 的个体进行早期干预。因此，了解和治疗急性应激障碍，也是为了尽早消除创伤个体的病态应激反应，减少其随后形成 PTSD 的可能性。

阅读本章，你将了解以下内容：

- **心理“受伤”莫忽视——什么是急性应激障碍**
- **“受伤了”该怎么办——急性应激障碍的预防与应对**
- **积极关注，抚平伤痛——照护者的支持和帮助**

心理"受伤"莫忽视——什么是急性应激障碍

李先生是一名消防员，在参与一次大型火灾救援工作后回到家里，由于出现"反复担心火灾发生，虽极力避免看到或谈及与火相关的场景，但仍会反复想起火灾救援现场情景，1周后出现坐立不安，无法集中注意力做事情，几乎整夜难以入眠，即使入睡很短时间梦里会因出现与火灾有关的情景而惊恐醒来"的情况而到精神专科机构就诊。照护者向医护人员补充：李先生平日性格温和，现在脾气却变得暴躁，容易生气。入院后医生根据李先生的病情诊断为"急性应激障碍"，给予了药物治疗和心理干预后，李先生的上述症状渐渐好转，最后出院。那么到底什么是急性应激障碍?人们在什么情况下可能出现急性应激障碍呢？下面让我们来了解一下。

什么是急性应激障碍?

急性应激障碍是指个体在遭受到急剧、严重的精神创伤性事件后数分钟或数小时内所产生的应激反应，包括反复体验创伤经历、躲避让人回忆起创伤经历的事物，并且对外界的警惕性增高。一般应激[①]反应在没有更多生活事件影响的情况下，2 周内能完全消失。但急性应激障碍患者的应激反应持续存在至少 4 周。发不发病与每个人的性格特点、对应激事件的看法和态度以及应对方式等密切相关。由于急性应激障碍发生率相比抑郁症、焦虑症等低得多，加之急性应激障碍在事件发生一个月后可能会被诊断为另一种精神疾病——创伤后应激

①应激：由危机的或出乎意料的外界情况的变化所引起或个体身心感受到威胁时的一种情绪紧张状态，包括紧张和压力。

障碍，因此大众知晓率并不高。

急性应激障碍有哪些表现?

经历一件对精神或者生活造成巨大冲击的创伤性事件后，个体会出现一些变化。比如，感到创伤性事件相关的情境或当时的心理感受反复自动出现在意识里或梦境里；任何与创伤体验有关的情境均可能诱发应激反应，让人心里感到十分痛苦。也因为如此，受创的人会尝试回避各种与创伤有关的人或事（场景、活动、对话等），但似乎并没有作用，这些与创伤相关的情景仍然反复出现。别人可能提醒，或者指责受创的人，“你脑子变慢了”，看起来无法集中注意力，对外界的事情也表现得漠不关心，显得麻木、冷漠。或者当他人询问关于创伤事件的某些具体经过时，受创者会发现自己好像从来没有经历过某些事情，完全记不起来。同时，身体也出现相应的反应，出现心动过速、出汗不适。

此外，还可能感到难以入眠，似乎大脑一直处于兴奋状态，无论如何都无法入眠。对于很小的事情也会控制不住地想要发脾气，甚至毁坏物品、伤害他人。感官也变得异常灵敏，即使外界很小的刺激也可能感到恐惧不安，担心再次经历类似的创伤事件，而出现过度的惊吓反应。

这些体验让人很难体验到正性情绪，感到无助、无望，出现焦虑、抑郁等情绪反应，没办法开心起来。甚至有极少部分个体出现敏感多疑，即使亲近的照护者也不再信任，或感知到他人无法体验的幻觉等。

哪些事件可能引发急性应激障碍?

一般引发急性应激障碍的事件被认为是引发了个体内心的巨大冲突。这些事件包括：

直接经历如参与战争、被威胁或实际对个体的暴力攻击，如性暴力、躯体攻击、抢劫、绑架等；经历自然或人为灾害，如地震、飞机失事等；经历严重的事故，如重大交通事故、工业事故等。

目睹发生在他人身上的创伤性事件，事件必须是暴力或事故性的。

获悉亲密的家庭成员或亲密的朋友身上发生了创伤性事件。

反复经历或极端接触于创伤性事件令人难受的细节，如急救人员收集人体遗骸等。

经历创伤性事件后都需要立即就医吗？

我们每个人的一生都或多或少会经历一些引起内心巨大冲突的事件，比如目睹亲人去世，经历自然灾害。任何人都有可能产生急性应激反应，但儿童、老人这类群体可能更容易出现，或许是因为孩子生理、心理未成熟，而老人生理、心理已经衰退，因此与成年人相比，他们就显得较脆弱。但成年人也会产生急性应激反应。大多时候，我们会表现出应激反应，但并不会出现急性应激障碍。这是因为我们的心理有一定的恢复能力，也叫作心理韧性，通常面对压力事件时能够积极应对。但有些个体由于面临了极其冲突的应激事件，或虽然只是一个普通的压力事件，自身把这一事件灾难化想象，也容易发展成为急性应激障碍。

有研究表明，创伤前心理功能水平很高的人、创伤后很快出现症状的人以及症状持续少于 6 个月时间、有很强社会支持及早期治疗的个体能够取得更好的治疗效果。因此，并不是每个个体经历了创伤性应激事件都需要立即就医，我们绝大多数个体是能够自行恢复的。但若出现严重焦虑、抑郁情绪反应影响了正常工作生活，或出现严重睡眠障碍时，应该及时寻求医生帮助。

出现急性应激障碍在医院会得到哪些治疗？

对症处理：入院后医生首先会针对个体的症状表现，给予对症治疗。如前文案例中的李先生，主要表现为焦虑、失眠，那么入院后医生主要会给予抗焦虑及助眠等药物。一方面有助于个体的负性情绪缓解，另一方面有助于促进心理干预的开展。如果个体表现出拒绝进食、自伤自杀等行为时，在药物治疗的同时还需提供营养支持，做好环境安全检查，保证个体生命安全。总之，对症治疗是围绕个体的不同表现而提供的个性化的支持方案。

心理干预：危机干预是处理急性应激障碍的主要措施。这主要由专业的心理治疗师开展。常见的心理治疗方法包括认知行为治疗、暴露疗法、眼动脱敏和再加工、放松训练等。

以创伤为重点的认知行为治疗（cognitive behavior therapy，CBT）被认为是急性应激障碍患者的重要治疗方法。它是一组通过改变思维和行为的方法来改变与创伤事件相关的不合理或负性认知，达到消除不良情绪和行为的心理治疗方法。CBT 就是要让来访者看到事实，以及感受与事实歪曲的部分（称为不合理信念），进而改善情绪。心理治疗师一般会引导个体思考创伤事件对自身已经造成的影响，并从中识别出可能存在的错误认知观念。这就是认知行为治疗的核心所在。治疗一般在发生创伤暴露 2 周后开始进行，这使个体有更多时间来缓解短期症状并减轻创伤后应激。治疗的开始时间应与创伤引起的其他压力事件有关。如果患者因与创伤有关的事件或经历（例如疼痛、手术、法律诉讼、搬迁或其他压力源）而分心，则可能难以集中注意力于治疗，导致治疗效果不理想。

暴露疗法是指将来访者暴露于恐惧刺激之下，直至来访者不再感到焦虑为止，它的目的在于激活恐惧记忆，并且提供与恐惧不同的信息，使来访者产生新的学习应对模式。治疗师通常通过想象暴露和虚拟暴露的方法引导来访者回忆或想象创伤事件带来的恐惧情景。并且会针对来访者对创伤情景的恐惧和回避进行分级，从较低等级逐步开始进行逐级暴露。在暴露疗法中，来访者一开始会非常恐惧，就好似他们重新想起创伤性经历时，他们的心跳、血压、压力激素都会急剧上升。但如果能够坚持治疗，创伤引起的情绪反应会逐渐变得不那么强烈。大多时候治疗师不会一开始就采取暴露疗法，会与来访者先建立足够稳定的治疗联盟，教导来访者一些放松的方法，根据来访者情况决定治疗开始的时机。而对于一些特殊的患者，则不适宜立即进行心理干预，而建议推迟到创伤后应激障碍（PTSD）阶段的几个月后再进行暴露治疗。这些人包括：急性期表现出极端压力反应者者、以愤怒为主要反应、急性悲伤反应者、自杀高风险者等。

眼动脱敏和再加工（eye movement desensitization and reprocessing, EMDR）也是一种心理治疗方法。1987 年，心理学家 Francine Shapiro 在一个偶然的机会中发现自己随意的眼球运动能使负性的、使人心烦意乱的思想的强烈程度减轻。目前这种心理治疗方法的作用机制尚不清楚。但被相关研究证实能够减轻创伤患者的噩梦、闪回体验、闯入性负性思维和回避行为等出现程度。该技术涉及患者想象创伤中的场景，专注于伴随的认知和唤醒，治疗师在患者的视野中移动两个手指并指示患者跟踪手指。重复该过程，直到焦虑减轻，然后指示患者产生更适应的想法。最初与创伤图像相关的想法的一个例子可能包括“我要死了”，而适应性更强的想法可能最终变成“我成功了”“过去了”。

由于个体出现急性应激障碍时，常常因创伤记忆引发焦虑、恐惧情绪。因此放松训练也是常用的心理干预技术。放松训练是指身体和精神由紧张状态朝向松弛状态的过程。放松主要是消除肌肉的紧张。在所有生理系统中，只有肌肉系统是我们可以直接控制的。当压力事件出现时，紧张不断积累，压力体验逐渐增强。此刻，持续几分钟的完全放松比一小时睡眠效果更好，并且放松训练能够使大脑停止释放压力激素，减轻大脑感知到的压力水平。放松可以通过呼吸放松、想象放松、静坐放松、自律放松等方法。放松训练可以在治疗师引导下进行，也可以自己独自进行。

“受伤了”该怎么办——急性应激障碍的预防与应对

前面我们提到创伤前心理功能水平很高的人、创伤后很快出现症状的患者以及症状持续少于 6 个月时间、有很强社会支持及早期治疗的个体能够取得更好的治疗效果。为了应对急性应激反应，个体除了在出现反应后及时求助（包括寻求心理干预和必要的药物治疗），在经历创伤事件前，提升自我应对压力的心理能力非常重要。个体可以通过以下方法提升自我的心理抗压能力。

准确认识自己

首先要了解自己，这不仅仅是自己了解自己，还要通过他人了解自己，了解自己是属于什么年龄阶段，该年龄阶段的人们普遍存在的问题；自己性格如何，人格特点是什么样的，他人眼中的我是什么样的。只有准确认识自己才能在面对紧急事件时更好地进行自我调节，避免消极情绪、急性应激反应等。

保持社会联系

个体不是独立存在社会上的，与外界的联系使我们既感受到被关心也感受到被需要。当我们在与他人交往的过程中，可以适当地向信任的照护者、朋友倾诉。如果总是憋在心里，不愿向他人倾诉，会使人过度沉溺于自己的看法而不能从其他人的反馈中了解更客观的事实。同时这种长期的压抑应对也不利于个体在经历突发创伤事件时去及时求助或倾诉内心的负性情绪。

接纳

接纳并不意味着一成不变的被动接受当下的一切。恰恰相反，接纳是让我们看清楚当前现实处境，尊重现实，并通过自身努力去改变局部现实。外部世界不以人的意识为转移，我们与其一味抱怨周围的不满，不如调整自身应对方式，以积极的态度去接纳当下，看清现实中的不满或不足而努力去改变。这也是正念冥想中接纳当下的最核心理念。

合理宣泄情绪

人不可能永远处在好情绪之中，生活中有挫折、有烦恼，就会有消极的情绪。有不少人对于生气、愤怒、难过等所谓的“负面”情绪，习惯以“意志力”硬压抑下去，以为它会慢慢自然消失。我们也经常听到他人说“忍一忍就好了”“忍一时风平浪静”等言语。然而恰恰相反，情绪的能量不去处理，它就会累积、转化，并常常在你意想不到的状态下爆发出来。因此情绪管理并不是一味地压抑，而更需要疏导与化解。但是在宣泄自己情绪的时候要掌握合理的方法，否则可能会造成更加不好的后果。因此情绪需要合理宣泄。

哭一哭

哭是一种很好的宣泄情绪的方法。人不仅在悲伤的时候流泪，在非常高兴时也会流下激动的泪水，眼泪不是懦弱的象征，而是感情的迸发，是人的一种本能。在强烈的情绪刺激作用下，大脑的杏仁核向下丘脑发出信号，而下丘脑又向交感神经系统发出指令，从而激活泪腺。此外，交感神经系统不仅要对眼泪负责，还要对整个身体的反应负责。因此，在哭泣时，心率会增加，呼吸会改变。男性哭泣的理由和女性没有多大区别，女性之所以比男性更容易哭，不是因为感情更脆弱，而是由于男女两性身体内部所含的激素数量不同。

吃东西

常言道“不开心了就吃东西”，这句话也是有一定道理的。饮食中含有各种与情绪调节相关的化学物质。如黑巧克力可以增加血液中的抗氧化成分类黄酮，有助于促进大脑一些重要区域的血流速度，迅速改善情绪，让人的热情增加，大脑变敏锐，精力充沛。香蕉中含钾、酪氨酸等，多吃能缓解紧张和疲惫。牛奶含钙丰富，而钙是天然的神经稳定剂，可松弛紧张的神经、稳定情绪。红茶有降低机体应激激素分泌水平的功效，每天饮用红茶，有利于舒缓神经，同时还有提神、消除疲劳的作用。

转移注意力

当出现情绪不佳的情况时，我们也可以选择把注意力转移到自己感兴趣的事物上去，比如外出散步、看电影、看电视、阅读、打球、下棋、找朋友聊天、换个环境等，都有助于情绪平静下来，在活动中寻找到新的快乐。

写感恩日记

我们也可以选择将内心的想法都用文字抒发出来，同时帮助你回忆事实，从中看到积极的一面。写下你的感觉，你会很惊讶地发现，大多数时候你会觉得渐渐平静，会看开眼前的烦恼，摆脱坏情绪。当然，更好的策略是建议每天有意识地坚持记录你的积极想法，写一本“感恩日记”，专注于记录你生命中所有的好事。当我们把更多的精力用来关注生命里积极的方面，把心中的不快“吐”到纸上时，我们会发现怒气渐渐消失，我们自己成为一个懂得控制情绪、合理宣泄情绪的人。

动一动

当我们在某些时候感到委屈或愤怒，非常想要摔东西时，不妨试着清理衣橱、抽屉和杂物，扔掉那些聚积的垃圾能够使心情变好；也可以用力捶打被子、枕头，或者把你的玩具熊、布娃娃等举过头顶，然后用力摔到床上，这样既能避免自身受伤，也能缓解不良情绪。

放松训练

出现急性应激反应后，个体可以尝试进行放松训练减轻创伤事件带来的焦虑、恐惧感。放松训练是指身体和精神由紧张状态朝向松弛状态的过程。放松主要是消除肌肉的紧张。当压力事件出现时，紧张不断积累，压力体验逐渐增强，肌肉的放松能够刺激大脑停止产生压力激素，反过来又使大脑感知的压力水平降低。常见的可自己完成的放松训练包括渐进式肌肉放松训练、呼吸放松、想象放松、静坐放松等。

渐进式肌肉放松训练：由美国生理学家艾德蒙·捷克渤逊于20世纪30年代创立。该理论认为个体的心情包含着“情绪”和“躯体”两方面。如果能改变“躯体”的反应，“情绪”也会随着发生变化。内脏的躯体反应主要受皮质下中枢和自主神经系统影响，不易随意操纵和控制；而中枢和躯体神经系统则可控制“随意肌”的活动，通过有意识地控制随意肌肉的活动，间接地松弛情绪，建立和保持轻松愉快的情绪状态（具体步骤见第三章）。

呼吸放松：是通过一定的训练，控制自己呼吸的频率和深度，来获得身体和精神上放松的方法。由于在应激或焦虑情况下，人们常屏住呼吸，而当感到紧张和焦虑时，则趋向于浅和快的呼吸，导致血液中氧气和二氧化碳含量的减少。二氧化碳含量的减少与浅快呼吸进一步增加焦虑的水平。另外脑及血液中二氧化碳含量的减少可引起慌乱、难以集中、理解困难及其他的认知障碍。呼吸放松训练通过深慢的呼吸，并进行屏气，可增加氧的扩散，提高二氧化碳含量，且深吸、深呼的动作引起肩部及腹部肌肉交替的紧张、松弛。下面介绍2种简单、常见的呼吸放松方法。

腹式呼吸法：请你采取舒适体位，全身放松，闭嘴用鼻深吸气至不能再吸气，稍屏气或不屏气直接用口缓慢呼气。吸气时腹部外凸，保证最大吸气量；呼气时腹部内凹，增加出气量。根据你身体承受的情况可以多尝试几次。

缩唇呼吸法：请你取舒适体位（立位或坐位），将手自然放松在大腿上，放松全身肌肉，平静心情，经鼻吸气，吸气时尽量使腹部鼓起，稍屏气再行缩唇经口呼气，呼气时缩成“吹笛状”，同时收腹，腹壁随之凹陷，气体经口缓缓呼出，呼气与吸气的时间比大约为 2∶1，每分钟呼吸 7~8 次，每次 10~15 分钟，每日 2~3 次。要尽量做到深吸气慢呼气，无论是吸气还是呼气都要尽量达到“极限”量，即吸到不能再吸，呼到不能再呼为度。

想象放松：主要通过唤起宁静、轻松、舒适情景的想象和体验，来减少紧张、焦虑，控制唤醒水平，引发注意集中的状态，增强内心的愉悦感和自信心。请你选一个安静的房间，平躺在床上或坐在沙发上。闭上双眼，想象一个你熟悉的、令人高兴的、具有快乐联想的景致，或是校园，或是公园。仔细看着它，寻找细致之处。如果是花园，找到花坛、树林的位置，看着它们的颜色和形状，尽量准确地观察它。此时，敞开想象的翅膀，幻想你来到一个海滩（或草原），你躺在海边，周围风平浪静，波光熠熠，一望无际，使你心旷神怡，内心充满宁静、祥和。随着景象越来越清晰，幻想自己越来越轻柔，飘飘悠悠离开躺着的地方，融进环境之中。阳光、微风轻拂着你。你已成为景象的一部分，没有事要做，没有压力，只有宁静和轻松。在这种状态下停留一会儿，然后想象自己慢慢地又躺回海边，景象渐渐离你而去。再躺一会儿，周围是蓝天白云，碧涛沙滩。然后做好准备，睁开眼睛，回到现实。此时，你会感觉头脑平静，全身轻松，非常舒服。

静坐放松：是通过集中注意力于自身活动，来阻断个体对外界所感受到的压力。目的是使个体能完全掌握自己的注意力不受到外界的影响，进而实现放松的目的。请找一个安静、不受打扰的环境（关闭电话避免被中途打扰），接下来请集中精神于一个自己喜欢且正向积极的字词，或者是带有轻柔声调的一系列声音，一旦选定后就不要改变，渐渐地会将那个字词或声音与放松的效果联想在一起，安适地坐直，双手自然地垂放在大腿两侧，轻轻地闭上眼睛，放松肌肉，平静下来，有时做个深呼吸可以帮助进入静坐，然后正常地呼吸，体验每一次呼吸，随着缓慢而自然的呼吸节奏，在吐气时默默地重复刚刚选的字或声音。不要因外界而分心，不要集中精神于这些知觉，让它们在脑海里自然地飘过。持续 10~20 分钟，静坐前看一下时间，自己判断或看一下手表是否时间到（不需要闹钟或计时器）。静坐时间到时，保持安静，慢慢地张开眼睛或再继续闭着几秒钟，轻轻地动动手指，渐渐扩散至全身。

除了上述放松训练，我们也需要学会在恰当的时候避免一些不恰当的压力。虽然这句话听起来似乎理所应当，但我们都明白这行动起来并不那么容易。如果你已经知道某一个人或者某一个活动是你压力的来源，那么将其移出你的生活，或者尽可能少地与其接触，这有助于减少压力。生活中 6 个没有必要的压力来源：

因为花掉的钱而有压力（比如在商场里过度消费，或者借钱给照护者、朋友等等）；

家里或者办公室里堆满了各种东西；

悲观；

迟到；

花太多的时间拿自己的生活和社交媒体上的其他人做比较；

总是等到最后一刻才忙着完成任务、反复回想过去的事。

此外，建议大家与照护者、朋友维持良好的社会关系。我们会发现身边总有一些人容易让他人感受到压力，同样也会有部分人让我们相处起来轻松、愉悦，与其浪费精力应对那些让我们有压力的人，不如和支持你、让你感觉更好的人发展关系。在生活中寻找并维持那些更愉悦、更健康的关系，这会使你最终变得更开心。

积极关注，抚平伤痛——照护者的支持和帮助

当家里有人出现急性应激障碍后，作为照护者往往感到束手无策。并且亲属的生病本身也是一种应激。因此自身既要意识到可能会出现的情绪反应，及时调整自己的状态，也要尽可能地给予对方支持。

了解与创伤相关的知识

尽可能地去了解与创伤有关的知识，包括什么是创伤、哪些事件容易导致创伤、创伤后可能有哪些反应或症状、创伤的消退及预后等。只有当自身对创伤足够了解时，才能够做到“心中有数”，减少不必要的担心出现。如当照护者出现急性应激反应时，如果我们清楚这个创伤大多时候在一个月内能自然恢复，而我们能做的就是尽量地给予支持，接纳他们当前的症状和表现，那么我们自身也会坦然许多。

接纳并提供支持

接纳而不指责亲属的急性应激反应。在亲属出现急性应激反应时，不要去指责他们“事情已经过去了，没必要这样”“你为什么就老是要想那些事情呢？”“你一天天就在这里瞎想”“现在很安全，不会再发生那种事情了”“你要坚强一点”诸如此类的话语，不仅不能让亲属感到被理解，反而让他们对自己充满了深深的不满、自责、认为自己很无能，连这些事情也做不好，产生内疚、自卑心理。时间一长，亲属可能为了避免被指责而选择拒绝与照护者倾诉或害怕与照护者相处。建议照护者换一个角度，从当事人的角度去考虑问题，设身处地地去理解亲属为什么会出现这些反应，如果换作你本人，又会有如何的反应。在交谈中可以运用“我非常理解你现在的感受”“我知道，发生那样的事情对我们谁来说可能都会有这样的反应，你已经做得很不错了”“我希望你知道，无论发生什么事情，我们照护者都是你坚强的后盾，都会无条件相信你，支持你”尽可能地使当事人感

受到被支持，不会因为自己的这些反应而内疚、自责，也愿意去倾诉自己的想法。这对他们来讲非常重要。因为经历创伤事件后，压抑情绪是一件很危险的事情，如果不能及时倾泻，日益积累，则可能像洪水一样爆发，出现不可预测的后果。

鼓励亲属积极应对

当然，我们的理解和接纳并不代表就放任他们长期这样，不做任何改变。恰恰相反，我们需要在支持的过程中，鼓励对方去积极应对这些压力事件，对于当事人出现或采取的一些消极想法照护者应适时提醒、引导。比如鼓励他们采取放松训练的方法、参加体育锻炼、外出增加与朋友的联系、换个环境去旅游等更为积极的方法。引导他们明白创伤事件并不全是“危机”，在这个“危机”中也可能带给他成长的“机会”。因此，鼓励亲属积极应对非常重要。

及时就医

若亲属的急性应激反应程度非常强烈，影响了自身正常的生活、工作，或者危及自身或他人的安全，照护者应及时带患者就医。切不可有“只是经历了这样一件事，不至于”这样的想法。及时的心理干预和药物治疗不仅能够缓解当事人心理感受，也有助于预防这种创伤发展到创伤后应激障碍。

总之，急性应激障碍虽不常见，但并不代表这种反应可以被“忽视”。当我们的心理“受伤”时，希望我们也能够像身体受伤一样，给予及时的关注和处理，助它“早日愈合，少留伤疤”！

第八章

我们也想好好的

——创伤后应激障碍

上一章我们介绍了急性应激障碍，有急性应激障碍的个体约 50% 可能发展成为创伤后应激障碍（PTSD）。有研究表明，约 60% 的男性和 50% 的女性生命中经历至少一次创伤事件，例如，事故、躯体攻击、性虐待、自然灾害和战争等。不同年龄的个体以不同的方式对创伤做出反应。但是，值得提出的是，并不是每个经历过危险性事件的人都会发展成 PTSD。事实上，大部分都不会发展成 PTSD。有数据显示，约 30% 的灾难受害者会发展为 PTSD。儿童也会发生 PTSD，他们的游戏经常能够反映他们经历或目睹的创伤。

阅读本章，你将了解以下内容：

- 受过“创伤”的人都有问题吗——什么是创伤后应激障碍
- 先按个“暂停键”吧——创伤后应激障碍的治疗方法
- 我们都要好好的——照护者的陪伴及自我照顾

受过“创伤”的人都有问题吗
——什么是创伤后应激障碍

越南战争以后，创伤后应激障碍（PTSD）的概念开始进入大众的视野。汶川大地震以后，这个疾病更是备受关注。当人们在遇到一些重大变故（如地震、火灾、车祸、战乱等）之后，每个人的反应是不同的。有的人会很害怕再次回到事故现场，有的人会控制不住地不停回忆事故的片段，有的人会对什么事情都很害怕，有的人甚至会直接遗忘当时发生的事故。那么这些都是创伤后应激障碍吗？到底什么是创伤后应激障碍呢？我们先来看一个案例：

3年前，小王在1个月内失去了3位亲人，自觉亏欠亲人，常责怪自己没有尽孝，出现情绪低落伴失眠，整夜不能入睡。出现自杀行为，但自杀未遂。服丧1月后返回工作岗位执行任务，注意力不能集中，感烦躁、易怒，对下属要求苛刻。在一次工作中，因失误致同事受伤并抢救无效死亡。他深感自己是罪人，从此不敢去相似的场合、不碰相关的物品，不时看见死去的同事背对自己站在前方。常躲在角落里不敢和人交流，有风吹草动就感到紧张害怕，晚上整夜不敢睡觉，担心同事回来找自己。白天能睡约2个小时，但常常一闭眼就是当时使同事受伤的场景，在脑中反复播放。2年前小王在训练中突然倒下抽搐，持续约5分钟，无口吐白沫、大小便失禁的情况。1个月内有3次发作，被同事送至当地医院住院治疗，医生考虑“癫痫待诊”，予以“卡马西平2片每天”治疗后无发作。小王在住院期间得知另一同事意外去世的消息，觉得一年内身边去世太多人，自己承受不了，情绪处于崩溃边缘，觉得生活没意思，有跳楼自杀行为，后被周围人救下。之后更觉得每天情绪低落，悲观厌世，面对高兴的事情也笑不出来，觉得自己无用，偶有莫名烦躁，有时会出现自杀想法。每天会听见去世的亲人和两位同事在耳边跟自己说话，但听不清具体内容；每天有4~5次会看见去世同事的身影，想冲过去时身影就消失了；夜间不能入睡，感到紧张、担心，害怕同事会找自己，伴全身出冷汗，食欲明显下降；白天偶尔能睡2小时，睡梦中都是3年前失误场景反复播放，有时白天工作时也会突然出现那个画面；失眠严重时连续3天不睡觉。最终他在精神专科医院被医生诊断为“创伤后应激障碍”。

创伤后应激障碍到底是怎样一个疾病呢？

创伤后应激障碍是指在遭受异乎寻常的威胁性或灾难性打击之后出现的延迟性和持续性的精神障碍。这里的威胁性或灾难性打击医学上称为创伤性事件或应激源，通常都是异常强烈的、危及个人生命安全的事件，如自然灾害中的洪水、地震、雪崩、火山爆发等，人为灾害中的严重交通事故、战争、火灾等。上述案例中的小王就遭受了突然的亲人丧失、工作失误又导致同事丧生这一系列的重大打击。它会造成个体极度恐惧、无助，在创伤性事件发生时的体验（创伤性体验）反复出现、持续的警觉性增高和对创伤性刺激的回避，并造成显著的功能损害。从遭受创伤到出现精神症状的潜伏期为数周至3个月，很少超过6个月。

得了创伤后应激障碍会有什么表现呢？

回到上面案例中的小王，他因为生活中不断受到重大生活事件的打击，出现了事件闪回（如睡梦中都是3年前失误场景反复播放）、警觉性增高（如风吹草动就感到紧张害怕），回避行为（如不敢去相似的场合、不碰相关的物品，常躲在角落不敢与人交流），同时还出现了幻觉（如每天会听见去世的亲人和两位同事在耳边跟自己说话，但听不清具体内容；每天也会有4~5次会看见去世同事的身影，想冲过去时身影就消失了），这些都是创伤后应激障碍的典型症状。

创伤性体验的反复出现

创伤事件会以各种形式和情境反复出现，让患者反复体验当时的痛苦。如脑海中控制不住出现创伤事件的图片、感受和想象，反复做有关创伤事件的噩梦。反复出现创伤事件重演的行为或感觉，仿佛又回到了创伤事件中，这是和过去的创伤性记忆有关的强烈的闯入性体验，称为闪回发作。闪回经常占据患者整个意识，仿佛此时此刻又重新生活在创伤性事件当中。在闪回出现时，患者的行为和闪回内容有关，患者常不能意识到自己的行为并不符合当前的实际情况。另外，任何和创伤事件相关的线索都有可能让患者触景生情，产生强烈的生理反应和心理反应，如相似的声音、环境、图像等。案例中，小王要是出现在之前执行任务的相似环境中，就会表现出紧张不安，就会看见死去的同事背对自己站在前方。

持续性的回避

患者会尽量回避与创伤事件有关的人、物及环境，回避相关的想法、感觉和话题，还表现为不能回忆有关创伤的一些重要内容。患者对一些活动明显失去兴趣，不愿与人交往，与外部世界疏远，对很多事情都感到索然无味，对亲人表现冷淡，难以表达和感受一些细腻的感情，对工作、生活缺乏打算，变得退缩、性格孤僻，让人难以接近。这一点在小王身上也能看到，他持续出现情绪低落，不愿与人交往，高兴的事情也感觉不到快乐，甚至出现了自杀的行为。

持续性警觉性增高

表现为睡眠障碍、易发脾气、很难集中注意力，对声音敏感，容易受到惊吓。遇到与创伤事件相似的情景，会出现明显的自主神经系统症状，如心悸、出汗、肌肉震颤、面色苍白或四肢发抖等。此外常伴有焦虑、抑郁情绪，少数甚至出现自杀企图。部分患者常激发抑郁障碍和物质滥用。

以上表现通常出现在成年人经历创伤事件后，儿童创伤后应激障碍的表现有所不同。儿童创伤分为两类：Ⅰ型有明确的突发创伤经历；Ⅱ型有长期存在、反复发生的创伤经历。Ⅰ型的特点是会出现对创伤事件的反复回顾，深刻的创伤记忆，时间记忆错误等，同时他会对未来悲观；Ⅱ型则会处于精神麻木、坚决否认、自我催眠，对攻击者认同或将攻击转向自己等来应对创伤事件。儿童创伤性应激障碍的早期特点是：情绪不稳定、延迟满足困难、回避或强迫性寻求关注、注意缺陷和难以完成任务等。例如，一个完全学会行走的孩子忽然出现持续哭泣、尖叫着发脾气，甚至出现退行动作如吸吮手指、大小便失禁、害怕各种东西、夜惊、必须要大人陪伴睡觉等。创伤也会导致儿童对照料者（如母亲）的焦虑性依恋以及分离焦虑。

创伤后应激障碍与前一章讲的急性应激障碍很相似，都出现在突发创伤事件以后，症状也比较相似，那两者有什么区别呢？急性应激障碍与创伤后应激障碍最大的区别就是：发病时间不同，急性应激障碍通常是在事件发生后的 1 个月内发生，发病比较急，病程通常不超过 1 个月；而创伤后应激障碍则通常是在 6 个月内。但是现在有很多研究证实，急性应激障碍是创伤后应激障碍可靠的预测因素。因此对急性应激障碍也要引起足够的重视。

哪些人更易患创伤后应激障碍？

最初研究创伤后应激障碍主要针对的是退伍军人、战争中的俘虏和集中营的幸存者，之后慢慢扩大至各种自然灾害和人为灾害的受害者。虽然人们对应激的反应有显著的个体差异，但当应激源极端时，发病率会迅速升高。但应激源的严重性和随后症状类型之间的关系不总是可预测的，比如意外丧偶比起暴力是创伤后应激障碍更为常见的原因。

创伤后应激障碍可发生在任何年龄，包括儿童、老人，但常见于青年人。儿童中患创伤后应激障碍者多经历过躯体虐待或目睹过家庭暴力。流行病学还发现，在同一件创伤性事件中，女性患创伤后应激障碍的风险是男性的 2 倍。具备以下因素的人可能会比其他人更易患创伤后应激障碍：

有过创伤过去史、曾患过创伤后应激障碍、曾患过抑郁症、曾患过焦虑障碍、焦虑的家族史（包括父母患创伤后应激障碍）、分离的亲子依恋、严重暴露于创伤（更多会预示急性症状）等。

个体的既往经验、生活态度、对自我的认识、受教育水平、家庭支持系统、社会文化因素也与发病以及症状维持有关。

家里有人患有创伤后应激障碍的个人罹患创伤后应激障碍的可能性高于普通人群，提示该病可能有遗传易感性。有研究发现创伤后应激障碍患者肾上腺素、去甲肾上腺素分泌、糖皮质激素受体增加，皮质醇水平降低。神经影像学发现老兵和幼年期有性虐待经历的妇女有海马体积缩小，海马功能紊乱可能导致对刺激的过度反应，和记忆缺失也有关。

需要引起重视的是儿童期的创伤除了对当下造成伤害以外，还会对成年以后造成影响，例如出现人格问题、焦虑障碍、进食障碍、药物滥用、分离障碍等，也会有增加出现暴力、自杀、自伤行为及不良人际关系的风险。

因此如果受到创伤的困扰，伤痛并不会随着时间的流逝而减轻，请一定及时到专业机构寻求帮助。

先按个“暂停键”吧——创伤后应激障碍的治疗方法

创伤后应激障碍的治疗主要包括药物治疗、心理治疗、经颅磁刺激等。

药物治疗

药物治疗是治疗创伤后应激障碍的重要手段。它可以帮助患者改善与疾病相关的睡眠障碍，可以让患者的PTSD症状和精神病性症状都有全面的改善，比如之前提到的“闪回”、持续性的回避和持续性警觉性增高等，也能改善精神病性症状，如幻听、幻视等。幻听、幻视等精神症状会让人感觉紧张、害怕，严重影响生活，而药物治疗可以减少幻听、幻视的出现，让神经系统得到休息，从而促进自我修复。在识别到自身的异常症状后，一定要及早寻求专业机构帮助。早发现、早治疗对疾病的控制和预后非常有帮助。

关于药物治疗，最让人担心的几个问题包括：要服用多长时间的药？服药期间需要注意什么？

治疗创伤后应激障碍的药物起效至少需要2周的时间。当病情稳定后需要在医生的指导下调药，病情才能得到控制。这之后药物将会维持在某个剂量一段时间。为了不影响正常的工作或生活，可准备一个便于携带保存药物的盒子或设置服药闹钟，提醒自己按时服药。随着病情的康复，医生会将药物逐渐减量直至最终停药。服药时间的长短还取决于病情的变化。

服药期间需要注意禁止饮酒，减少饮茶、咖啡等的次数，勿驾车及高空作业。药物的详细知识会在“药物治疗”章节具体阐述。

心理治疗

首先，选择一个信任的心理治疗师，在准备好的时候可以将隐藏在心中的创伤和治疗师谈一谈，这样会有助于心理治疗师了解情况，更能提供有针对性的治疗。通常用于治疗创伤后应激障碍的心理治疗有暴露治疗和眼动脱敏与再加工。

暴露治疗

心理治疗师会在让患者觉得安全的环境下与其讨论对创伤性事件的认识，让其反复暴露于与创伤性事件相关的刺激下，以降低焦虑和恐惧的程度。暴露可以是引导患者想象与创伤事件相关的场景，也可以是将患者真实置于场景之中。

如前面讲到的小王，在安全的环境下，心理治疗师可以引导他想象，回到当时发生事故的现场，鼓励他面对创伤性事件，表达、宣泄相应的情感。同时找出并纠正小王对当时发生的事件及后果的负性评价，逐渐改变小王对事件认识中不合理的部分，比如过分强烈的内疚和自责。另外，心理治疗师可以帮助小王分析自身所拥有的资源，比如既往是如何在紧张的时候放松的，又是如何应对刺激性事件的，借助既往成功的自身经历，或者周围人的成功经验，学习新的应对模式。

这需要一个较长的过程以及患者自己的成长，中间出现情绪波动是被允许的，但是患者要学会识别情绪，并尝试着用心理治疗师教的方法去管理情绪、合理发泄情绪，有助于病情的康复。

眼动脱敏与再加工（EMDR）

心理治疗师会评估患者在治疗过程中可能出现的激烈情绪反应，以及患者对自身情绪的处理能力。接下来我们以前文提到的小王为例，来介绍眼动脱敏与再加工的治疗过程。

在治疗开始前，心理治疗师会说明将要发生什么、可期待的效果和安全操作程序，同时也会讨论当病情减轻、治疗成功后小王也许会失去因事故获得的来自照护者或社会的额外照顾。

随后会讨论创伤性记忆，让小王选择一个诱发他身体焦虑的场景，比如让他想象回到当时他失误导致同事受伤的场景，心理治疗师会使用主观痛苦评分来评估他的焦虑水平。其中主观痛苦评分 0 分表示无焦虑，10 分表示极度焦虑。

脱敏：在治疗刚刚开始时，心理治疗师会让小王想象当时他失误导致同事受伤的场景，小王会感觉很痛苦及后悔，身体会变得紧张，这时心理治疗师会让小王跟随其手指移动视线。心理治疗师的手指在小王面前约 0.3 米的地方快速而有节奏地移动，以每秒约两个来回的速度，这称之为快速扫视，相当于眼睛的伸缩运动。每一组扫视后让小王“擦去”脑海中的场景并做一次深呼吸。然后再引出刚刚令他痛苦的场景，再评估主观痛苦评分。通常这时评分会降低。如果两组扫视之后主观痛苦评分没有明显变化，则需要思考一下想象的场景是否发生变化或是否有新的刺激性事物进入场景当中。如有，小王需要跟心理治疗师说明，心理治疗师会引导其再回到想象的旧场景之前，先对新的场景进行脱敏。心理治疗师也会定期评估小王想象的场景、对创伤事件的想法和记忆的变化，随之调整治疗方案，直到主观痛苦评分降到 1。

进行植入：也就是灌输一种新的积极的对创伤事件的认知，当然这是要在患者已经能很平静看待这个创伤事件之后，主动想获得新的认知的时候。比如小王已经能很平静地看待自己的失误导致同事受伤最后死亡这件创伤事件，同时很想能以新的视角来看待这个事情，这时心理治疗师会开始植入新的视角，让小王产生新的积极想法。需要注意的是，想象的场景和对事件的认知必须相互协调一致，不能回避某些场景，否则就要替换其中之一。

身体扫描：在圆满植入了积极认知后，如果主观痛苦评分仍很高，这时可以想象焦虑在身体中定位在某一个具体的位置，然后将注意力集中在身体感受上，像 X 光机一样缓慢扫描全身，去体验身体每个部位当下的感受。当定位点的生理不适（如紧张、出汗、疼痛等）减轻后再重新回到创伤的最初场景，重新开始标准的 EMDR 治疗程序。

当不再引发出新的事件或负性认知（即对创伤事件消极的想法）时，EMDR 治疗就算结束了。不论是否对事件进行了再加工，但个体将不会再处于情绪失控的状态。有一点需要注意，在治疗结束之后，仍有可能会出现其他侵入性创伤场景，这时可以记录一个情绪日记，记录下自己的想法、情境、梦或其他进入脑海中的创伤记忆的信息，然后再和心理治疗师一起对新的创伤场景进行工作。

治疗带来的个人变化

持续性的回避行为是创伤后应激障碍的主要症状，它会影响个人的社会功能，也是求医的重要原因，因此开展创伤后应激障碍的心理治疗往往非常困难。但及时接受药物和心理治疗可以帮助个人经历以下五个过程变化。

首先，慢慢理解创伤后应激障碍有可能会带来的负面影响，它会动摇对自己、他人和未来的看法，这时出现的心理和生理反应都是创伤经历的正常反应，是个人潜意识里在进行自我保护。

其次，学习对侵入性想法和意象进行情绪管理，以使交感神经系统[①]平静下来，并且开始致力于有效的反思而不是沉溺于创伤当中。当自己一个人无法做到时，可以在信赖的心理治疗师的指导下慢慢学习情绪管理。

第三，需要和心理治疗师一起建设性地自我暴露，不要对创伤及其症状喋喋不休，而是通过将故事告诉心理治疗师或其他信赖的人，解开与创伤相伴随的认知和情绪的纠缠，建立新的人际关系和情感联结，以及与往事达成和解。

第四，创作无自我暴露的创伤叙事，以理解失去与获得、掌控和放弃、弱点和优势之间存在矛盾又互不排斥。然后在个人优势的基础上建立新的人格结构、增强与他人的人际关系、获得精神上的变化、获得新的机会。

---

①交感神经系统：交感神经的活动主要保证人体紧张状态时的生理需要。

第五，尝试将创伤看成是一个积极的、改变人生的经历，包括对自己和别人更为慈悲，更加珍惜和感激身边的事、物，从创伤事件中获得成长。这是理想状态下的变化，当然这需要患者和医护人员、心理治疗师、照护者的共同努力。

创伤后，个体往往会处于一个持续性的回避状态，会不愿提及或回忆跟创伤相关的人、事、物。这是正常的情绪反应，允许自己先按个“暂停键”。但这时，建议个人慢慢学会识别自己的状态，意识到创伤会跟自己生活带来什么样的变化，问一问自己如果长此以往会带来什么样的影响，希不希望自己一直保持这样的状态？当确定了这些问题的答案，想要改变的时候，就可以向照护者或信赖的人寻求帮助，及时到专业机构接受相关的诊治，必要的时候需要服用精神专科药物，帮助控制情绪，放松神经系统，尽快从困境中走出来。

儿童创伤后的处理方法有别于成人。儿童创伤发生后需要尽快去专业机构进行评估，判断是否存在潜在的创伤以及创伤暴露的程度和严重性。儿童创伤后应激障碍的治疗方法主要有两种：认知行为治疗和游戏治疗。认知行为治疗旨在给儿童自主权和控制感。心理治疗师会和儿童及其照料者进行大量讨论，如治疗过程、怎样使儿童获得力量和控制感，提供足够的时间用于处理、总结和随访。游戏治疗又分两类，一类为指导型，即儿童和心理治疗师是合作的、互动的；一类为非指导型，即以儿童为中心、心理治疗师是被动的。指导型使用更为广泛。游戏治疗会采用木偶剧、沙盘游戏、舞蹈、音乐、讲故事、计算机艺术等手段来进行治疗，也会让儿童画出创伤事件或讲述创伤故事，目标是将全面、含糊、难以控制的混乱危机事件变成儿童可以掌握的具体、真实的事件。它是一种无威胁性的干预方式，也使父母参与到治疗性干预当中。当然，这都是基于儿童心理安全的基础上，由心理治疗师有控制有步骤地进行。

我们都要好好的——照护者的陪伴及自我照顾

当你发现家人因为受到某种刺激，忽然变得和平时很不一样。例如，从一个外向开朗的人一下变得沉默寡言，遇事很紧张，天天蜷在家中不愿与外界接触，特别害怕提及某些事、某些人或某些地点。此时，千万不要不耐烦地进行责备，可以提供一个足够安全、宽容的环境，真诚地沟通。安全的环境，是指视野所及的地方不要出现刀、剪刀、绳子、玻璃杯之类的物品，保持安静、稳定的家庭环境。耐心支持和陪伴也是一种帮助。当患者不愿意说话时，不催促、不逼迫，保证他的安全和正常的饮食起居，在不排斥的情况下适当有些身体接触，比如握手和拥抱，表达关心和支持，不反复追问到底发生了什么。当患者愿意倾诉时，耐心倾听，试着理解。记住，情绪的稳定可以传递一种安稳、踏实的力量，并带着这个力量去面对困境。

家人被诊断为创伤后应激障碍，我可以怎么做?

如果患者正在接受系统的心理治疗，这时照护者应该给予鼓励，认可其每天的进步。因为这时患者往往只会关注自己还有哪些地方不好，而忽略了已经好转的部分。照护者的提醒和鼓励会提高患者坚持治疗的信心。同时也需要多关注患者的情绪变化，当患者情绪波动较大时，可以提醒他“停一停”，鼓励患者尝试做一些调整，可提醒患者进行放松训练，使其紧绷的神经得到舒缓；也可以做身体扫描，自我调整情绪。照护者的帮助可以让患者更好地识别自己的情绪变化，做好自我调整和控制，适当地释放压力，更有利于疾病的康复。

如果患者在接受药物治疗，那么照护者可以帮助、协助和督促患者进行药物管理，提醒患者按时按量服药。不要将大量药物放在患者能够自行取到的地方，以防在治疗过程中，患者情绪不稳定的时候发生过量服药的事件。同时照护者可以帮助患者观察服药后的反应，如果出现严重不良反应，及时跟医生做好沟通，保证患者的安全。当然在患者服药期间你也要提醒他在服药期间的注意事项，防止漏服药、假服药，保证治疗的顺利进行。

当察觉情况超出照护者控制范围时，一定及时陪伴患者到专业机构寻求帮助，防止其出现伤害自己或他人的行为。创伤后应激障碍是一种慢性疾病，只要及时得到治疗和干预、得到照护者的支持和帮助，患者慢慢会从困境中走出来，逐渐恢复正常的生活。

照顾患者的同时，我该如何照顾好自己？

任何家庭当遇到突发事件的时候，整个家庭都会处于应激状态，这时在保证患者的安全的前提下，照护者也需要多关注自己的情绪。反观一下自己和平时有什么区别，有没有变得敏感？有没有变得很警觉？有没有深深的内疚和无力感？有没有总是很担心自己做得不够好？晚上有没有辗转难眠？有没有经常做噩梦？如果这些问题的答案大部分是“有”的话，照护者就需要和尝试做一些调整了。情绪会直接影响睡眠和身体状态，反过来亦然。

在睡眠方面，可以睡前尝试躺在床上做深呼吸放松训练，建立良好的睡眠习惯，白天适当运动都有利于晚间睡眠质量提高，具体方法见第六章。

或者，与自己来一场深入的对话，询问自己在担心什么？如果担心的事情发生了，最坏的打算是什么？有无解决方案？清晰地整理事件的始末可以缓解一些不必要的担心。跟家人或好友倾诉、做感兴趣的事转移注意力可以调节情绪；进行适当有氧运动，能让身体多巴胺分泌增加，提高愉悦的体验。如果做了很多自我调整都没有办法改变自己的情绪和睡眠，并且正常生活也深受影响，那么这时家属也需要及时寻求专业机构的帮助。

总的来说，想要帮助创伤后应激障碍的患者尽快康复需要做到以下几点：

照护者积极参与，良好的陪伴，为患者提供相对安全的环境。

督促患者定期复诊、规范服药，与医护人员、心理治疗师保持良好的沟通。

帮助患者直面疾病，促进自我成长，慢慢学会寻找自己身边的资源，应对疾病。

需要尝试理解和接受患者的痛苦。

但照护者在照顾好患者的同时，也要照顾好自己的情绪和反应。只有当照护者处于一个相对稳定、健康的状态下才能更好地陪伴患者，促进患者尽快康复。

第九章

“身”与“心”谁病了

——躯体形式障碍及分离（转换）性障碍

躯体形式障碍（somatoform disorder，SFD）包括明显的躯体问题和那些为破坏或损害职业和家庭生活健康的高度担忧。躯体形式障碍患者不仅受到与症状相关不适折磨，同时也存在焦虑、抑郁等多种心理症状的困扰；并在多个因素的共同影响下造成过度医疗。躯体形式障碍虽然是一种患病率高的心理疾病，但患者却因为疾病认知和病耻感等原因多不到精神/心理科而就诊于其他专科。国外调查显示综合医院中躯体形式障碍患者高达10%。尽管躯体形式障碍患者如此之多，但漏诊、误诊率却很高。

阅读本章，你将了解以下内容：

- 我的身体生病了——什么是躯体形式障碍
- “妈妈，我听不见了”——什么是分离（转换）性障碍
- “身”与“心”如何达到协调统一——了解躯体症状障碍
- “身”与“心”的避风港——照护者的爱

我的身体生病了——什么是躯体形式障碍

小爱今年20岁，从小与父母聚少离多，上小学才与父母一起居住，与父母关系不亲，人际关系也不太好，目前刚刚参加工作，工作压力大。最近几个月总感觉身体多处不适，比如乏力，胸闷，心悸，肌肉酸痛，进食后腹部饱胀等不适，于是反复到医院检查，却检查不出问题，小爱为此感到焦虑，不开心。父母也很担心，但又因检查结果没问题，而怀疑小爱装病，不能理解小爱的状态。久而久之，父母开始不耐烦，反复对小爱说："你没有病！"但小爱确实难受，还影响了正常工作和生活。

有的人说小爱是为了逃避工作才说不舒服；还有的人说小爱可能是从小没有吃过苦，进入社会，承受不了压力；也有人猜测小爱从小缺乏父母的陪伴，缺乏安全感，是不是想得到照护者的关心而装病；或者是不是小爱性格有问题？

那是怎么回事啊？小爱的问题在哪里呢？是身体病了，还是心理病了？

什么是躯体形式障碍？

躯体形式障碍是一种以持久担心或相信各种躯体症状的强烈观念为特征的神经症。患者因各种身体不适而反复就医，各种医学检查的正常结果和医生的解释均不能打消他们的疑虑，始终认为自己得了严重的疾病。有时虽然可能存在一些躯体问题，但它们并不能解释患者所诉说的问题表现和严重程度。患者问题的发生和存在与患者的心理冲突和个性特点密切相关，焦虑或抑郁是常见的伴随症状。患者多就诊于综合医院的各个科室之间。躯体形式障碍包括躯体化障碍、未分化的躯体形式障碍、疑病障碍、躯体形式的自主神经紊乱、持续性躯体形式疼痛障碍等。

看到这些可能有人已经搞不懂了，那小爱到底有没有生病呢？接下来我们就以小爱为例子，好好聊聊躯体形式障碍是什么模样。

哪些因素与躯体形式障碍患病相关？

影响躯体形式障碍的因素有许多，而以下因素被认为增加了发生躯体形式障碍的风险。

遗传：躯体形式障碍与遗传有关。

个性：患者相比普通人，更多地把注意力集中于自身的躯体不适，增加了对躯体感觉的敏感性，更容易产生各种躯体不适和疼痛。

神经生理基础：躯体形式障碍的患者多存在脑干上行网状激活系统[①]注意和唤醒功能的改变，即患者发生情绪冲突时，其体内的神经内分泌、自主神经及血液生化变化导致的血管、内脏器官、肌张力等改变，这些生理反应被患者感受为躯体症状。

心理社会因素：精神分析派心理学家认为，躯体症状可以在潜意识中为患者提供两种获益，一是通过躯体不适变相发泄缓解情绪冲突；二是通过呈现患病角色，回避不愿承担的责任，并取得关心和照顾。认知理论的心理学家认为，患者的人格特征及不良心境可影响认知过程，导致对感知的敏感和扩大化，使当事人对躯体信息的感觉增强，选择性地注意躯体感觉并以躯体疾病来解释这一过程。

生活事件：长期处于应激生活事件中。

社会文化因素：受特定的社会文化影响，负性情绪被看成是无能耻辱的表现，从而阻碍了该类情绪的直接表露，而躯体不适的主诉则是一种"合法"途径，在这种文化背景下患者会自觉或不自

①上行网状激活系统：脑干腹侧中心部分神经细胞和神经纤维相混杂的结构，是感觉传导的重要旁路，是把自身体内和体外的各种刺激广泛地传递到大脑皮质各部的神经元，以保持大脑皮质的醒觉状态。

觉地掩饰、否认甚至于不能感受到自己的情绪体验，而关注自身的躯体。

躯体形式障碍有哪些表现？

躯体形式障碍的患者主要表现为个人长期感受到身体多处不适，但反复就医又检查不出具体问题。躯体不适的表现多种多样，经常发生变化，可涉及身体的任何部位。由于躯体不适的长期存在，患者往往会出现比较明显的抑郁、焦虑情绪，甚至轻生的念头，也常面临着长期的社会、人际及家庭行为方面的困扰。一般开始于 30 岁之前，女性的发病率远高于男性。各类躯体形式障碍表现如下：

躯体化障碍

躯体化障碍的患者常常反复出现一种或多种躯体不适，过分担心身体健康，害怕自己患了严重疾病或认为自己已经患了严重疾病，比如癌症等，虽然已经到医院反复就诊，医生耐心解释没有证据证明有这些严重疾病，但患者还是半信半疑，继续到各医院反复要求检查或治疗，以致学习、工作、日常生活和人际交往常受到明显影响。患者大多知道自己患病的证据不充分，但从未达到荒谬的妄想程度，因而迫切希望通过反复检查进一步明确诊断，并要求治疗。

疼痛：患者常常感到身体很多部位的疼痛，而且不固定于某一处，疼痛的发生随时可能出现，可轻可重，对患者的生活、工作、学习造成不同程度的影响。

胃肠道症状：如嗳气[①]、反酸、恶心、呕吐、腹胀、腹泻或某些食物引起的其他特别不适。

性功能障碍：如性冷淡、勃起和射精障碍、经期紊乱、经血过多等。

---

① 嗳（ǎi）气：是胃中气体上出咽喉所发出的声响，其声长而缓，俗称“打饱嗝”“饱嗝”，是各种消化道疾病常见的症状之一。

假性神经症状：常见的有共济失调[①]、肢体瘫痪或无力、吞咽困难等，提示神经系统疾病，但检查未能发现神经系统方面的损害证据。

未分化躯体形式障碍

患者常诉一种或多种躯体症状，症状具有多变性，其临床表现类似躯体化障碍，但构成躯体化障碍的典型性不够，其症状涉及的部位不如躯体化障碍广泛，也不那么丰富，或者完全不伴发社会和家庭功能的损伤。

疑病障碍

特征是患者存在先占观念，坚持认为可能患有一种或多严重进行性的躯体疾病，正常的感觉被患者视为异常，患者很苦恼；患者把注意力集中在身体的一个或两个器官，患者对患病的坚信程度以及对症状的侧重，在每次就诊时通常有所不同，常伴明显的抑郁和焦虑；患者总是拒绝接受多位不同医生关于其症状并无躯体疾病的忠告和保证，并频繁更换医生寻求保证；害怕药物治疗。对身体畸形(虽然根据不足甚至毫无根据)的疑虑或先占观念(又称躯体变形障碍[②])也属于该症。

躯体形式的自主神经功能紊乱

患者有明确的自主神经兴奋的症状，如心悸、出汗、颤抖、脸红等，这些症状令患者感到烦恼；常常主诉为部位不定的疼痛、烧灼感、沉重感、紧束感、肿胀感；患者坚持这些症状归咎于某一特定的器官患了严重的疾病，并由此而感到痛苦；但这些器官的结构和功能

①共济失调：人体姿势的保持和随意运动的完成，与大脑、基节、小脑、前庭系统、深感觉等有密切的关系。这些系统的损害将导致运动的协调不良、平衡障碍等，这些症状体征称为共济失调。

②躯体变形障碍：患者坚信自己身体外表，如鼻子、脸部、躯体等部位存在严重缺陷，或变得很难看，要求施行矫形手术，但实际情况并非如此。这类观念不为解释所动摇，并有强烈的情绪反应。

并无明显紊乱的证据，医生的反复保证和解释无济于事。

躯体形式疼痛障碍

主要表现为各种部位的持久性疼痛，使患者感到痛苦，影响患者的生活、工作和学习。但通过医院检查不能发现疼痛部位有任何病变足以引起这类持久性的疼痛。主要的疼痛部位为头部、面部、腰背和盆腔。这类疼痛常常与心理因素或情绪冲突有关，而且对疼痛的发生、加剧、持续和严重程度起重要作用。常常伴发焦虑、抑郁和失眠等问题。

通过上面的描述，你是否对小爱的问题有所了解呢？有没有更能理解小爱所经历的烦恼呢？其实，这类疾病的发生与心理因素是有很大关系的，身体和心理密不可分。

躯体形式障碍有哪些治疗方法？

看到小爱及其照护者经历的困扰，让人不禁想问："这样的病该怎么治疗呢？"

面对各种躯体不适，最好的办法是先到医院做检查，反复检查没有异常，应该接受医生的建议到心理卫生机构进行评估和治疗。精神科医生会评估患者的躯体、心理、社会等方面的情况，比如性格、成长经历、生活事件、人际关系、就医过程、相关检查结果等，便于指导治疗方案。目前，躯体形式障碍通过药物治疗和心理治疗相结合的方法是最有效的方法。

药物治疗

躯体形式障碍的患者常常因为躯体的不适引发焦虑、抑郁、失眠等问题。躯体不适得不到缓解，焦虑、抑郁、失眠等问题就不能解除，它们互相影响，加重疾病的发生、发展。故药物治疗可以帮助患者减少不适，缓解情绪，改善睡眠，减少患者的痛苦体验。

"服药会不会有副作用啊？""是药三分毒！"是最常见的关于

药物治疗的疑问。药物副作用是存在的，但不是不可控制的，而疾病不得到治疗，患者是不是更加痛苦呢？而且药物带来的副作用不是每个人都一定会产生，不同的个体反应不同，大部分药物副作用都可以通过医生调整药物方案来控制和减少。不过，患者和照护者需要知道的是，药物治疗不是一个短暂的过程，用药时间的长短与患者的病情、个性、环境等因素都相关。所以，我们还需要结合心理治疗、物理治疗加强心理、家庭、社会综合康复措施，使患者全面康复。

心理治疗

支持性心理治疗：医生或心理治疗师需要先与患者建立良好的关系，耐心倾听患者，理解患者的痛苦感受，对患者表示关心、理解，给患者建立希望，增加对治疗的信心。引导患者将注意力集中在既定的治疗目标和已获得的成果上，如睡眠的改善、疼痛的减轻等。要勉励患者将轻微的躯体不适如同正常感知的一部分，与之和平共处。宜逐渐增加活动量，关注外界环境，减少对身体健康过分的关注，让患者认识自己的不良疾病行为，分析引发疾病的有关因素，共同寻找解决问题的方法，建立对生活事件及躯体病痛的正确态度。

认知疗法：首先要让患者认识到，虽然病痛是他真实的感受，但并不存在真实的躯体病变，对生命不会带来威胁，帮助调整患者的不合理认知，重建正确的疾病观念和对待疾病的态度，学会与症状共存，并鼓励患者参加力所能及的劳动。

环境及家庭治疗：调整患者所处的环境对改善疾病行为、发展健康行为至关重要。帮助患者增强对社会环境和家庭的适应能力，鼓励患者努力学会自我调节。配偶和亲友对患者的疾病和痛苦给予理解，改变冷漠、歧视的态度，建立积极、关心的家庭气氛，对患者的人际关系改善也有很大的帮助。

“妈妈，我听不见了”——什么是分离（转换）性障碍

小可，女，14岁，性格偏内向，初三学生，成绩优异，学习压力大，上学期间住校，周末回家，父母长年在外打工，由爷爷、奶奶照顾。照护者发现小可近一个月反复出现短暂的失聪，一般20~30分钟好转，照护者带小可到医院检查听力及耳部情况，均无异常，医生建议小可看心理医生。照护者认为既然耳朵没有疾病，就没生病，所以未看心理医生，继续让小可上学。但上学期间小可又多次出现上述情况，并表示不想上学了，注意力不集中，听不了课，成绩明显下滑，并出现睡眠问题。之后小可父母觉得小可这样下去不是办法，终于带着小可去看了精神科医生。小可被诊断为分离(转换)性障碍。

经过药物治疗和心理治疗，小可失聪的频率下降和持续时间缩短，最终顺利完成中考，现就读于一所普通高中。

什么是分离(转换)性障碍？

分离(转换)性障碍（dissociative disorder）是个人部分或完全失去了对过去的记忆、身份意识、躯体感觉以及运动控制四个方面的正常整合。正常情况下，一个人对于选择什么记忆和感觉加以即刻注意在相当程度上是有意识控制的，对于将要进行的运动也能控制。而在分离性障碍中，这种有意识的选择及控制的能力受到损害，受损的程度每天甚至每个小时都可以不同。

分离(转换)性障碍的易患因素

影响分离（转换）性障碍的因素主要包括遗传因素、心理因素及社会文化因素。

遗传因素：分离(转换)性障碍与遗传有关。

心理因素：对应激性事件的经历和反应是引发疾病的重要因素，如经历战争、遭遇对个体有重大影响的生活事件等；幼年期的创伤性经历，如遭受精神、躯体或性虐待，可能是成年后发生分离(转换)性障碍的重要原因之一；在人格方面具有暗示性、情感性、自我中心性、表演性、幻想性特征的个体，为分离(转换)性障碍发生的重要人格基础。

社会文化因素：社会文化及其变迁对分离(转换)性障碍的患病情况和症状的表现形式有较大的影响，如受教育文化程度越高，以兴奋为主要表现者就少见，而以躯体症状表现者就多见。文化程度较低的个体比文化程度高的个体更易患病，生活在封闭环境(如边远地区)中的个体比生活在开放环境(如大都市)中的个体更容易发病。

分离(转换)性障碍有哪些表现呢?

分离(转换)性障碍的特点是部分或全部丧失了对过去的记忆或身份，或出现具有发泄特点的情感暴发。患者可以有遗忘漫游、人格改变等表现且具有发作性的特点。起病前心理因素常很明显，疾病的发作常有利于患者摆脱困境、发泄压抑的情绪获取别人的注意和同情，或得到支持和补偿，但患者本人可能意识不到自己疾病发生与心理或生活事件有关，或者是为了发泄情绪，得到他人的关心、关注。比如小可，她可能意识不到自己失聪的表现是想得到父母的关心和陪伴。

分离性遗忘

分离性遗忘主要表现为不能回忆自己重要的事情(如姓名、职业、家庭等)，遗忘可以是部分性和选择性，一般都是围绕创伤性事件，如意外事故或亲人意外亡故等。遗忘的程度和完全性每天有所不同，但总有一个固定的核心内容在醒后始终不能回忆。遗忘的问题检查不出躯体病变，也不同于一般的健忘或疲劳。

分离性漫游

患者表现为突然从家中或工作场所出走，往往是离开一个不能忍受的环境，到外地旅行，旅行地点可能是以往熟悉或有情感意义的地方。此时患者意识范围缩小，但日常的基本生活(如饮食起居)能力和简单的社交接触(如购票、乘车、问路等)依然保持，历时可为几十分钟到几天，清醒之后对病中经过不能完全回忆。

分离性木僵

患者常在精神创伤之后或被创伤体验所触发，患者精神活动受到全面抑制，出现较长时间维持固定的姿势不动，完全或几乎没有言语及有目的的自我运动，检查找不到躯体疾病，一般数十分钟即可自行好转。

出神与附体

患者表现为暂时性的同时丧失个人身份感和对周围环境的完全意识，对过程有全部或部分遗忘。有些患者的举动就像是被另一种人格、精灵、神或“力量”所代替，此时患者的注意和意识仅局限于或集中在密切接触的环境里，常有重复的一系列运动、姿势、发声，出现不由自主、非人所愿的出神状态。处于出神状态的人，常常出现身份为神灵、鬼、他人或已死去的人，声称自己是某神或已死去的某人在说话，就像被附体。出神和附体是不随意的，非己所欲的疾病表现。

分离性运动障碍

分离性运动障碍可表现单瘫、截瘫或偏瘫；肢体震颤抽动和肌阵挛，使患者起立不能、步行不能，需要人协助站立或步行，但走路摇摆不定；出现失声现象，患者想说话，但发不出声音，或只能用耳语或嘶哑的声音交谈。

分离性抽搐

分离性抽搐是一种类似于癫痫发作的状态但并没有患癫痫疾病，常于情绪激动或受到暗示时突然发生，如医生进入患者病房时或照护者探视时。发作时患者缓慢倒地或卧于床上，呼之不应，全身僵直，肢体一阵阵抖动，或在床上翻滚，或呈角弓反张[①]姿势，呼吸时急时停，可有揪衣服、抓头发、捶胸、咬人等动作，有的表情痛苦，双眼噙泪，但无咬破舌头或大小便失禁，大多数十分钟后缓解。

分离性感觉障碍

分离性感觉障碍可表现为躯体感觉麻木、丧失、过敏或异常，或特殊感觉障碍。

感觉缺失：表现为局部或全身皮肤感觉缺乏，或为半身痛觉消失。缺失的感觉可为痛觉、触觉和温度觉。

感觉过敏：表现为皮肤局部对触摸特别敏感，轻微的抚摸可引起剧烈疼痛。

感觉异常：如患者常感到咽部有异物感或梗阻感，咽喉部检查不能发现异常，称为“癔症球”。

视觉障碍：可表现为弱视、失明等。患者虽说自己看不见，但却惊人地保留着完好的活动能力。常突然发生，也可经过治疗突然恢复正常。

听觉障碍：多表现为突然听力丧失。

多重人格障碍

多重人格障碍主要表现为患者存在两种或更多种完全不同的身份状态。患者突然失去对自己往事的全部记忆，对自己原来的身份不能识别，以另一种身份进行日常社会活动。表现为两种或两种以上明显不同的人格，各有其记忆、爱好和行为方式，完全独立，交替出现，互无联系。初次发病时，人格的转变是突然的，与精神创伤往往密切相关。以后人格转换可因联想或由特殊生活事件促发。

情感爆发

常在受到严重的精神创伤之后突然起病，常在与人争吵、情绪激

①角弓反张：是指项背高度强直，使身体仰曲如弓状的病症。

动时突然发作，表现为哭啼、叫喊、在地上打滚、捶胸顿足、撕衣毁物、扯头发或以头撞墙，其言语行为有尽情发泄内心情绪的特点，如果有多人围观，患者发作更为剧烈。一般数十分钟即可安静下来。

分离(转换)性障碍有哪些治疗方法呢?

心理治疗在分离(转换)性障碍的治疗中尤为重要。药物治疗主要是缓解患者的焦虑和抑郁情绪，缓解躯体不适，可以帮助患者更好地接受心理治疗。结合电刺激、物理疗法、催眠和其他暗示性技术、行为治疗、家庭治疗等都是有效的。值得注意的是在患者恢复记忆后，仍需要进一步的心理治疗，可以帮助患者领悟促使其产生如此深的分离性症状的内在冲突所在，使人格分离的各部分逐步整合并稳定。此外，帮助患者学习新的解决问题方式和应付策略以应对生活中的问题和困难十分重要。多数病情是可以得到有效治疗的，只有少部分病情恢复较差一些。

“身”与“心”如何达到协调统一
——了解躯体症状障碍

首先，要对疾病有足够的认识，及早识别症状，避免耽误了最佳治疗时机。其次，不要讳疾忌医，或认为这个疾病“见不得人”而放弃治疗。更多地关注身心和健康形态、压力事件、情绪反应及社会的互动关系，积极科学地面对疾病，帮助自己使用健康的方式和积极的心态治疗疾病，适应生活。

面对疾病，我们需要有科学的态度战胜它，听取医生建议，认识疾病的发生发展过程，不逃避，不抱怨，不焦不躁，积极面对，采取有效的治疗方法，寻求积极的康复措施，不断恢复健康，提高生活质量，发挥自我潜能，实现自我价值，让生活更有意义。

了解心与身的关系

其实一个人的身体和心理是不可分割的，他们互相协调，互相影响。比如在紧张、焦虑和恐惧的心理应激的状态下躯体会发生一系列的生理反应，使脑的警觉水平和敏感度增加，中枢神经的兴奋性升高，血压、血糖升高，呼吸、心跳加速；急性的心理应激可以引起焦虑、烦躁、抑郁、过敏、心悸、出汗、厌食、恶心、呼吸急促、腹部不适、血压升高。急性突发事件后还可出现头晕或头痛、精神错乱、出冷汗、面色苍白、心动过缓、血压下降、腹痛甚至窒息和手足抽搐；慢性的紧张对躯体健康的影响为疲劳、淡漠、头痛、失眠及自主神经功能紊乱。以上症状看起来都很严重，但躯体并没有实质性的病变，当心理应激反应去除后，这些症状可以消失。了解这些知识，有助于对一些心理因素刺激下出现的躯体生理反应和症状保持客观冷静的态度，在没有科学的证据之前，不给自己下诊断。

了解健康和疾病的动态关系

它们之间的关系是一种动态的平衡，而非绝对化和一成不变的。紧张、疲劳、抑郁、悲伤、恐惧等负性情绪可引起机体的抵抗力降低，促使健康—疾病的动态平衡向疾病方向发展，而乐观、心境的安宁和愉快可以提高人的免疫力和抵抗力，促使这个动态平衡向健康方向发展。面对疾病和死亡，没有一个人不怕，但它们不会因为怕而有任何好的改变，相反，却可能向相反的方向发展。所以在平时，对疾病就形成一个达观的、顺其自然的态度，有助于预防疾病的发生。因此，当躯体有一些不适的时候，不必大惊小怪，尽量不对自己进行消极的暗示，并尽可能多地运用积极暗示，是调节和预防疾病的有效措施。培养多种兴趣和爱好，调整和改变生活方式，学会多途径宣泄压力，平衡心理。对于易感者，以及遭受重大生活事件或持续承受心理应激者，应及时寻求专业的心理帮助。

“身”与“心”的避风港——照护者的爱

当家里有人确诊患有躯体症状及其相关障碍时，了解相关的疾病知识及学会自我照顾，对患者及患者照护者来说都是促进身心往健康方向发展的必要途径。

照护者需要知道哪些疾病知识？

小爱和小可的照护者需要学习以下疾病知识。

躯体方面

躯体不适或疼痛是患者常见的躯体问题。照护者需要耐心倾听患者，帮助患者寻找缓解不适的方法。患者躯体疼痛的缓解在于心理冲突的解决，因此要关注患者的心理状态。另外，患者可能有食欲减退、体重下降等情况，其原因可能是焦虑抑郁等负性情绪和胃肠不适、腹胀、便秘等躯体不适所致。因此照护者要鼓励患者进食，帮助选择易消化、富营养和可口的食物。对便秘患者鼓励多进食蔬菜、水果，多喝水，带领患者活动，养成每天排便的习惯。

心理方面

照护者需要和患者建立良好的关系，倾听患者内心的想法，鼓励患者表达内心感受，理解、同情患者，对患者目前不好的状态给予接纳，鼓励患者积极面对，给予精神抚慰，让患者感受到照护者的爱。以和善、真诚、支持、理解的态度对待患者，耐心地协助患者。如当患者诉说躯体不适时应正确地评估身体状况，如果找不到病理性证据来解释症状的存在，也需要理解患者所诉的疼痛不适是真的存在，照护者应以一种接受的态度倾听。因为对患者而言，症状是真实的，不是意识可以控制的。

照护者怎么帮助患者呢?

鼓励患者表达自己的情绪和不愉快的感受。当患者表达情绪时，照护者需注意不要受患者情绪的影响，比如患者表达愤怒时，照护者也跟着愤怒，甚至于和患者对质，使得交流、情绪表达适得其反。需要与患者找一个安静的房间或环境单独交流，并引导患者表达自己的情绪，这里需注意，不是纠正患者的情绪。情绪的表达利于患者释放内心储积的焦虑能量，帮助患者认识自己的负性情绪，也利于照护者发现患者的心理问题。照护者在与患者交流时，应声音温和，速度宜慢，字句要简明，鼓励患者表达，使他们感受到被尊重，并学会自我表达。

帮助患者识别和接受负性情绪及相关行为。患者内心常常不愿接受(或承认)自己的负性情绪和行为。照护者在识别出这些负性情绪后，要引导患者识别它，继而接受它。如引导有焦虑的患者说出内心的焦虑："你看上去有点不安，是这样吗?""你心里很烦躁、很担心吗?""你今天哪里不舒适吗?"患者有时为了避免讨论令他不愉快的焦虑体验，会顾左右而言他、拒绝交谈、话题绕圈子、否认、采取敌对态度、不回答等等。此时，照护者要给患者时间以作调整。患者有好的反应时，要及时鼓励患者，帮助患者识别自己的焦虑。以后，再逐步引导他接受自己的负性情绪，共同寻找出负性情感发生前有关的事件，进一步探讨事件的诱因。帮助患者找到相关问题，进行积极应对。如照护者可询问患者："你在什么时候感觉最累?在什么情况下会让你担心、害怕?什么时候感到疼痛不适?"有技巧地协助患者将话题从身体症状转移到目前生活中的境遇，协助患者找出相关的压力事件。同时帮助患者认识过去应用于缓解压力的方式，对成功有效的应对方式给予鼓励，并鼓励患者学习新的应对方法。然后提供环境和机会让患者把所学新技巧应用到生活环境中去。

帮助患者学会放松。增进放松的方法很多，如静坐、慢跑、瑜伽、放松训练、听轻音乐等都是十分有效的方法。常常发现患者的进步使患者明白自己的情况在好转，有利于增强自信心和减轻无助无望感。同时支持和督促患者完成药物治疗，观察药物疗效和副反应。

协助患者获得社会支持。照护者应帮助患者认清现有的人际资源，并扩大其社会交往的范围使患者的情绪需求获得更多的满足，并可防止或减少使用身体症状来表达情绪的倾向。家庭是患者的主要社会支持系统，一方面可以帮助患者缓解压力，但另一方面也可能是造成或加重患者压力的根源。因此还可鼓励患者发展新的支持系统，如参加互助团体、成人教育班、社区活动或特殊的兴趣团体等，或者参加专业的团体治疗，可让患者发现别人有和自己同样的问题，而减少寂寞及孤独感，并增加情绪上的支持。

帮助患者改善自我照顾能力。患者可能因躯体不适、抑郁等负性情绪而忽视个人卫生，因躯体不适导致生活自理能力下降。照护者应耐心引导、改善和协助患者做好沐浴、更衣、头发、皮肤等的护理。这些活动均可增加患者对自己的重视与兴趣。照护者对患者的每一个进步及时称赞，让患者感受他是随时都受到照护者的关注。

相信通过照护者与患者正确地沟通交流，建立良好的家庭关系，制造良好的家庭氛围，与患者共同积极面对疾病，关爱、理解患者，患者会很快恢复，并回归家庭与社会。

第十章

好好吃饭很困难吗

——进食障碍

进食障碍（eating disorder，ED）不是简单的吃饭或饮食不规律，而是一种以进食行为异常为主的精神障碍。很多人通过疯狂运动、节食等方式来减肥，保持自己的体形，而这些行为如果不恰当的话很容易导致进食障碍等问题。据美国进食障碍相关研究的数据来看，在美国，至少有 3 000 万人在遭受进食障碍的困扰，每 62 分钟就至少有 1 人直接死于进食障碍。在欧盟，进食障碍患者的数据约为 2 000 万人，每 6~7 个年轻女性中就有 1 个人患有进食障碍。而在我国没有明确的患病人数，但据我国进食障碍临床工作的专家的研究指出，我国进食障碍的患病率为 1.47%~4.62%，终身患病率约为 5%。而进食障碍中的神经性厌食（anorexia nervosa，AN）在所有精神心理障碍中死亡率最高，死亡率高达 5%~15%。因此，我们需要对进食障碍了解更多，并引起对它的重视和关注。

阅读本章，你将了解以下内容：

- 与“失控”斗争——什么是进食障碍
- 我很饿，但我不能吃——神经性厌食
- 我在嘴里塞满食物，又把它们都吐掉——神经性贪食
- 患了进食障碍，我该怎么办——进食障碍患者的自我照顾
- 患者康复的力量——给照护者的建议

与“失控”斗争——什么是进食障碍

“民以食为天”，进食是人类赖以生存的行为。但很多人开始刻意减少进食甚至完全禁食，以此获得纤细、苗条的身材，从而获得周围人的认可和赞许。过度节食、催吐、导泄、过度运动等不科学又伤害身体的减肥方式，也逐渐开始泛滥，严重破坏了身体健康。特别是青少年群体，在自身价值观没有完全形成时，易受名人及周围人的影响，过度追求身体的消瘦，甚至不惜牺牲身体健康来追求所谓的“美”。这样的观点和行为正常吗？与之相反的，社交媒体上还有另一群人因为工作、情绪等因素一顿可以吃正常人三四倍的量，被称为“大胃王”，这样又是正常的吗？我们先来看两个案例：

案例一：

女生小桃，身高160厘米，3年前因为体重约130斤（1斤=0.5千克，下同），体形显得比较胖，经常会被同学取笑为“小肥猪”等，因此感到很自卑，决心把体重降下来。一开始，小桃通过跳绳等运动减肥。坚持每天跳绳1小时左右，1个月后，小桃感觉效果并不显著，没有达到她想要的减肥速度，随即放弃了运动减肥。之后小桃在网上搜索到可以通过呕吐的方式来减肥，于是经常在饭后用牙刷等物品抠喉咙来催吐，一般一天要抠2~3次，欲把吃下去的东西都排空。于是在家里买了体重秤，经常要去称一下，体重没达到自己预期，就会再次抠吐。上述催吐行为持续半年，小桃体重从130斤逐渐减为90斤，但她对自己的体重仍不满意，认为自己还是太胖了。1年前小桃已经从90斤降至70斤左右，她还是不满意，觉得还能再瘦一点，经常在吃完饭后把塑料管子伸进喉咙催吐。长期催吐使得小桃的大便次数及量均减少，为此她经常自行网上购买通便药物酚酞片、开塞露等帮助排便的药物，而且用药量逐渐加大。近7个月最大量每日要服用酚酞片一天3次，1次约100片，开塞露每日要用7~8支。由于身体过分消瘦，小桃经常感到眩晕，月经也开始不规则，直至停经。虽多次到医院治疗，出院后又故态重犯，不规律服药。当遇事不顺心时会吃很多东西，吃完1~2小时后用牙刷催吐，吐完小桃感觉很放松。心情越不好就越想吃，吃了就越想吐，小桃知道这样不好，但又控制不住，最严重时曾想服农药自杀，但因不舍父母而自行放弃。

案例二：

月月5年前因与同学间关系差、高考压力大，开始出现情绪低落，入睡困难，失眠，早醒，懒言话少，不愿上课，伴反酸，反复呕吐胃内容物。4年前出现暴饮暴食，总觉自己饥饿难忍，一餐能吃掉一只鸭、五碗饭及一些菜，饭后能饮1 000毫升或牛奶或饮料，或者吃一斤水果等，仍感觉自己“没吃饱”。后因害怕长胖，月月开始自行催吐，吐后立即再进食，这样会让情绪短暂得到宣泄，但时常仍感情绪低落，心烦易怒，夜间睡眠差，体重下降15斤左右，月经失调。月月为此很痛苦。

以上两个案例中的小桃和月月有共同点，也有些不同。小桃和月月都害怕长胖，因而选择用工具或药物催吐来达到体重减轻的目的。但小桃会控制进食量，而月月却是暴饮暴食。那月月和小桃谁是进食障碍患者呢？到底什么是进食障碍呢？

要了解进食障碍，我们先看看进食行为的意义。进食行为反映了器官的生理状态和环境条件之间的相互作用。而进食障碍是指在心理因素、社会因素与特定的文化压力等因素交互作用下导致的一种以进食行为异常为主的精神障碍。它包括神经性厌食、神经性贪食（bulimia nervosa，BN）、暴饮暴食障碍（binge-eating disorder，

BED）等。进食障碍的原因和影响因素很多，可以是器质性病变也可以由心理社会因素引起。神经性厌食和神经性贪食共同的重要心理特点是：害怕长胖和对体形、体重的歪曲认识和期望。由此带来对身心健康状况的影响日趋明显，社会功能也严重受损。从上面的介绍，不难看出，小桃和月月都是进食障碍患者，那进食障碍到底是什么样的，会给生活带来哪些影响呢？

我很饿，但我不能吃——神经性厌食

神经性厌食是一种以对体重和食物的固执观念、指向减轻体重的行为、特殊的处理食物方式、体重减轻、极度害怕体重增加、体象障碍[①]及闭经为特征的疾病，患者自己造成和（或）维持的，以有意地体重减轻为特征的障碍。它常见于青少年女性。神经性厌食是指因心理上的困扰长期不能解除而转化为严重的食欲不振，结果导致极度消瘦、营养不良而影响健康，甚至死亡的一种进食障碍。

神经性厌食体重减轻的标准为低于标准体重 15% 或体重指数（BMI）≤ 17.5 kg/m^2［体重指数 = 体重（kg）/ 身高^2（m^2）］。上文中提到的小桃因被嘲笑感自卑之后开始催吐、导泄减肥，体重指数低于标准体重 15%，仍觉自己很胖，还想控制体重、害怕长胖，是典型的神经性厌食患者。

西方国家神经性厌食的发病率在 0.2%~1.5%，主要见于 13~20 岁的年轻女性，发病的两个高峰年龄为 13~14 岁和 17~18 岁或 20 岁。在美国、日本、西班牙、中国香港等地开展的调查显示女性神经性厌食的终身患病率为 0.5%~3.7%，可以看出随着社会经济的发展，进食障碍的患病率呈增加的趋势。

①体象障碍：患者基本感知功能正常，但对自己身体部分的存在、空间位置和各部分之间的关系认知障碍。或外貌正常者想象自己的外貌有缺陷。

神经性厌食到底有哪些临床表现呢？

神经性厌食患者常常会表现出对体重增加的强烈恐惧，倾向对食物的先占观念[①]和非理性担心肥胖。常起病于青春期女孩，它多起因于对自己身体意象的扭曲，不满于自己的体形，因而产生追求美重于健康的错误节食观念。

患者在一开始不一定真的厌恶进食，而只是制造种种理由拒食，之后逐渐发展成有意节制饮食，甚至没有限度地限制饮食，导致体重明显低于正常标准。患者对自己身体形象出现错误的感知，虽然体形已经很消瘦，但仍觉自己很胖，害怕体重增加，这即医学所说的体象障碍。患者存在严重的认知歪曲，崇尚以瘦为美，常通过对苗条身材的追求来获得周围人的赞美和认可。

为了避免发胖，神经性厌食患者通常进食很少，远低于正常人的食量。神经性厌食患者会给自己制定一个极低的每日热量数，更有甚者会精确到称量食物的克数来衡量自己摄入的热量，尤其排斥高热量的食物。有的会通过自我诱发呕吐，滥用导泄药物、利尿剂以及过度运动来减轻体重。一旦体重有轻微的回升，则会诱发强烈的惊恐、焦虑和抑郁，从而更加苛刻地制订减轻体重的计划。随着体重的下降，患者开始对身体的局部过度地关注，比如臀部、大腿等，仍会觉得局部不够“纤细”。

神经性厌食患者通常会无视自己显而易见的症状，无视自己严重营养不良，并不觉得自己有病，也无法认识过度消瘦会带来什么样的危险，甚至采取多种手段拒绝治疗。如案例中的小桃虽有就医经历，但往往出院后就自行将药物停掉，导致疾病反复发作。

神经性厌食患者常见的身体表现是过度消瘦、明显的低血压（特别是直立性低血压，常有神经性厌食患者在站立一段时间后就突然

---

①先占观念：指个人所独有的在头脑中占优势的观念。

晕倒的案例发生），皮肤干燥、心动过缓、水肿（常见的是脚踝水肿）、肌肉萎缩、面色灰黄、牙釉质侵蚀以及因常用手引吐而至手背上瘢痕[①]的形成。而当神经性厌食患者发病的时候常伴有情绪不稳定、失眠、焦虑等，严重者甚至会出现自杀观念及行为。

神经性厌食带来的影响可能会累及全身各个系统，包括循环系统、消化系统、内分泌系统、血液系统、神经系统、运动系统和皮肤。例如，出现心动过缓、低血糖、低血压、贫血、月经失调甚至闭经、严重营养不良、突然晕厥、便秘、进食后饱胀感、胃排空延迟、骨质疏松导致压缩性骨折及脊柱后凸等。饮食中钙摄入减少、身体中皮质醇增加和雌激素分泌减少还可导致牙损伤，这些并发症发展迅速且无征兆，甚至导致患者突然死亡，因此要引起大家的足够重视。

神经性厌食的专业诊断标准

基于精神卫生诊断手册，神经性厌食具有以下诊断标准：

拒绝将体重保持在自己年龄及身高相对应的最低正常体重值以上（如减轻体重值正常期望体重的85%以下或在生长发育阶段不能使体重增至应有水平，导致体重低于正常期望体重的85%以下）。

即使已有体重过低，仍极度害怕体重增加或长胖。

患者对自己的体重或体形的感觉紊乱，对体重或体形的自我评价不恰当，或者否认目前严重的体重过低。

初潮后的女性出现闭经，即至少已有3个月连续月经周期没有月经（如果仅仅在使用激素药物如雌激素后才来月经，也被视为闭经）。

神经性厌食的易患人群

神经性厌食到底哪些人容易得呢？它的病因和发病机制是什么？到目前来说仍不清楚，但研究认为以下几个因素在发病中起到一定的

---

①瘢（bān）痕：即疤痕。

作用。

心理因素：部分人崇尚以瘦为美；家庭关系失调以及个性因素导致神经性厌食的发病率有上升趋势。而在个性因素中，有学者提出患者通过控制饮食的行为来得到认同和证明自己，例如，有的家庭对孩子管束太严，让孩子没有自我的空间，特别是青春期的孩子，自我掌控的需求越发明显，孩子往往只能通过控制自己的饮食行为来获得掌控感。

神经生物学因素：研究发现神经递质中的5–羟色胺具有调节在神经性厌食中受干扰的各种神经化学和神经内分泌系统的作用，中枢5–羟色胺水平或更新率增加可能是神经性厌食的特征性标记。

遗传因素：家族研究显示神经性厌食患者的亲属中，该病的发生率明显高于普通人群，也就是说神经性厌食这个疾病具有家族聚集性。而双生子调查中同卵双生子的共病率为52%~56%，异卵双生子的共病率只有5%~11%。

男性患者相对女性患者来说要少很多，仅有4%~6%的患者为男性。在加拿大的社区流行病学调查中显示男性进食障碍的情况、家族聚集模式与女性非常相似。

神经性厌食的治疗

神经性厌食的治疗是多方面的，需要多学科专业人员之间的密切合作，包括营养师、内科医生、精神科医生、心理治疗师等，同时也需要患者与照护者之间的密切合作。

躯体支持治疗：针对进食量少的特点，患者可与营养师一同制订饮食计划，增加饮食中的热量，补充多种维生素，但要避免摄入量增加过快导致肾脏负担增加、身体水肿加重。对于拒食和进食后呕吐的患者可给予静脉补液或肠外营养支持，必要时也可以通过鼻饲的方法补充身体营养需要。神经性厌食患者在严重营养不良状态下，死亡率高达 10%，因此需要努力劝说患者住院治疗，以挽救患者的生命。除此之外，还应及时纠正水、电解质的紊乱，补充血钾、钠、氯等，并及时进行检测，根据结果及时调整治疗方案。如果患者存在血浆蛋白低下时，还需要输入新鲜血浆来改善贫血，同时补充铁、叶酸、维生素等。如果患者长期不进食，胃肠功能极度衰弱，进食及进水尤其要注意，需从最小量开始，逐渐缓慢增加食量，进食易消化的食物，食物可从流质、半流质、软食、普食的顺序逐渐过渡，不能急于求成，防止患者胃肠不适甚至呕吐。与此同时需要限制患者的活动量，减少能量消耗。患者体重以每周增加 1~1.5 千克为宜。

精神专科药物治疗：抗抑郁药、抗焦虑药、抗精神病药和锂盐都是有益的辅助剂。抗抑郁药能改善患者的情绪，促进患者对治疗的合作性。常用米氮平等能迅速改善患者食欲、增加体重，缓解抑郁、焦虑、失眠等症状的药物。

心理治疗：常用的是认知行为治疗和家庭治疗（见下篇心理治疗部分）。

我在嘴里塞满食物，又把它们都吐掉——神经性贪食

神经性贪食是一种以贪食或暴食行为为特征的疾病。暴食定义为阵发性、无法控制的、短时间内快速大量的进食。腹痛不适、自我催吐或社交中断可以终止贪食发作。贪食后患者常常产生罪恶感、抑郁或自我厌恶，多使用催吐、导泄等方式来控制体重，其进食模式有暴食和禁食两种交替出现。神经性贪食的患者常害怕自己没有能力自行停止进食，在暴食期间常选择高热量、口感好和易于快速食用的食物。此类患者体重波动很大，但没有神经性厌食患者那样出现严重的体重减轻。

此病常与神经性厌食交替出现，两者可能具有相似的病理机制及

性别、年龄分布。我们来看看这组数据：神经性贪食好发于青春期或成年早期的女性，总体终身患病率为1%，其中女性为1.5%左右，男性为0.5%。这与前文提到的神经性厌食的数据有着相似之处。

回顾前面的案例，月月常在情绪不好时会一次大量进食肉类、牛奶、水果等，因害怕长胖而又自行催吐，进食时会让情绪短暂得到宣泄，但时常仍感情绪低落，心烦易怒，因此月月更符合神经性贪食的诊断。

神经性贪食的核心表现是不可抑制的渴望大量进食，极端地控制体重的手段以及见于神经性厌食的关于体形和体重的超价观念①。患者的进食欲望或行为常呈发作型，一旦产生进食欲望便难以克制和抵抗，通常进食量很大、很快，一般在一小时内就可以吃进大量的食物，直到出现身体不适，如腹痛、腹胀、恶心等才会停止。通常会因为心情烦躁、人际关系不良、节食后感到饥饿或对体重、身体外形不满等诱发暴食行为。刚开始暴食能缓解患者内心的紧张，但暴食后会害怕发胖而悔恨、内疚、情绪抑郁，往往又会采取不恰当的补偿方式来防止体重增加，如案例中的月月暴食后会自行催吐。

神经性贪食患者体重往往是正常的，大多数患者为女性，月经一般正常。暴食是一种危险的行为模式，当与清除行为（如催吐等）一起出现时就更危险。在患病初期，患者常秘密清除。随着病情进展，患者对行为控制力变弱，到后期则完全无法控制，病情严重者会出现水、电解质紊乱，表现为脱水、低钾血症、低钠血症等。

抑郁症在神经性厌食中更易发生，因患者过分重视身体外形且常常对自己不满意，暴食后会产生强烈的内疚、自责，厌恶自己的行为，严重时甚至出现自杀、自伤行为。神经性贪食的患者自信心也同

---

①超价观念：是一种独立的先占信念，一种在意识中占主导地位的观念。超价观念并不一定就是错误观念，只是某些观念带有明显的错误与荒谬的色彩。

神经性厌食患者一样，多过度依赖于体形和体重，但较神经性厌食患者程度要轻一些，大多数时候神经性贪食患者都是秘密进行暴食行为，常能维持正常的生活、工作或学习，一般体重下降不明显，较少出现内分泌障碍，依从性会比神经性厌食患者好很多，通常能主动就医。

神经性贪食的易患人群与神经性厌食相似。

神经性贪食的诊断标准

基于精神卫生诊断手册，神经性贪食的诊断标准为：

反复的暴食发作，每次暴食发作同时具有以下 2 个特点：

a. 在一个不连续的时间段内（如在任何的两小时内）吃掉比大多数人在相似时间段、相似场合能吃掉的食物数量多得多的食物。

b. 发作中有进食缺乏控制感（如感觉无法停止进食或感觉无法控制吃什么或吃多少量）。

为防止体重增加反复出现不恰当的补偿行为，如催吐、滥用导泄剂、禁食或过度运动等。

暴食及不恰当的补偿行为同时发生，至少平均每周两次，持续 3 个月以上。

受体形和体重影响而自我评价不恰当。

该紊乱并不是单独出现在神经性厌食发作中。

神经性贪食的治疗

神经性贪食的治疗同神经性厌食一样包括：药物治疗、营养支持以及心理治疗。而治疗目标在于纠正患者的身体营养状况，控制暴食行为和清除行为出现的频率，建立正常的进食行为模式，同时治疗相关的并发症以及一些潜在的精神障碍，如抑郁、焦虑、冲动控制障碍等。

患了进食障碍，我该怎么办
——进食障碍患者的自我照顾

吃一点就肚子胀是怎么回事以及怎么应对?

这是神经性厌食患者常会面临的一个问题。有两方面原因，一是因为长期不进食，导致胃肠功能极度衰弱，稍微进食就会感觉腹胀难忍；二是因为可用腹胀、食欲差等原因来掩饰自己限制进食的动机。因此需要患者自己意识到进食行为的异常。这一点很重要，因为往往在过度追求纤细、苗条的身材时，会忽略过度节食对身体和生活的影响。

首先摸摸自己的皮肤还有弹性吗？会不会觉得皮肤经常很干燥？有没有出现运动一下就感觉气喘吁吁，有时连站久一点都会突然双眼出现黑蒙[①]甚至晕倒？有没有感觉特别怕冷，即使在夏天穿得也会比同龄人多，一不小心还容易感冒？仔细看看自己身体变化，骨骼、关节会比其他同龄人更突出，脚踝常常不明原因地肿胀？有没有发现自己特别容易发生骨折，稍不注意的一次摔倒就会导致骨折的发生，这在以前是不可能出现的？如果是女性的话，甚至会发现每月准时到访的“大姨妈”也迟迟不来？其实这就是过度节食带来的身体影响，当身体机能不足以支撑我们去完成日常的工作、学习时，就需要在家人或朋友的陪同下去专业机构需求帮助。

当出现上述表现时，应尽快到医院检查身体机能，及时对症治疗，纠正身体的营养失衡。如果是女性的话，严重的内分泌失调会导致生育功能丧失。对症处理中，营养状况的改变尤为重要。就餐前 1

①黑蒙：眼睛视物时不能看到或看清物体，而以眼前发黑为表现的临床症状，临床多以一过性黑蒙形式出现，表现为头晕，视物模糊。

小时、就餐时以及就餐后 1 小时，适当限制液体的摄入，避免胃部过度扩张。如果长期不进食，进食需从最小量、易消化的食物开始，逐渐缓慢增加食量，食物可从流质、半流质、软食、普食的顺序逐渐过渡。如果自行进食很难按计划完成，可以在医生的指示下进行静脉补充营养液或鼻饲。

药物治疗能很好地稳定情绪，缓解焦虑、抑郁，改善食欲和睡眠质量，同时更重要的是心理治疗。

心理治疗中的认知行为治疗是在营养恢复过程中最常用、最有效的心理治疗。认知行为治疗开始前需要和治疗师一起商量建立一个个体化治疗方案。治疗师会了解患者在处理和解释事件时是否存在系统性认知偏差[①]，鼓励增加进食、减少呕吐行为来获得某些特权，如增加活动、减少医务人员的监督、缩短亲属的探视间隔时间等。如果患者愿意，治疗师可以邀请患者和照护者一起进食，进食后再和治疗师一起在休息室内观察半小时，这样可以阻止呕吐反应的出现，最终完全停止。最后再通过认知重建和问题解决来处理有关体形和体重的歪曲认知观念。

如果家人愿意的话，可以一起参与家庭治疗。因为家庭治疗是一种把关注的焦点置于人际关系上的心理治疗方法，它认为个体只有在互动和系统（家庭）中才能被说明、被理解，个体的困扰实际上是关系的困扰，是个体所在的系统出现了问题。因此家庭治疗会帮助调节家庭成员之间的关系，达到重新建立一个新的、更融洽的家庭模式，这样会有助于疾病的康复。

阵发性控制不住暴食吃了又后悔可以怎么办？

这是神经性贪食患者经常会面临的困扰，阵发性控制不住暴食往

①认知偏差：是人们在知觉自身、他人或外部环境时，常因自身或情境的原因使得知觉结果出现失真的现象。

往是出现情绪波动时的一种发泄方法。这时也需要尽快到专业机构接受治疗，因为长此以往会对身体带来很大的伤害，比如引起胃肠道出血，水、电解质失衡，心脏功能的影响甚至出现致命危险。

与此同时药物治疗也是必要的，它可以有效改善患者的焦虑、抑郁情绪，减少暴食和催吐等清除行为的发生。但这需要积极配合治疗，按时按量服药，及时与医生沟通，才能尽快找到适合的治疗方案，帮助早日康复。

除此之外心理治疗也是很重要的治疗。目前认为认知行为治疗对神经性贪食是最好的心理治疗方法。认知行为治疗旨在使进食习惯正常化和改变对体形、体重的过度关注，引导患者找出情绪压力的来源。治疗师会和患者一起商讨建立合理的、有计划的饮食行为，鼓励其记录食物的摄入和呕吐发作情况，并尝试去正视和适应常常会发生渴求大吃一顿之前的任何环境刺激、思想或情感变化，记录每日的进食次数、配合奖惩措施，鼓励患者接受自己的体重和身材，逐渐重新获得对进食的自控能力。

什么才是真正的美？

不管是神经性厌食患者还是神经性贪食患者，都有一个共同点就是自尊心都过分依赖于体形和体重，都会害怕发胖以及对体形、体重的歪曲认识与期望。到底什么才是“美”呢？过分消瘦就真的“美”吗？它会给身体带来什么样的变化？过分消瘦会引起身体器官很多的改变，比如心动过缓、皮肤干燥粗糙、骨质疏松、内分泌紊乱等，严重者会危及生命。如果生命都没有了，又何谈“美”呢？有句话叫“健康就是美”。当你开心地大笑，痛快地哭泣，充满活力地运动，努力地学习、生活，这就是属于你的美。

如果你在积极配合接受药物治疗和心理治疗，你慢慢会发现情绪释放还可以选择更多的方法，不仅仅只能从暴食或拒食来宣泄。当你情绪改善，对身体和体重有重新的认识，你慢慢会感觉到进食带来的愉悦，慢慢开始享受进食的乐趣。随之而来的是，你的自信心也会慢慢提升，不再依赖外人对自己的认可，慢慢找到生活的目标，这样会让你更加悦纳自己，包括自己体形、体重、优点和缺点，所有的一切都能接受，因为这样才是世界上独一无二的你。

想变成这个美好的你吗？你只需要听取专业意见，积极配合治疗，相信你会逐渐远离病痛，走向康复，成为更美好的自己。

患者康复的力量——给照护者的建议

当家人患进食障碍时，我们可以反思一下家庭成员之间的关系怎样？患者有没有正处在困扰当中？为什么不能好好吃饭，反复催吐？很多照护者对于以上答案并不清楚。以下是给照护者的一些建议，帮助照护者了解进食障碍这个疾病以及如何帮助患者。

在进食障碍患者的治疗中照护者能做什么？

首先，照护者需要明白一点，进食障碍并不仅仅是减肥那么简单，患者有可能是长期情绪压抑得不到释放抑或在家里很难自己决定事情、缺乏掌控感，才通过控制饮食来释放情绪、获得掌控感。同时进食障碍也不是“把少吃的补回来就行了”，这是一种精神心理疾病。进食障碍发展严重的时候甚至会危及生命，因此需要及时得到专业治疗。同时，照护者的重视、鼓励和陪伴能帮助患者尽快地接受规范治疗，有助于疾病的康复。

其次，当照护者对疾病有充分的认识、陪伴患者共同治疗时，患者因为疾病的原因对自己评价很低，老是觉得自己“胖”、自己“丑”而忽略了自己的优点，照护者需要直白地指出患者的优点并进行鼓励。当患者依照计划按时按量进食时，及时给予肯定和鼓励。当患者想放弃时，侧面提醒坚持治疗的必要性以及会给身体带来什么样的转变，鼓励患者坚持。

第三，必须要注意的是密切关注患者的情绪变化。因为进食障碍患者往往会伴发抑郁、焦虑情绪，甚至出现自杀、自伤行为。一旦发现患者情绪波动过大时，一定要在保证患者安全的前提下尽快向医生寻求帮助，避免意外发生。

最后，进食障碍患者往往意识不到自己是生病了，特别是神经性厌食患者，会很排斥治疗和恢复自己的食欲。如果照护者发现患者身体极度消瘦时一定要尽力劝说她到医院治疗，实在没有办法的情况下也可以强制将患者带到医院对症处理，及时纠正她营养失衡的状态，避免对身体造成一些不可逆的伤害。在治疗当中照护者需要关注患者是否将药按时按量服下，这会直接影响治疗效果，与此同时照护者也需要关注药物副作用，如果药物副作用过大会影响患者服药的依从性。

照护者该怎么应对患者的异常进食行为?

首先，需要理解患者为什么会出现禁食、暴食或催吐行为，不要过于紧张和抱怨。如果照护者的情绪不够稳定，会让患者更觉烦躁。照护者也要尝试学会识别自己的情绪，当感觉自己过于紧张、愤怒时，可以先做深呼吸放松一下，调整好自己的情绪再跟患者沟通。

其次，需要配合医生、营养师和患者共同制订的饮食计划，提供符合饮食计划和患者喜爱的食物，促进患者的食欲。当患者拒绝食用时，可以邀请他和其他人一同进餐。但不可操之过急，需要给患者一个恢复的时间，不要逼迫患者进食。推荐少食多餐，一开始尽量给易消化吸收的软食或营养液，之后再根据患者的康复情况逐渐改变食物的性状，逐渐恢复正常的饮食习惯。

第三，当患者又开始暴食时，照护者需要在旁提醒并限制患者能取得的食物，也可以做一些患者感兴趣的事转移注意力，以此打断暴食行为。当患者平静下来后可以一起探讨诱发暴食的原因，鼓励患者以笔记的形式记录下来。如果患者愿意的话，可以带着笔记治疗师共同探讨怎样合理处理情绪。

最后，当患者反复催吐时照护者需要观察她呕吐物的性状、量、有无出血，以方便医生判断患者是否存在消化道出血。同时照护者需要记录患者的饮入量、小便量、呕吐量，以方便医生判断患者出入量是否平衡，是否存在水、电解质失衡的情况，以便及时对症处理。同时照护者也需要了解患者反复催吐的原因，当患者已经与心理治疗师约定好不再催吐，那照护者需要帮助患者保管好她催吐的工具，鼓励患者坚持按照计划进行训练。在患者进食后尽量让患者和大家在一起半小时以上，防止患者再次催吐。

作为患者的照护者，维持好良好的家庭环境及人际关系，为患者提供有力且安全的支持，也是帮助患者康复的重要因素之一。因为，照护者的支持，是患者迈向康复的最重要的力量！

第十一章

你的睡眠还好吗

——睡眠障碍

如今，“熬最晚的夜”成了人们的生活常态。有的人是在流连夜晚时光，而有的人则在这夜晚倍感痛苦和无奈，拥有一个好的睡眠对他们而言成了“奢望”。随着生活节奏的加快，越来越多的人被睡眠问题所困扰。世界卫生组织的一项研究表明，全球遭受睡眠困扰的人约占 27%，而我国成年人的失眠率高达 38.2%，超过 3 亿人有睡眠问题，儿童及青少年患睡眠障碍（sleep disorder）也并不少见。失眠问题似乎人人都曾经历，失眠就是生病了吗？怎样应对失眠呢？

阅读本章，你将了解以下内容：

- 昨晚，你睡得好吗——认识睡眠障碍
- 我可以睡个好觉——如何应对睡眠障碍
- 请接纳我的睡眠困扰——来自照护者的力量

昨晚，你睡得好吗——认识睡眠障碍

我们每个人一生中几乎都会经历失眠。有人说，失眠是在枕头上无尽的流浪。你有多少个睁着眼睛睡不着的夜晚，你有多少个被失眠困扰的夜晚，你又有多少个无法入睡苦不堪言的夜晚？为什么会失眠呢？一直失眠是病吗？要怎么样才能睡着呢？要回答这些问题，我们先来认识一下睡眠和睡眠障碍。

你了解睡眠吗？

要了解失眠，我们先来看看什么是正常睡眠。

睡眠是人的基本生理需求，大多数人有 1/3 的时间是在睡眠中度过的。睡眠作为生命所必需的过程，是机体复原、整合和巩固记忆的重要环节。可见睡眠对我们来说多么重要。睡眠受人体内环境稳态与昼夜节律两大生理进程的调节，是维持人类生存与发展的一项重要生理活动。随着现代社会生活节奏的加快，睡眠质量已成为衡量人们身体健康与否的重要标志。长期睡眠不足或睡眠质量差还会导致多种躯体及精神方面的损害，如免疫力下降、记忆力下降、注意力不集中、血压升高、焦虑抑郁等，反之睡眠过多也不利于健康。

睡眠也存在一个生物节律，就是睡眠周期。一个睡眠周期持续 90~110 分钟，每个周期分 5 个阶段，分别是：入睡期、浅睡期、熟睡期、深睡期、快速眼动期。每夜通常会经历 4~5 个睡眠周期。前面 4 个阶段大家可以从字面理解。而最后的快速眼动期是比较接近清醒的状态，睡眠者通常会有翻身的动作，且很容易惊醒，大部分梦的产生都是在这个时期。

正常睡眠时间的长短应由个人需求判断，因年龄、身体状态等因素而不同。一般情况下，新生儿平均每日的睡眠 16~20 小时，幼儿 9~12 小时，儿童约为 10 小时，成人为 6~8 小时，老年人则睡眠需求更少。科学的入睡时间一般为 22:00~23:00。儿童青少年需要早睡，是因为夜间入睡后会分泌一种生长激素，对于生长发育的孩子影响颇大。

睡眠时间的长短因人而异，我们可以通过下面的小测试来了解一下自己的睡眠。以下的失眠严重程度指数量表（insomnia severity index，ISI）是由加拿大的查尔斯·莫兰教授等人编制，是目前使用较为广泛的失眠评估量表之一，共有 7 个问题，每个问题的评分从 0~4 分共 5 个等级，答完所有问题需要两三分钟。

失眠严重程度指数量表（ISI）

1. 描述你当前（或最近 2 周）入睡困难的严重程度

无（0）轻度（1）中度（2）重度（3）极重度（4）

2. 描述你当前（或最近 2 周）维持睡眠所产生困难的严重程度

无（0）轻度（1）中度（2）重度（3）极重度（4）

3. 描述你当前（或最近 2 周）早醒的严重程度

无（0）轻度（1）中度（2）重度（3）极重度（4）

4. 对你当前睡眠模式的满意度

很满意（0）满意（1）一般（2）不满意（3）很不满意（4）

5. 你认为你的睡眠问题在多大程度上干扰了日间功能

（如导致日间疲劳，影响处理工作和日常事务的能力、注意力、记忆力、情绪等）

没有干扰（0）轻微（1）有些（2）较多（3）很多（4）

6. 与其他人相比，你的失眠问题对生活质量有多大程度的影响或损害

没有（0）一点（1）有些（2）较多（3）很多（4）

7. 你对自己当前的睡眠问题有多大程度的焦虑和痛苦

没有（0）一点（1）有些（2）较多（3）很多（4）

评分方法：量表总分等于每个问题答案的总和。如测试评分总分小于7分提示无显著失眠，8~14分提示存在轻度失眠，15~21分提示中度失眠，22分以上为重度失眠，建议至专业机构寻求帮助。

听说失眠是抑郁的常见症状。我常常失眠，是得了抑郁症吗？

抑郁症是现代生活中患病率很高的一种疾病，主要表现为情绪低落、兴趣减退、早醒等，严重的还会出现自杀自伤行为。抑郁症患者失眠通常表现为入睡困难、夜间觉醒、早醒，有部分抑郁患者3种类型的失眠均有。可以肯定的是失眠是抑郁症的诱因之一，因此，失眠患者需要采取恰当的治疗方式，进行有效的干预，避免最后发展成为抑郁症。常失眠早醒的患者可以先自行筛查一下，是否有抑郁的苗头出现。怎样筛查呢？可以通过下面这个患者健康问卷抑郁自评量表（patient health questionnaire-9，PHQ-9）进行自我评估，此表是由美国哥伦比亚大学的罗伯特·斯皮策等人研发，共9个问题，每个问题的评分从0~3分共4个等级。

患者健康问卷抑郁自评量表（PHQ-9）

在过去的2周里，你生活中以下症状出现的频率有多少？

1. 做事时提不起劲或没有兴趣

完全不会（0） 好几天（1） 一半以上的天数（2） 几乎每天（3）

2. 感到心情低落、沮丧或绝望

完全不会（0） 好几天（1） 一半以上的天数（2） 几乎每天（3）

3. 入睡困难、睡不安稳或睡眠过多

完全不会（0） 好几天（1） 一半以上的天数（2） 几乎每天（3）

4. 感觉疲倦或没有活力

完全不会（0） 好几天（1） 一半以上的天数（2） 几乎每天（3）

5. 食欲不振或吃太多

完全不会（0） 好几天（1） 一半以上的天数（2） 几乎每天（3）

6. 觉得自己很糟，或觉得自己很失败，或者让自己或家人失望

完全不会（0）好几天（1）一半以上的天数（2）几乎每天（3）

7. 对事物专注有困难，例如阅读报纸或看电视时不能集中注意力

完全不会（0）好几天（1）一半以上的天数（2）几乎每天（3）

8. 动作或说话速度缓慢到别人已经觉察，或正好相反，烦躁或坐立不安、动来动去的情况更胜于平常

完全不会（0）好几天（1）一半以上的天数（2）几乎每天（3）

9. 有不如死掉或用某种方式伤害自己的念头

完全不会（0）好几天（1）一半以上的天数（2）几乎每天（3）

PHQ-9 量表计分方法：量表总分等于每个问题得分的总和。5~9 分提示轻度抑郁，10~14 分提示中度抑郁，15~19 分提示中重度抑郁，20 分以上提示重度抑郁。如果失眠患者此量表得分≥ 15 分，建议到心理卫生专科就诊，进一步明确是否患抑郁症。

失眠的恶性循环如何终结?

对大部分失眠患者而言，害怕失眠比失眠本身更可怕！失眠后总有诸多担心，害怕睡不好影响健康，影响工作，影响学习，害怕第二天没有精神影响到重要会议等等。对睡眠这件事越来越恐惧，害怕夜晚的到来，害怕又再次尝到失眠的痛苦，越来越烦躁不安，最后形成恶性循环：想睡—担心—失眠—痛苦—失眠。

很多时候笔者都会尝试做自我的调整，虽然也有间断性的失眠情况，但并不会过于担心，即使睡不着，也能心平气和地让自己放松。所以，失眠并不可怕，可怕的是我们对失眠的恐惧，失眠时的烦躁不安，以及对睡眠的错误认知。

大部分失眠患者会想出不同的办法去控制自己的睡眠。比如，“我昨晚没有睡好，今晚一定要在 10 点左右就睡觉，而且必须要睡着”，但是往往事与愿违，不仅没有睡好，反而又一次失眠了。那么我们的睡眠究竟能不能控制呢？其实它和我们的心率、血压、想法等一样都是难以控制的。上床后越是想睡着就越是睡不着，就是说我们越是想控制睡眠，就越睡不着。那我们该怎么办呢？你需要学会接纳与调整。既然我们的入睡时间、睡眠深浅、时间长短等等这些我们都无法控制，不如尝试着去接纳。不再尝试去控制它，因为睡眠和我们的诸多生理、心理现象一样，是无法控制的。我们要付诸行动，尽量去调整我们的不良睡眠行为，比如躺在床上看电视、玩手机、过度的熬夜等。建立良好的睡眠行为，让自己更好地活在当下，即使睡不着，一样可以让自己放松，心平气和地去面对！

常见的睡眠障碍有哪些？

失眠症（insomnia disorder）是常见的睡眠障碍之一。实际上，睡眠障碍还包括嗜睡症（hypersomnolence disorder）、睡眠 – 觉醒节律障碍（circadian rhythm sleep–wake disorders）、梦魇（sleep terrors）、睡眠 – 呼吸暂停综合征（central sleep apnea）、不宁腿综合征（restless legs syndrome）等。

失眠症

失眠症是指睡眠启动和睡眠维持障碍，导致睡眠质量不能满足个体需要的一种状况。

临床表现：入睡困难、睡眠不深、易醒和早醒、醒后难以入睡、白天困倦；出现焦虑、抑郁情绪，害怕、恐惧睡眠，生活、学习多方面功能受到影响等。

相关因素：精神紧张、各种重大生活事件、睡眠环境改变、时差原因、长期熬夜；兴奋性药物，如咖啡因、茶碱、甲状腺素；对睡眠问题过度担忧关注的精神疾病，如躁狂患者兴奋躁动不安而少眠，抑郁患者入睡困难或早醒等。

嗜睡症（睡美人综合征）

可能对于很多失眠的朋友来说很羡慕随时都能入睡的人，其实不然。不论在何种场合随时都能入睡是一种病态的表现，临床上称为嗜睡症，也叫原发性过度睡眠。它还有一个优美的名字叫睡美人综合征。嗜睡症病因不明确，白天睡眠过多，几乎每天都会发生，患者的社会功能明显受到影响，常为此感到痛苦不安。

临床表现：只要在安静或单调的环境下，就常感困乏想睡，有时或是不分场合甚至需要十分清醒的情况下也出现不可抗拒的入睡。过多的睡眠严重影响到患者的工作、学习，常伴有记忆力减退、思维能力下降、学习新事物困难，甚至出现意外事故。常被人误解为懒惰、不求上进。各种问题常导致患者情绪低落、造成严重的心理压力。

患者王某，女性，21岁，就医主诉为嗜睡、困倦、严重的瞌睡发作，每日要睡16个小时。患者在白天上课时总是很费劲地维持醒觉状态，但无能为力。随时都能入睡，如吃饭、听课甚至走路时也能入睡。常常在坐公共汽车时因睡着了而错过了下车的站点，也很难上课时不打瞌睡，所以每学期都会不能完成规定的课程。同学朋友常常会开玩笑地叫她“睡美人、懒虫”等。为此她常感到苦闷，心情不好，自责，也因此到多个大型综合性医院看病，做了一系列的相关检查均无特殊，最后被诊断为嗜睡症。

睡眠-觉醒节律障碍

睡眠－觉醒节律障碍通常指入睡和觉醒的规律与平常人不同而引起的睡眠紊乱。该病常见于成年人、儿童期或青少年期。

临床表现：睡眠－觉醒节律紊乱。如有的患者常在凌晨入睡，次日下午醒来；有的入睡时间变化不定，总睡眠时间也跟着入睡时间的变化长短不一；有的过于早睡和过于早醒；有的有时可连续2~3天不入睡。患者常对此感到恐惧、担忧，常引起精神活动效率下降，社会功能受到影响。

相关影响因素

通常与生活节律失常有关。常见于需夜间工作和生活无规律的人群。因为生活节律失调导致生物钟、大脑动力定型的改变所致的脑功能紊乱。

也与心理社会压力有关。如学习和工作压力大，人际关系、求职、环境的变化等使人产生焦虑情绪，可推迟入睡的时间、睡眠间断易醒、早醒而导致睡眠节律紊乱。

李某，女性，40岁，自由职业。因“晚睡晚起10多年，感社交不方便”就诊。李某自己描述到：因之前的工作关系需要长期上夜班，之后常出现入睡困难的问题。为此更换了工作，职业时间较为自由。通常在晚上12点多到凌晨两三点才上床睡觉，下午1点左右醒来，起床后有1小时左右会感到疲乏、头昏眼花，做不了任何事情，一旦到了晚上便精神抖擞，精力充沛，且感觉思维较敏锐，为此常常会在傍晚到凌晨的时间来安排工作，但是日常生活工作的能力明显下降，睡眠时间与别人的规律完全相反，一般的社交活动一概取消，长久以来社交严重受到影响，为此患者感到苦闷，前来就诊。来院后做了相关检查，躯体无异常，被诊断为睡眠－觉醒节律障碍。

梦魇

在睡梦中被噩梦突然惊醒，醒后恐惧不安。

临床表现：梦境常处于危险境地，使患者恐惧、紧张、害怕、呻吟、惊叫或动弹不得直到惊醒。醒后对梦中的恐惧内容能清楚回忆，并持续处于惊恐之中。通常发生在睡眠的后期，也就是快速眼动睡眠阶段。

影响因素：儿童一般在听恐怖故事或是看恐怖电影后会出现梦魇。成年人一般发生在应激事件，如遇到抢劫、强暴等灾难性的事件后会出现梦魇。某些镇静催眠药物或突然停用镇静安眠药物也可引起梦魇。

睡眠-呼吸暂停综合征

睡眠－呼吸暂停综合征是一种睡眠时呼吸停止的睡眠障碍，口和鼻气流均停止达10秒钟以上，与打鼾密切相关。打鼾是睡眠时很常见的现象，很多人都经历过，每个人的轻重程度不一，有的很严重，甚至出现呼吸暂停的现象，这种现象经常发生属于一种疾病状态。常与患者本身存在呼吸道阻塞、呼吸道结构狭窄以及肥胖有关。

不宁腿综合征

不宁腿综合征是一种主要累及腿部的神经系统感觉运动障碍。患者常出现难以形容的双下肢不适感，从而有强烈的活动双腿的愿望，常常需要不停地活动下肢或下床行走来缓解症状。严重干扰到患者睡眠，致使患者出现入睡困难、睡觉中觉醒次数增多等。夜间睡眠或安静休息状态时下肢出现极度的不适感，如麻木、蚁走感、蠕动感、烧灼感、刺痛感、肿胀感等。此病的发生多与遗传、脑内多巴胺功能异常、营养不良、妊娠、机体免疫力下降等有关。

我可以睡个好觉——如何应对睡眠障碍

导致睡眠障碍的原因有多种。有的人是因为压力出现短时间的失眠，有的人则可能是因为呼吸系统问题或者神经系统的问题。不同原因导致的睡眠障碍解决的方式是不同的，如果是躯体疾病引起的失眠需积极治疗躯体疾病，没有明显躯体原因，可以到睡眠医学中心进行检查和治疗。接下来，我们先来看看哪些是错误的调节睡眠的方法，再为大家介绍几种实用的失眠应对方式。

饮酒助眠不可取

电影里常常出现喝醉后，人陷入沉睡，对周围环境难以察觉的状态。那么是否说明酒精是治疗失眠的良药？事实上，酒精对于大脑皮质确实有抑制作用，但需要达到一定剂量。但实际上，饮酒后深睡眠时间会减少，饮酒后的整个睡眠质量并不高。并且，如果经常通过喝酒来帮助睡眠，会造成肝脏等主要代谢器官受损，甚至导致酒精依赖。所以饮酒助眠是不可取的。

接纳失眠

很多人对于睡眠有思维上的“固定要求”，例如，“我就是该休息 6~8 小时，如果没达到这个长度，就会影响我的生活”。这种固定要求往往来自书籍、电视节目对于一般人群的睡眠量解释。并不是说这个说法是错误的，但是我们不能忽略了一个最重要的因素，那就是人与人之间是存在个体差异的，有的人睡眠时间需求长，有的人睡眠时间需求短，有的人吃饭吃得多，有的人吃饭吃得少，有的人需要睡 10 个小时，有的却只需要睡 4~5 个小时。因此，失眠时，为了不让自己产生焦虑、担心等负性情绪进一步影响睡眠，需要调整自己的认知。根据第二天的状态来判断自己的睡眠需求是否达到，接纳偶尔不足的睡眠，再睡不着，也要平静地面对。

建立良好的睡眠习惯，养成好的睡眠“生物钟”

良好的睡眠习惯并非一朝一夕可以养成的，通常需要一段时间的调整，具体包括以下步骤：

制订作息时间表：起床时间、工作学习时间、闲暇时间、睡觉时间等。

营造良好的睡眠气氛：安静的睡眠环境、舒适的床垫、适合睡眠的光线等。

失眠患者避免在下午饮咖啡、茶、能量饮料、吃饭不宜过饱。

避免在睡前做紧张的工作、看紧张的电影或是电视剧、不能剧烈运动等。

固定时间上、下床，不在床上做与睡觉无关的事情，比如看电视、看手机等，切记床只是用来睡觉的。

无论头一晚睡得如何的不好，尽量不赖床或是补觉。

坚持每日有氧运动：快走、慢跑、游泳、爬山等。

千万不要过早上床，睡不着时一定下床！

很多失眠患者担心夜间睡眠，会给自己一段入睡准备时间，即没有困意也躺在床上为入睡做准备，但实际结果却不尽人意。如果没有睡意，不要上床，同样的如果上床后半小时仍难以入睡，建议起床，起来后可尝试做呼吸放松或是肌肉放松训练（详见第三章），直到有睡意时再上床入睡。

矛盾意向法

我们在失眠的治疗中常常会用到一种方法叫矛盾意向法，睡不着时努力让自己保持清醒，当你越努力地让自己保持清醒，你会越累，越有困意，更容易入睡。不要尝试去控制睡眠，你越想着去控制某些生理或心理的活动时，越是容易向相反的方向发展。连续维持清醒的时间越长，睡眠的动力越大，越容易入睡。比如说早上5：00就醒了，之后一直不睡觉，直到晚上11：00才上床睡觉，那么我们便累积了18个小时的睡眠动力，次日晚入睡会更容易。为了积累足够的睡眠动力，我们建议失眠患者最好不要午休，即使昨晚没有睡好，白天也不要补觉，如果白天补觉或者午休的话就会减少我们夜间的睡眠动力，到了该睡觉的时候却不容易睡着了。

用心去呼吸，活在当下——正念呼吸

正念呼吸是通过对呼吸的关注，用心去感受，减少头脑里的杂念，缓解焦虑，从而使内心平静下来，更好地放松，促进睡眠。准备一间整洁、光线柔和、没有噪音的房间。按照以下步骤操作：

找最舒适的姿势坐下，背部挺直而不僵硬，让身体姿势反映自己的活在当下和觉醒。如果在椅子上就座，请将双脚平放在地板上，双腿不要交叉，轻柔地闭上眼睛。

将觉察带到你的身体感觉上，集中注意力体会身体与地板或椅子接触时，那个部位的触感和压力感。花一两分钟去觉察一下这些感觉。

现在将觉察聚焦于身体感觉的变化，随着呼吸的进入呼出，去感觉下腹部的感觉。（如果是第一次进行这个练习，可将手放在肚脐周围，这样就可以觉察到手掌触碰到的下腹部的感觉变化。让自己的意识进入该部位，即使在手移开以后，也能够继续聚焦于下腹部的身体感觉。）

用心去体会吸气时腹部轻微升起的感觉，以及呼气时腹壁的紧缩感。在气体吸入和呼出身体的整个过程中，将意识集中于下腹部。你也可以将注意力集中在吸入和呼出之前那个短暂的停顿，或者是上次呼出与下次吸入间的停顿上。

无须有意识地控制自己的呼吸。尝试感受腹式呼吸，简单地吸进、呼出。吸气的时候感觉腹部微微地膨隆、扩张，呼气的时候感觉腹部轻轻地回落、放松。不需要去调整呼吸的频率、深浅，只是跟随自然的呼吸节律即可。试着用同样放松的态度去对待其他体验，除此之外不需要做什么。

迟早（一般都会很快出现），你的心智会从呼吸下腹部的感觉变化，游离到各种思维、规划等等。没关系，这正是心智的习惯行为。这既不是错误，也不是失败。当你发现自己的注意力不再聚焦于呼吸，可以温和地恭喜自己——你又一次觉察到了自己的经验，留意到是什么让你分心了，然后再温和地将觉察带回来，继续聚焦于下腹部的身体感觉变化，恢复对吸气、呼气保持觉察的意向。

不管你觉察到的心智游离现象有多么频繁（这种现象还会一再发生），每一次都祝贺自己重新联系上当下的经验，温和地把注意力带回到呼吸上，随着呼吸观察身体感觉的变化。可以将心智的反复游离看作锻炼自己的机会，可以培养对自身体验的耐心和好奇心。

继续进行10分钟的呼吸练习，也可以根据你的意愿延长时间。

关于正念呼吸的重要提示：

- 用鼻子吸气，切勿用嘴呼吸。
- 腹式呼吸时尽可能地让气流往下沉。
- 呼吸尽可能缓慢。
- 找到一个适合自己的坐姿，要找到一个舒适而稳定的坐姿。
- 如是选择椅子的话需要有直靠背的，可以双脚平放在地上，不要交叉，最好能让背部离开椅背、自己挺直。
- 如果坐在地板的软垫上，请选择一个坚实、较厚的坐垫，臀部要距离地面8~15厘米，膝盖放在地板上。

坐姿1：使用坐垫，盘腿而坐，将一条腿折放、脚跟尽量靠近身体，然后另一条腿折放在这条腿前面。

坐姿2：跪坐，坐垫放在双脚之间。

坐姿3：坐在冥想凳上。

- 不管是坐垫还是板凳，高度一定要可以舒适和坚实地支撑自己，不管采取哪种坐姿，一定要让膝盖低于臀部。

只要环境安静，任何时间都可以做正念呼吸练习。每次正念呼吸练习时间以45~60分钟为佳，刚开始练习时可能会因各种原因，如坐姿不习惯而无法坚持，可以循序渐进地增加时间。对于失眠患者，最好每日抽时间练习，睡前进行30~45分钟正念呼吸练习，有利于身心放松，促进睡眠。如上床后20分钟左右不能入睡，或是中途醒来了20分钟左右无法再次入睡，可离床尝试进行30~45分钟正念呼吸练习，然后重新上床入睡。

身体扫描

身体扫描最早是由美国正念减压创始人乔·卡巴金博士提出的，主要用来培育对身体的觉知力，从而放松身体，起到很好的助眠效果。失眠患者晚上上床后可以进行身体扫描练习，如上床后入睡困难或是醒后再次入睡困难均可尝试此方法，一般都可以获得较好的催眠效果。

具体方法：

请躺在床上或是舒适的地板上。

闭上双眼或微闭双眼，双手置于身体两侧，两脚自然分开。

此时请注意身体的感觉，你躺在那里，整个身体都被什么东西支撑着，你的目的是觉察身体的每一个部分，了解已经存在的身体感受。所以，我们的目标不是为了达到某个特定的状态，而是感觉已经存在的东西。因此，放弃刻意追求某种状态的想法，也不要企图判断自己身体的某种状况，只需要从容地像扫描仪一样扫描身体的每一个部位。

选定一个时机，把注意力引导到呼吸上面，觉察腹壁在吸气时的隆起和呼气时的下陷。

像这样觉察几次呼吸以后，把注意力向下移动到你的双脚。随着注意力的转移，觉察两脚的感觉，包括脚趾、脚掌、脚踝、脚背。注意这些部位有什么感觉，如果没什么特别的感觉，就保持这种空白状态。如果这些感觉很细微，那么注意到它即可，这就是当下的体验，不用刻意试图感受更多。

现在再做一次深呼吸，在呼气的时候放下脚部的觉知，让它消融在意识之中。然后把注意力转移到脚踝，这个部位有什么感觉？做一次深呼吸，在呼气的时候放下脚踝处的觉知。

将注意力转移到小腿，在这停留一会，注意小腿被你躺着的地方所支持的感觉，充分感觉皮肤表面和小腿内部产生的所有知觉。做一次深呼吸，呼气时放下小腿处的觉知。

将注意力转移到膝盖，觉知这里当下的感觉。做一次深呼吸，呼气时放下膝盖处的觉知。

将注意力转移到大腿。此时你觉察到的也许是衣物与皮肤表面接触的感觉，或是沉重或是轻盈，或许是脉搏的跳动等。在吸气时将空气流动到体内，一直流动到腿部，然后到脚部，呼气的时候想象空气从脚部向上流动，一直流出身体，这样吸气的时候你就会体验空气充满腿部、呼气时腿部空下来的感觉。如果你愿意，在接下来的几次呼吸中继续体验这种觉知。

现在做一次深呼吸，呼气的时候放下腿部的觉知，让觉知消融在意识之中，然后再将注意力转移到臀部和骨盆，右臀、左臀，接着是整个骨盆和该区域的所有器官，也可以想象一下空气随着呼吸流动到该区域的样子。然后再做一次深呼吸，呼气的时候放下臀部和骨盆的觉知。

将注意力转移到后背，从下背开始，然后随着吸气将感觉区域扩展至整个中段，接着上背部，直到注意力觉知到整个背部为止。做一次深呼吸，呼气时放下背部的觉知。

注意力转移到身体前部，首先是小腹，感知这里的变化，然后注意力扩展到整个区域。

随着呼吸的变化，你可能会陷入分神，进入到思考、担忧的状态，也许会感到厌倦、无聊或焦躁，有时它们非常容易令你分心。出现类似的情况时请注意，这并不是你做得不对，一切都是正常的，你只需要注意到此刻的感觉即可，接纳它们的存在，把注意力带回到需要感知的地方就可以了。

现在将注意力转移到胸部，觉知这区域的感觉。然后呼气，同时放下胸部的觉知，把注意力转移到双手和双臂，在这停留一会。

现在做一次深呼吸，呼气的时候放下双手和双臂的觉知，注意力转移到双肩和颈部，此刻，你又有什么感受呢？无论有什么感觉，都需要觉知并接纳它们。

做一次深呼吸，呼气的时候放下双肩和颈部的觉知。注意力转移到头部和面部，从下巴到嘴唇，到鼻子再到鼻子表面，到双颊、脸部两侧和双耳，到眼睛、眼睑、眉弓、眉毛之间，到前额、前额两侧，到头皮、头顶，现在想象吸入的气流可以充满整个头部。

在以这个方式扫描完整个身体以后，花上几分钟的时间觉察身体作为一个整体，觉察呼吸自由地流动，进入并流出身体。大部分慢性失眠的患者在躺着完成身体扫描的过程中，很容易睡着。

睡眠问题的药物治疗

相信大部分存在睡眠问题的患者都曾经纠结过要不要吃药？担心吃药会不会上瘾？或者担心药物的其他副作用？睡眠问题是否用药、用哪种药、用多少剂量，这类专业问题不要擅自决定，而是到医疗机构咨询医生。

对于偶尔失眠且不影响日常生活的患者，建议先尝试上述调节方法。对于受特殊重大事件刺激引起的失眠，如第二日要参加重大会议、面临高考等，可以与医生商议选择适宜的短效助眠药物。如果是长期的慢性的失眠患者（每周失眠超过 3 次，持续超过 3 个月以上），建议遵照专科医生医嘱使用助眠药物。

请接纳我的睡眠困扰——来自照护者的力量

如果家里有人经历着睡眠问题的困扰或已被确诊为某种睡眠障

碍，作为家人或照护者，我们需要陪同他们一起行动起来。

了解睡眠相关知识，理解他/她的处境

了解睡眠的基本知识，理解他/她产生睡眠问题的原因，目前受睡眠问题影响的程度以及是否需要帮助。可以密切关注患者的睡眠情况，具体有哪些症状，协助患者留意并记录自己的睡眠问题，必要时及时就医，遵医嘱用药处理。

支持与接纳

很多没有经历过睡眠问题的人难以体会患者痛苦。如常见的失眠症，如果觉得“只是少睡了一点而已，能吃能动的，不是什么大不了的问题”。这种对患者痛苦原因的轻描淡写会增加患者的痛苦和负性情绪。此刻，作为患者的照护者，需要与患者一起共同面对，理解接纳他/她的感受，给予一定的支持帮助，协助渡过难关。

合理的认识

对于大部分失眠患者而言，睡眠的时长非常令人在意，不少人坚信必须睡到8小时左右才是合理的、健康的。所以只要睡不够8小时就会非常纠结、担心，害怕因睡眠时间的不够而引起某些方面的疾病。照护者需要改变自己的这个观点，并向患者强调，每个人的睡眠时间是有个体差异的。

环境和作息时间非常重要

对有睡眠困扰的人来说，一个良好的环境及规律的作息时间是非常重要的。照护者可以配合做以下事情：

营造一个适合睡眠的环境是有利于睡眠的，此时更需要家人的配合，如保持环境安静。

与患者一起制订适合的作息时间计划表，督促患者起床、工作学习、闲暇、睡觉等。

提醒患者避免在睡前做紧张的工作、看紧张的电影或是电视剧、睡前不能剧烈运动等。

提醒患者不在床上做与睡觉无关的事情，比如看电视、看手机等，切记床只是用来睡觉的。

提醒患者无论头一晚睡得如何的不好，尽量不赖床或是补觉。

陪同患者坚持每日有氧运动，如快走、慢跑、游泳、爬山等。

很多失眠患者常会感到头晕、乏力，此时需要家人或照护者多给予理解和照顾，防止跌倒意外等。

如果患者的照护者也参与进来，能让患者知道不是自己在单独面对，能够增强信心。同时，照护者也可以尝试用这些方法在自己紧张焦虑时让自己放松下来。

需要注意的是，当情况严重或其他必要情况时请务必接受药物治疗。如果是长期失眠的患者，非药物治疗无效，并且患者的社会功能因失眠问题已经受到了严重的干扰。此时，照护者需要鼓励和陪同患者去专科医院就诊，遵医嘱服用助眠药物，服药期间协同患者一起观察疗效，留意用药后的一些反应，并把这些反应记录下来，再次就诊时，便于医生更好地了解情况。

无论在什么情况下，照护者的支持和照顾永远是患者或受困扰人群最重要的支持和力量。

第十二章

被物质控制的“犒赏”

——物质相关和成瘾性障碍

物质相关和成瘾性障碍（substance-related and addictive disorders）包括精神活性物质所致的精神障碍，如大麻、致幻剂、吸入剂、阿片类、镇静剂、兴奋剂及其他相关物质，以及非物质相关成瘾障碍，如赌博障碍（gambling disorder）。据美国国家毒品滥用研究所数据显示，在12岁以上的美国人中，约1 970万人（占美国人口的7%）患有物质成瘾障碍，有250万（占年轻人的7.3%）年轻人患有物质成瘾障碍，约有74.1万（占青少年的3%）青少年患有物质成瘾障碍。也有研究表明，一个人在年龄越小时饮酒或使用毒品，他/她成年后成瘾的可能性更大。本章主要介绍精神活性物质所致精神障碍。

阅读本章，你将了解以下内容：

- 奇怪的“神药”——精神活性物质所致精神障碍
- 再现笑脸——物质滥用者的自我调节
- 等你回头——照护者的支持和帮助

奇怪的“神药”——精神活性物质所致精神障碍

小肖是一位22岁即将毕业的大学生，最近他被父母带到医院来治疗，通过询问病史，小肖的父母才了解到：3年前的一次聚会上，在朋友的劝说下，小肖首次接触了冰毒。他回忆道：最开始朋友提议的时候，他是拒绝的，但是朋友说使用一两次不会上瘾，吃了之后精神又好，还可以抗疲劳、减肥，而且身边朋友都在用，让他不要被禁毒宣传吓到，最终，小肖在好奇心的驱使和诱惑下，和朋友一起使用了冰毒。使用之初并没有让他感觉到期望中的“愉悦”，反倒是感觉头晕、头痛、恶心等不适，但随后开始觉得自己精力充沛、思维敏捷。他说这种感觉有一种说不出来的好。之后小肖在朋友唆使下平均每月吸食2~4次冰毒，每次1~2 g。这几个月他因写毕业论文而倍感烦躁，于是吸食冰毒的频率和用量都有增加，经常出现实际用量超过自己拟定的计划的情况。

小肖父母还反映：小肖近2年总是行踪诡异，睡眠颠倒，生活懒散，食欲不佳，体重下降明显，最近3个月更是心情阴晴不定，坐立不安，在外打架斗殴，回家后不敢拉开窗帘，称看到有鬼跟着自己，将家里的电视、电脑等砸掉，称被人监视、跟踪。但小肖否认父母提供的情况，仍觉得自己并没有对冰毒上瘾，他说：不吃也不会感觉特别难受，就是控制不住自己想要再次去吸食。

医生给小肖诊断为：甲基苯丙胺（冰毒的化学名称）所致精神障碍。

如今，毒品滥用已经成为全世界范围内的难题，国际禁毒日的设立，就是旨在引起世界各地对毒品问题的重视，号召全球人民共同解决毒品问题。有些人却仍禁不住毒品的诱惑，步入毒品的深渊，甚至很多人不相信毒品居然也能导致精神病。医学上称为精神活性物质相关精神和行为障碍。

精神活性物质及其起源和滥用

精神活性物质指能够影响人类心境、情绪、行为、改变意识状态，并导致依赖作用的一类化学物质。精神活性物质成瘾是指人们不能自控地反复使用这类物质，以达到特定的欣快，或者以克服减少或停止使用后出现身体、心理反应的不良使用过程。一旦成瘾，导致的是不能克制地长期反复使用，虽然主观上想停止，但却难以自控地强制使用。而毒品是社会学、法学、法律和执业机关的概念，主要指非法制售的精神活性物质。本文我们主要讨论的就是这类非法制售的精神活性物质，即毒品。

早在数百万年前，人类已经开始学会用植物麻醉自己。国外研究人员发现，人类很早就喜欢寻找某些富含生物碱的植物。生物碱是自然界中含氮的碱性有机化合物，已知的种类有10 000种左右，其中大部分对于人体有毒，但有一些可以入药，比如吗啡或可待因[①]。那时候这些植物都还只是用来入药，但随着时间的推移，毒品也逐步发展。1806年，德国药剂师泽尔蒂纳首次从阿片中提取出含氮植物碱，即吗啡。1874年，英国伦敦圣玛莉医院的化学家莱特，在吗啡中加入醋酸酐等物质，首次提炼出镇痛效果更佳的半合成化衍生物，二乙酸吗啡，这就是最早合成的海洛因。

从毒品流行的时间顺序看，毒品有一系列的“进化”。1919年，日本一位化学家首次合成了甲基苯丙胺（冰毒）。二战期间，冰毒作为抗疲劳剂在士兵中广为使用。二战后，日本将其军队中库存的苯丙胺类药物投放市场，造成20世纪50年代的首次滥用大流行。20世纪

①可待因：一种精神活性物质，可用于止咳、镇痛、麻醉辅助等。18岁以下人群禁用。

60年代一些欧美国家，主要在夜总会、酒吧、舞厅中滥用这类毒品。20世纪90年代后，以冰毒、摇头丸为代表的“舞会药”在全球范围形成流行性滥用趋势，滥用群体从早期的摇滚乐队、流行歌手和一些亚文化群体蔓延至以青少年群体为主的社会各阶层。

精神活性物质的分类

从流行的时间来看，精神活性物质，俗称毒品，分为传统毒品和新型毒品。传统毒品指主要是罂粟等毒品原植物再加工的半合成类毒品，如鸦片、吗啡、海洛因、大麻、可卡因等。而新型毒品又叫“实验室毒品”“化学合成毒品”，是以化学合成为主的毒品。新型的毒品种类有很多，主要包括：兴奋剂（代表物质是包括甲基苯丙胺在内的苯丙胺类兴奋剂，如冰毒及冰毒片剂“麻古”等）、兼具兴奋和致幻作用的毒品［代表物质是亚甲基二氧基甲基苯丙胺（MDMA），如“摇头丸”、甲卡西酮、“5-Meo-DIPT”等］、致幻剂[代表物质有麦角酰乙二胺 (LSD)]、麦司卡林和氯胺酮（K 粉）、一些以中枢抑制作用为主的物质[包括 γ-羟基丁丙酯、尼美西泮（甲硝安定）、三唑仑和氟硝安定等]和其他挥发气体。

精神活性物质成瘾和戒断反应

有些人对吸毒上瘾的印象还停留在毒瘾发作时的浑身难受、满地打滚、身体犹如万蚁噬咬，完全无法自控的画面。这只是毒品中的海洛因的戒断反应的表现。其实，人体对毒品的依赖不止于生理成瘾，还包括精神心理对毒品的依赖和渴求，又称“心瘾”。就像小肖，他并不认为自己已经对“冰毒”上瘾。下面我们以海洛因和冰毒为例来看看毒品对人体的危害。

海洛因

内啡肽是人体内产生的一类具有和吗啡（海洛因的主要成分）有类似作用的肽类物质。吸了海洛因这种阿片类毒品之后，自身内啡肽的分泌会抑制或减少，需要靠外界的类吗啡肽物质来维持生理活动。一旦外界停止了供应类吗啡肽，吸毒者生理上会出现紊乱，此时只有再次供给吗啡等物质，才可能使解除这些症状，这就是生理成瘾。另外，海洛因可刺激大脑，释放大量多巴胺，引发强烈的快感和兴奋感。这种强烈的欣快感所带来的心理体验让人欲罢不能，进而形成心理成瘾。

冰毒

与海洛因相比，冰毒所致躯体依赖与戒断反应可能没那么明显，其成瘾性主要表现在精神依赖，滥用者会持续性强迫性觅药、无限制摄药、有强烈的心理渴求。且冰毒在给吸毒者带来快感的同时，会造成严重的大脑损伤，还会导致吸食者出现幻觉、幻听、被害妄想等精神症状，就如案例中的小肖。

精神活性物质的损害

关于精神活性物质的损害，早在几年前，就有机构根据美国疾病控制和预防中心和美国毒品滥用和精神健康服务管理局发布的资料统计出了一些数据。

海洛因

开始规律使用的平均年龄为 23 岁，日均吸食 3 剂，平均死亡年龄为 37.5 岁。平均毒龄 14.5 年，减寿 41.2 年，为预期寿命的 52%。

生理损害非常严重：主要表现包括神经衰弱症状，紧张性疼痛；口腔黏膜溃烂、长期不愈合的溃疡，严重的便秘；肝功能损害；男性性欲减低、性功能减低或消失；女性停经、不孕等；心律失常；皮肤受损，如鼻吸者会导致鼻黏膜充血、鼻中隔溃疡甚至因感染而穿孔；长期皮下注射者注射部位会出现血栓性静脉炎、中毒性皮炎或固定药疹。海洛因强大的麻醉和镇痛作用可掩盖消化系统的原发病症状，使滥用者察觉不到自己的疾病，或误认为原发病已经痊愈，事实上这些疾病仍在持续发展并加重，一旦停用就会表现出剧烈腹痛、上消化道出血等症状。海洛因还可损伤免疫功能，使机体对疾病的抵抗能力下降，导致感染性疾病及传染性疾病的发病率上升，如化脓性感染、肺炎、病毒性肝炎、肾衰竭、艾滋病等，甚至可以致死。

精神心理损害：主要是出现异常的精神状态和行为特征。精神萎靡，思维跳跃、散漫、中断，注意力涣散，情感反应异常，有时极度欢乐，言语夸大，令人难以理解，有时则表现为悲观苦闷、消极自卑、兴趣下降、焦虑不安，严重者可能会出现自残、自杀观念或行为。异常的行为特征包括生活模式改变，行踪诡秘，逐渐脱离社会，反社会人格，人格解体、现实解体，焦虑烦恼，运动性不安，记忆障碍，睡眠障碍等。

冰毒

开始规律吸食的平均年龄为 19.7 岁，平均死亡年龄为 36.8 岁；平均毒龄 17.1 年，减寿 41.9 年，占预期寿命的 53%。

生理损害：包括精力不足，萎靡不振，肢体无力，困倦思睡，注意力涣散，紧张，头晕头痛，肌肉酸痛；消化系统紊乱，恶心、呕吐，食欲减退，腹胀、腹泻或便秘，水、电解质失衡，进行性消瘦，营养不良，最终导致恶病质等。

精神心理损害：可表现为情感淡漠、情感反应与思维内容以及外界刺激不适配，不能产生情感共鸣，兴趣下降，主动性缺乏；出现精神异常，敏感多疑，幻视、幻听、被害妄想、思维联想散漫或分裂；记忆力减退，学习能力及劳动能力下降，记忆恍惚、错构、虚构等。

精神活性物质的治疗

其实很多精神活性物质的滥用者（简称物质滥用者）都尝试过自行戒断，但最后还是熬不过毒品凶猛的戒断反应，最后反复使用或增加用量，来达到特定的欣快、克服躯体和心理的不适。让一个"依赖者"强行戒断，犹如给婴儿断奶，过程十分困难。严重的戒断症状有时会威胁其生命安全，科学就医是关键。当前治疗主要是药物和心理治疗与社会干预相结合。

在药物干预方面首先选择的方法是替代治疗或维持治疗，即应用那些在某些方面拟似精神活性物质的效应，而对躯体没有较多伤害的药物来替代精神活性物质。例如用美沙酮替代海洛因及其他阿片类物质，以降低阿片类物质的使用。这就好比给婴儿断奶的过程，当需要停止母乳喂养时，先奶粉喂养来循序渐进地替代母乳喂养，直到婴儿不再需要。

药物干预的另一个选择，则是用药物或其他方法抵消物质使用后对机体产生的正性奖赏效应，使其变成厌恶效应，从而达到戒断。例如，使用阿片受体拮抗剂纳曲酮来降低阿片类药物的奖赏效应。这就好比小朋友吃糖，甜甜的味道于他而言就是一种正性奖赏，这种"甜蜜奖赏"会让他反复缠着家长要糖果，而家长为了控制小朋友糖分的摄入可以在糖果中加入苦涩的东西，让小朋友对糖果感到厌恶。这就是从"甜蜜奖赏"到"苦涩厌恶"。

通过认知行为治疗改变导致物质滥用者不良行为的认知过程，干预导致物质滥用事件的行为链，促进和强化社会活动技能的提高，保持与无物质滥用相匹配的行为，帮助其成功地应付急性和慢性物质渴求，对付内部和外部的应激事件，提高自我控制能力，以避免复吸。

精神活性物质的滥用和个人所处的社会环境、心理特点和生物学因素都有着密切关系。有些物质滥用者一开始使用这类物质可能是因为对这一类物质知识的缺乏，或者是因为同伴影响、个人好奇等。比如案例中的小肖，对于“冰毒”没有正确的认知，面对同伴的诱导也没有正确的应对。首先要改变小肖对于“冰毒”的错误认知，让他明白“冰毒”的危害，学会拒绝。

无论是出于主观还是客观，有些好奇心，永远不要有；有些路，永远不能走；有的错，永远都不能犯。

再现笑脸——物质滥用者的自我调节

上述案例中的小肖，经过一段时间的住院治疗好转出院了，出院后他能够继续回学校上学，不幸的是，寒假期间他又复吸了。大年初一他和朋友聚在一起吸食冰毒。他说其实他自己也挺矛盾的，毕竟好不容易戒了，可想到是一年一次的过节，如果不吸，怕影响和朋友之间的感情。而且这段时间小肖个人状态很差，刚从大学步入社会，工作环境难以适应，人际关系危机重重，他也想借此机会放松一下，所以就复吸了。但复吸后就后悔了，害怕失去工作，害怕家人失望，他都不知道自己该怎么办！

预防复吸不只是换个新环境、销毁用于吸毒的工具以避免“触景生情”就万事大吉。导致复吸的因素一般分为两大类：自身因素和外界因素。前者包括：自身的负性情感、较差的身体状况、较低的自我控制能力、对挫折及应激的错误反应以及人格障碍等等。外界因素则包括：家庭的压力（如排斥）、社会的压力（如不信任和歧视）、孤独离群等。外界因素相对比较难改变，但自身因素是可以调节和控制的，类似小肖这样的物质滥用者该如何自我调节呢?

减轻风险

学会识别高危情景，从而进行回避或有效地应对，对于预防复吸尤其重要。高危情景的第一等级是负性的情绪，第二等级是社会压力，第三等级是躯体戒断症状、欣快感以及与精神活性物质有关的线索和心理渴求。

自我监控和直接观察

自我监控是一个简单的方法，需要完整记录物质滥用情况或渴求。首先自我模拟训练识别高危场景，记录自己何时、何地、什么原因会想使用毒品。这一记录通常提示在出现什么样的感觉时，会想要尝试使用毒品。再结合既往自己或其他人有效的规避复吸经验，决定采用什么样的方式来避免复吸。

直接观察则是列出各种场景对自己的诱惑程度及能有效应对避免复发的自信程度。

通过这两种方式，可以认识到自己的想法、感觉以及环境等因素与复吸之间的联系，检讨自己过去的行为，总结经验，当自己再次面对高危情景时，可以正确地应对和回避。

认识复吸的危险信号——不良情绪和压力

当面对不良情绪或压力巨大的时候，既往吸毒后获得欣快感的人往往很容易就会采取吸毒等极端方式来缓解情绪，并以此为借口使吸毒“合理化”。学习和反复练习高危情绪的处理技能，正确应对不良情绪，可以有效预防复吸。

了解情绪和压力与吸毒之间的相互关系

甲：我外出3小时，回家后家人就会怀疑我是不是又去吸毒了，我就觉得反正他们都不相信我，很多人知道我以前吸毒后都对我避如蛇蝎，我再怎么努力也没有用，那我还不如去吸。

乙：心情不好、烦躁的时候，就会想吸毒，吸了毒什么都不想了，心情就好了。

学习处理高危情绪的技巧

改变信念：如果有人说“吸毒的”，自己的想法可能就会是“他人歧视我”，心情就会很低落，要是能转变想法，但将此类措辞认为是“对我的鞭策”的话也许能增强自己改变的决心。将“别人瞧不起，所以我自卑”换成“别人瞧不起，所以我更需要努力”。将“觉得毒品是戒不掉的，很失望”的观念，换成“运用戒毒技巧，还是有希望的”，增加自己信心。

改变价值观：将“戒了毒，还是得不到信任”，换成“戒了毒能够逐步得到信任，还能得到好身体、爱情和亲情”。将“戒了毒，也找不到工作”，换成“戒了毒，身体好了，慢慢地可以找到工作”。将“吸毒能够让我忘掉烦恼”，换成“吸毒会增加更多烦恼”。

学会压力应对技巧

学会正确面对压力。当压力骤然降临时，可以运用腹式呼吸放松法、想象放松、渐进式肌肉放松训练等方法来缓解压力带来的不适。在日常生活中还可以通过一些训练和转变来培养自己应对压力的能力，不要做一个完美主义者，不要太固执，在思维和行动上留有变通的余地。当面对压力无所适从的时候积极寻求外界的帮助。学会使用幽默，笑看压力。留出自己独处的时间，选择不涉及“毒品”使用的爱好和活动，比如阅读、慢跑等。学会平衡生活的成本和获益。

腹式呼吸放松法：当面对压力，紧张不安时，呼吸频率会改变。经常有人在演讲前、表演前会通过深呼吸来释放紧张和压力。腹式呼吸放松法是用鼻子缓慢深呼吸，把手放在腹部，感受深呼吸时腹部的起伏，用鼻子缓慢吸气，心里默数 5 个数，然后屏气，再缓慢用嘴呼气；练习 10 次，每次数数要慢，吸气与呼气之间注意屏气。如果有轻微头晕是正常现象，可以暂停 30 秒之后继续练习；每 10 个腹式呼吸循环之间暂停 30 秒，采用正常呼吸方式；练习一直持续 3~5 分钟；最后制订一个每日腹式呼吸训练计划。

想象放松：也称冥想，找出一个经历过的、给自己最愉悦的感觉、有着美好回忆的场景，用自己多个感觉通道，包括视觉、听觉、触觉、嗅觉、运动觉去感觉和回忆。

渐进式肌肉放松训练：系统地将身体各部分的肌肉通过先紧张后放松的练习，帮助我们注意并能分辨肌肉拉紧和放松的感觉。具体步骤见第三章。

提高自我效能

强化自身的积极改变，肯定自己的努力和成绩，增强自己的自信心和自我效能，采取积极的行动保持戒断状态。

普适性干预

寻求生活方式平衡。时刻提醒自己成瘾行为具有强迫性和不可控制性的危险，明白什么是“应该做”和“想要做”，平衡工作和娱乐；平衡好事和坏事；平衡痛苦和快乐。

给自己设立目标。使用毒品其实都是为了寻求一时的快感，而不计后果、不考虑将来。研究显示那些有目标的人和为目标而奋斗的人，染上毒品的概率更小。因为有了目标，你知道自己未来想要什么，要怎样为此奋斗。而没有目标的人就如浮萍，整天感觉自己无所事事，找不到自己的价值体现。

发展适应性的爱好。无聊和空虚可能让人再次染上毒品，但充实的生活会减少使用毒品的可能。保持忙碌、积极和充实的状态；如花时间和朋友家人待在一起，运动，旅游，读本好的书籍，玩有趣的游戏，培养一个兴趣爱好，学习一类乐器，做做志愿者等，都能丰富个人生活，让其远离毒品。

避免冲动和渴求，学会拒绝。谨慎交友，当面对同伴的诱惑时，请直截了当地拒绝。当然，也可以提出其他建议，例如相约一起游泳、看球赛、看电影等；若情况不许可，或者受到威逼利诱，可以找借口婉转拒绝，金蝉脱壳，或者秘密报案。

改变生活环境，远离毒友。尽力回避以往吸毒的环境，消除吸毒记忆的痕迹反应；改变以往懒散的生活方式，培养良好的兴趣爱好，不参加赌博等违法行为；改善人际关系与家庭成员间的相互交流，与家庭成员之间保持良好的互动。

药物介入治疗是必要的

戒毒后的迁延症状也是导致复吸的一个重要的原因。如失眠、周身不适以及食欲不振等，躯体的不适加上心里的渴求，极有可能导致复吸。药物治疗可以减少滥用者对毒品的心理渴求并增加抵制复吸的自信心。因此针对不同的迁延症状采取药物对症治疗有助于帮助这类患者渡过难关。正确认识药物的作用，遵医嘱用药，不擅自停药或减药，定期复诊，关注药物的疗效，对于预防复吸是很有必要的。

主动寻求专业机构的帮助

很多戒毒者在医院的时候积极治疗，戒毒效果较好，但出院后缺少专业人员指导，很容易就又开始复吸。为了完善戒毒治疗、康复指导、救助服务相结合的戒毒康复体系，我国自 2016 年开始全面推进社区戒毒社区康复工作体系，有吸毒人员的街道办事处就有社区戒毒社区康复专职人员。但有很多戒毒者害怕自己吸毒被他人知晓，不敢或不愿意去寻求帮助。戒毒者可积极参与毒品有关的讲座，从中学习拒绝毒品的技巧，并在专业人员的指导下制订康复计划。

一日吸毒，终身戒毒。防止复吸，需要重视自身因素，强化自我意识，学会识别高危情景，正确有效地回避和处理这些高危情景，改变自我的行为和认知，给自己设立目标，合理安排生活和工作，培养新的兴趣爱好，坚持药物治疗，积极寻求第三方帮助。

等你回头——照护者的支持和帮助

小肖的父母始终不明白自己的儿子为何会跨入“吸毒”这条深渊。他们回忆道：小肖从小就很听话和独立，以前他们工作忙，小肖都是自己独自上学，回家后也乖乖地完成作业，从来都不让他们操心，以优异的成绩考取一流大学，本来前途一片光明。起初，父母并没有发现小肖的异常，只是觉得小肖和他们之间的沟通越来越少了，仿佛总是在躲着他们。最近这2年他们发现小肖用钱增多，经常通宵游戏，睡眠颠倒，生活懒散，食欲不佳，体重下降明显，有时又把自己收拾得光鲜亮丽，讲话滔滔不绝，大话连篇。去医院治疗的前3个月，小肖更是像变了个人似的，情绪阴晴不定，一点小事就会惹怒他，打砸东西，在家坐立不安，在外打架斗殴，有时几天不回家，回家后终日躲在房间，不敢拉开窗帘，称看到有鬼跟着自己，将家里的电视电脑等砸掉，称被人监视、跟踪。反复询问下，小肖才承认自己这几年一直在吸食“冰毒”。小肖父母一时千头万绪，不知所措，看到自己的孩子被毒品折磨，就好像拿着利刃，在他们的心头划下道道的伤痕，感觉天都快塌下来了。

在实际工作中，我们发现很多家属在面对成瘾者时，除了担心，更多的是茫然无措和力不从心，希望下面的知识，能给黑暗中的家属带来一丝丝曙光。

及早发现

很多父母对于孩子的改变都会认为是青春期的叛逆，认为等孩子长大了就好了，没有对于孩子的异常行为加以持续关注。而这类成瘾者往往对于成瘾不自知，更不会主动向父母坦白，最终沉迷于其中无法自拔，沦为毒品的“奴隶”。父母也追悔莫及，后悔当初为什么没有及时发现，及时就医，早期戒断。那孩子有哪些行为时，父母需要警惕了呢?

当孩子不许你进他的房间或似乎在隐藏什么时

当人犯错时，躲藏是第一个征兆。如果觉得孩子很长一段时间好像在刻意隐瞒什么，比如不让人进入他的房间，回家时总是心神不宁，坐立难安，疑神疑鬼，父母就要特别注意了。

生活不规律

生活不规律、食欲不振及体重莫名下降，都是危险的信号。精神活性物质滥用者可以 24 小时不睡觉或睡眠超过 24 小时，一般人的身体状况是无法承受的，所以需要父母留心观察。

经常不知去向，彻夜不归

大多数成瘾者刚开始吸毒时都是与朋友一起吸食，或在聚会中尝试吸食。如果孩子经常晚归，要注意他身上是否有异味，走路步伐是否稳当，口齿是否清晰等。有时父母可能因为工作忙碌，不能等待孩子回家当面交谈，但若能早些发现孩子的状况，还是要及时、谨慎沟通!

花费突然增多

任何毒品都必须花费金钱。父母需要关注孩子是否有去向不明的大额消费，账户、信用卡是否有异常消费。

生理、心理发生变化

突然变得易怒、暴躁、猜疑，并有侵略性。消化系统出现问题，甚至体重突然下降，出现幻觉、妄想等。每一种毒品吸食后所表现出来的症状都不一样，但当观察到孩子有异常行为时请提高警惕。

在家发现“奇怪”的工具

比如在家发现用途不明、不常见的针筒，奇奇怪怪的瓶子，可以带孩子去专业机构做尿检。绝大部分的孩子都不愿做检验，他们的理由是未受到尊重。此时父母应该心平气和地鼓励孩子勇敢证明自己的清白。若检验出来的结果证明他没有吸毒，一定要向他道歉，并向他解释为何要这样做。如果孩子有以上症状，又十分坚持不肯做检查，这时父母也不要太过紧张，更不要责怪打骂，责骂无助于解决问题，只会让孩子恼羞成怒，此时必须寻求第三者介入。

真诚对话

有些父母怀疑孩子有可能吸毒，但却不知如何开口和孩子沟通，怕自己误会孩子，也怕惹恼孩子。当怀疑孩子有可能吸毒时，就必须立即就此和孩子展开对话，不要因为孩子生气、态度恶劣或其他原因，就放弃对话。没有一个孩子会喜欢父母和他们讨论毒品问题，不要因为冲突而退场或妥协。即使孩子不愿面对，父母也要抓住机会表达对毒品的意见。当孩子怒目相向、恶言相对时，父母可以采用“问句”来降低激烈冲突。

> 比如，询问孩子“最近我看你经常晚回家，是有什么事情吗？”“我看你精神、脸色不太好，发生了什么？”“我看见你最近常常一个人关起门，有什么事吗？”“你是在使用危险‘药物’吗？”“可以验尿吗？”等等。

注意不能下断语，比如“我就知道你吸毒”“晚回家是出去和朋友鬼混”“你就不争气”等等，对于这种断语孩子可能以“嗯”作答或者不理，甚至口出恶言。

比如，孩子可能说：你怀疑我？你不信任你自己的儿子（女儿）？

父母：很抱歉让你觉得我不信任你，但身为你的父母，我有责任保护你的健康和安全，尤其是你令我不安心的时候。

子女：我没有吸毒，你冤枉我！

父母：我希望你没有，请告诉我实情，我爱你，只是想帮助你。请诚实告诉我实情，我保证不会生气或处罚你，为了让我心安，也证明我是错的，可以去验尿吗？或者你告诉我实情。

不要因为一次沟通无果而放弃，与孩子对话不会只有一次，这是一个过程。据统计，当孩子上瘾时，家长必须谈论相关主题多达30次以上，他们才会有所反应。

承认

通过反复沟通后，当孩子说出实情时，要冷静处理，不要一味地批评、论断孩子。与孩子沟通的目的是为了让孩子说出实情，并且同意接受帮助。其实，部分物质滥用者也想戒毒。但是自行戒掉的概率非常低，想戒，只是戒不掉。有的孩子是为获得同伴认同感而吸毒，也有人是被逼迫，但因为惧怕，不敢告诉父母。因此，当孩子承认吸毒时，虽然父母心里非常难过，但要记得，这是孩子在寻求帮助的信号，责骂代表的是“拒绝帮助”。孩子肯承认，这是跨出了一大步。此时千万不要追究“为什么”，而应该用爱心接纳他们，并立即寻求断戒中心或戒毒辅导的帮助。

戒断

如果问：“我的孩子吸毒了怎么办？”大部分人会回答：“就

医 。”但是这个过程并不容易。首先大部分物质滥用者不会承认自己上瘾，如果同意治疗就相当于昭告天下“我吸毒了” ，这是他们不能接受的。他们深知吸毒不对，但却摆脱不了，更不愿被他人知晓。其次，就连有些父母也不愿送孩子去就医戒毒，他们怕别人知道自己的孩子吸毒，他们宁愿将孩子关在家里，监视在眼皮子底下。通常只有父母已经管不住，或者等到孩子已经发生违法犯罪，被毒品伤害出现精神症状，“万不得已”的情况下这类父母才愿意将孩子送进戒毒所或医院，但往往已错失了最佳治疗时机，追悔莫及。所以去戒断，这不只是孩子的难题，也是父母的难题。

针对不愿送孩子去戒断的父母

当孩子被发现吸毒时，不少人会恼羞成怒，干脆离家出走，部分父母可能会因此懊恼不已，认为不该“掀开”真相。而事实是，不要害怕与孩子发生冲突，他们不会因为与你争执或离家出走而死去，但却会因为吸毒而失去生命。上瘾的时间越短，治愈率也就越高。如果家属愿意面对孩子吸毒的事实，并且愿意积极配合，孩子就有 30% 的治愈率。如果能将染上毒瘾的孩子送到专业治疗中心，使他们接受正规的治疗，就有 60% 的机会。从治疗中心出院后一段时间，孩子的意志力得到锻炼，逐渐康复并重返社会，这样就有 80% 的治愈率希望。父母必须选择勇敢面对，陪伴孩子走上戒瘾的道路，要有“置之死地后生”的心理准备。要面对戒断给孩子带来的不适，可能还要付上被“羞辱”的代价。这个“羞辱”也许来自上瘾孩子的辱骂，有可能来自亲朋好友的怪罪，更有可能来自自己的（自我控告：我哪里做错了）。

面对不愿就医的孩子，父母怎么办?

很多父母在发现孩子吸毒后，生气、恼怒、疑惑、无助一时间全部涌上心头。当孩子又不愿承认或就医时，部分父母会打骂孩子，却因此激化亲子关系，这不但不能解决问题，还会引发新的问题。有些孩子愿意对父母承认吸毒，却不愿意就医。如何有效地与孩子沟通，让他们愿意去戒瘾，这是父母常常会遇到的难题。

运用选择技巧：给孩子提供多种选择，并告知每种选择会导致的后果，这个后果必须是具体的，而且是他所不愿经历的，如失去零用钱、被学校退学、没收电脑等等。

冷静地表达关心并耐心倾听孩子的想法：要让孩子开口说出自己的想法，即使听到荒谬的言论，也绝对不可以动怒，比如他可能会说自己没有上瘾，他吸毒没有妨碍到其他人之类的话。

若沟通无果，有必要请求第三方介入：这个“第三方”有可能是警察、志愿人员或孩子敬重的老师、交心的朋友等。孩子在面对第三方时通常会比较冷静。邀请第三方介入，代表此事在父母心目中非同小可，能让孩子心生警戒，同时可以避免和孩子正面冲突，尽早寻求有公信力的第三方加入你们家庭的“戒瘾辅导团”，以便早日让孩子走向康复之路。

有效地监控孩子的行为与活动：如金钱流向、交往的朋友、近期表现等。任何毒品都需要金钱。为了让孩子不染毒，首要的就是控制金钱。没有金钱的诱惑并且与毒品隔离一段时间，是比较妥当的做法。但在金钱管制下，孩子会不会因此去做违法行为呢？父母要特别注意孩子是否有来路不明的金钱来源，经查访后，如果有此迹象，要寻求具有公信力的“第三方”帮助调查。通过以上方式，最终带孩子及时就医，科学戒断。

复吸

“复吸”是成瘾者面临的最真实状况，就像案例中小肖戒断成功后，却又在春节期间复吸。小肖父母本来对于儿子的戒断信心十足，现在却因为小肖复吸，再度忧心忡忡。那么作为父母，该如何预防孩子复吸呢？

帮助成瘾者建立信心

明确地表达对孩子的爱，营造建立信心的环境。设法建立孩子的自信，父母要将言语上的鼓励称赞转化为实际的行动，如让他在学校选择一些简单的课程，或鼓励他学习自己感兴趣的技能，或者交付他一些简单的家事，当他完成这些任务后，称赞他，让他感受到家人的支持与肯定。

帮助孩子随时保持警醒

不要以为孩子已经戒瘾成功，就可以面对以前的“朋友”，要用逃避的态度，远离任何可能让他落入上瘾陷阱的环境或人，就比如戒赌瘾的就要逃离赌场，戒酒瘾的就要逃离酒吧，同样，戒毒瘾的就要逃离那帮“朋友”。

帮助孩子重建人际关系

戒瘾成功的孩子在重新步入社会时，会感到很寂寞，因为原先交往的“朋友”都失去了联系，如果担心之前的环境不好，孩子会受周围朋友不好的影响，那最好让孩子离开原来的生活环境。但有一个前提，父母一定要在身边。要鼓励孩子去参加有意义的团体，或者邀请比较安全的朋友到家里陪伴，给孩子打造一个全新的环境与社交圈子。

设立新的人生目标

当孩子从断戒中心回到家庭、学校或社会后，必须要设立短期及长期目标。这个目标是可以达到的，并敦促他努力完成，以此来重新定义未来人生。

及时掐灭苗头

当发现孩子有复吸的预兆，及时沟通，及时寻求第三方专业机构的帮助。

面对成瘾的孩子，父母该怎么办？总结起来其实就是一句话：爱与规则是最好的预防。仅有爱无规则，则是溺爱，仅有规则无爱，则是严厉。

第十三章

脑海中的橡皮擦

——阿尔茨海默病（老年痴呆症）

阿尔茨海默病（即老年痴呆症）是一种渐进性发展的神经变性疾病，是最常见的痴呆形式之一，其危害程度仅次于肿瘤、心脏病和脑血管疾病，列于老年人致死病因的第四位。世界卫生组织估计，到 2050 年阿尔茨海默病的人数将增长到 1.15 亿。2019 年的数据显示，约 600 万美国人患有阿尔茨海默病。美国疾病控制和预防中心（CDC）也将阿尔茨海默病列为美国人死亡原因的第六位。据最近的数据显示，中国有近 1 300 万的阿尔茨海默病患者，是患者数量最多的国家。而近年来，我国的阿尔茨海默病患者数也呈现出逐年递增趋势，其中，65 岁以上的阿尔茨海默病患病率为 5%~8%，80 岁以上的老年人患病率为 20% 以上。而在走失的老年人中，有近三成的人是因为患了阿尔茨海默病。

阅读本章，你将了解以下内容：

- 迷路的老年人——什么是阿尔茨海默病
- 预防重于治疗——如何预防阿尔茨海默病
- 护理并不容易 / 我知道护理很难——如何应对阿尔茨海默病
- 爱的浇灌——照护者的支持和帮助

迷路的老年人——什么是阿尔茨海默病

阿尔茨海默病（alzheimer’s disease， AD）是老年人最常见的痴呆原因，是一组病因未明的发生在老年期及老年前期的原发性退行性脑变性疾病，具有特征性神经病理和神经化学改变，潜隐起病，可引起持续性高级神经功能活动障碍。也就是说在没有意识障碍的状态下，存在记忆、思维、分析、判断、视空间辨认、情绪等方面的障碍，表现为记忆、语言功能、视空间功能障碍、人格异常及认知能力（认知能力包括计算力、综合能力、分析及解决问题能力）降低，常伴行为和感觉异常，导致日常生活、社会交往工作能力明显减退，是后天智能的持续性障碍。在临床上必须具备以下精神活动中的任何三个项目的障碍：言语、记忆力、视空间功能、情绪或人格和认知（抽象思维、计算、判断和执行能力等），才能被确诊为阿尔茨海默病。

为什么会得阿尔茨海默病?

到现在为止，对它的发病机理，人类还是没有完全弄清楚，只是根据临床研究，发现一些如下高风险因素。

遗传因素：国内外许多研究都证明，阿尔茨海默病患者的后代有更多机会患上此病。但是，不要慌张，这并不是决定性的因素。

营养及代谢障碍：由于营养及代谢障碍造成了脑组织及其功能受损可能导致痴呆。

吸烟、酗酒：经常吸烟会增加高血压、冠心病、动脉硬化等疾病的发病率，而血管性因素则会增加痴呆的发生率；长期酗酒会影响脑功能，进一步加重脑损害，以至于引起另一种痴呆。

教育程度：许多研究结果表明，受教育程度与阿尔茨海默病存在正相关。所以要“活到老，学到老”。

年龄：随着年岁越来越高，痴呆的患病率也是呈现直线上升的趋势。

脑外伤：当脑部受过外伤的人，会导致脑部的一些功能改变，会影响大脑的认知功能，导致痴呆。

阿尔茨海默病有哪些表现？

在实际生活中，有些老人开始“变坏”了，他们不懂得礼节，没有礼貌，变得霸道。但是，为什么会有这种变化呢？如果家里的老人突然性情大变，那么，当子女的就要警惕了。曾经一个同事的妈妈，平时都很和蔼，突然有一天跑到公司大吵大闹说女儿不孝，几经周折去医院检查，发现同事妈妈的这种表现是阿尔茨海默病引起的。那么，应该怎样去判断自己或者是家中的长辈，是否有阿尔茨海默病呢？现在给大家介绍一些阿尔茨海默病的征兆，一旦出现类似的情况，记得尽早就医！

记忆障碍

记忆障碍即几十小时前甚至数分钟前发生的事情都无法回忆。阿尔茨海默病会出现记忆力下降，几乎在整个生病过程中都伴随着记忆的破碎，直到最后几乎遗忘一切。但在疾病早期，记忆障碍其实并不明显，在日常生活中主要表现为“丢三落四”“说完就忘”、反复提问等。到了后期，甚至刚刚问过的事情转眼就会忘记，这种行为看似颇为滑稽，但是确是真实存在的症状表现。早期患者对新近发生的事情容易忘记，难以学习新知识，看书读报后不能回忆其中的内容。中期随着痴呆程度加重，记忆障碍日益严重，变得前事后忘，表现为丢三落四、记不清自己的家庭住址、忘记自己亲人的名字，还可出现虚构和错构，即编撰一些事实来弥补记忆的空白。除不能准确说出时间外，也不能准确说出所在地点，在熟悉的地方也会迷路走失，甚至在家中也找不到自己的房间。重度痴呆患者已不知道自己的姓名和年龄，不认识亲人。

空间辨识能力严重下降

通俗来说就是迷路，迷路本身并不是什么奇怪的事情，许多年轻人也会迷路。但阿尔茨海默病患者的迷路更加可怕，他们会在自己非常熟悉的地方迷路，不知道自己在哪里，不知道如何回家。

语言表达问题

很多人偶尔也会出现这样的情况，即聊天时有一个想法却突然忘记了该用什么词汇去表达，这其实属于正常情况。但阿尔茨海默病患者则更为严重，他们会经常性、持续性的出现类似找词困难，说话时会变得无法表达自己的含义，反复地用过多的解释去表达，而在外人看来，就是唠唠叨叨，废话连篇。

情绪波动极大

随着年龄的增长，老年人的脾气肯定会有一些变化，阿尔茨海默病患者的心理和行为变化更为明显，表现为情绪波动特别大，他们持续以自我为中心，有时无缘无故地哭泣，或者突然变得极度愤怒。在痴呆早期，患者对自己认知功能的减退有一定的自知力，而出现焦虑、沮丧和苦恼，此时可出现消极观念。后期患者呈现出情感淡漠、幼稚、愚蠢性欣快和苦笑无常等。

日常生活功能下降

早期尚能完成已熟悉的日常事务，患者的个人生活基本能自理，比如吃饭、穿衣、洗漱等。随着痴呆病程的逐渐加重，患者的日常生活功能会逐渐下降，直到重度痴呆的全部日常功能的丧失，甚至不能站立，只能终日卧床，大、小便失禁，不能进食等。

人格发生变化

人格改变往往出现在疾病的早期，患者变得缺乏主动性，活动减少，孤独，自私，对周围环境兴趣减少，对周围人较为冷淡，甚至对亲人漠不关心，情绪不稳，易激惹。对新的环境难以适应。

精神和行为障碍比较突出

常因找不到自己放置的物品，而怀疑被他人偷窃，或因强烈的妒忌心而怀疑配偶不忠，可伴有片段的幻觉、妄想，有睡眠障碍。部分患者有昼夜颠倒，白天思睡，夜间不宁。行为紊乱，常拾捡破烂，乱拿他人之物为己有，也可表现出本能活动亢进，当众裸体，有时出现攻击行为。

社会生活功能减退

最后，阿尔茨海默病老年痴呆症患者会面临社会生活功能减退的困扰。阿尔茨海默病患者的社会生活功能减退程度与其认知功能缺损严重程度密切相关，可出现大小便失禁，日常生活不能料理等状况。

阿尔茨海默病如何治疗？

由于目前阿尔茨海默病的病因不明，目前尚缺乏特效疗法。患者的治疗主要包括药物治疗和心理社会治疗，但无论是哪一种治疗，都有共同的治疗目标，即：

改善认知功能；

延缓或阻止痴呆的进展；

抑制和逆转痴呆早期部分关键性病理过程；

提高患者的日常生活能力和改善生活质量；

减少并发症；

减少看护者的照料负担。

药物治疗

药物治疗主要使用促认知药，即改善患者记忆力、定向力等。按药理作用可分为作用于神经递质的药物（如胆碱酯酶抑制剂、谷氨酸受体拮抗剂等）、抗氧化剂、脑血管扩张剂和脑代谢赋活剂等药物。促认知药作用一般比较轻微，效果逐渐出现，常常需要2~4周开始见效，8~12周达到高峰，因此需经过足够疗程（一般为3~6个月）后才能评定疗效。

心理社会治疗

对轻症患者应加强心理支持与行为指导，鼓励患者参加适当活动；对重症患者应加强生活上的照顾和护理，应注意患者的饮食和营养。研究证实，对于阿尔茨海默病患者常用的社会心理治疗包括：回忆疗法，即在患者处于痴呆早期时，定期组织患者进行回忆或回顾往事；现实定向，即采用一些定向工具，如路标、布告等，帮助记忆和定向障碍的患者恢复对自身和周围环境的认知力；技能训练，即模拟在课堂环境中进行学习的场景，尽可能保持患者残存的认知功能。

预后

阿尔茨海默病呈慢性进行性病程，总病程一般为 2~12 年，预后不良，药物只能延缓疾病进展，不能治愈。部分患者病情进展较快，最终常因营养不良、褥疮、肺炎等并发症或因器官衰竭死亡。

预防重于治疗——如何预防阿尔茨海默病

由于阿尔茨海默病目前尚无可以治愈的方法，因此预防比治疗显得更重要。有研究表明，除了受遗传因素影响，阿尔茨海默病的引发因素可能与日常生活习惯息息相关，做好以下方面的管理，也可能减少 65% 的患病风险。

脑健康管理

保持现有的功能，能自己做的事情自己完成。如果想让患者每天要去完成一些事情，可以把这些要求的事情写出来，做成标识或者每天列出活动清单放在固定的比较明显的地方，促使患者可以经常按照上面的内容完成相应的活动并做好记录。最好准备自动报时的钟表，为患者提供时间指导，让患者可以定时定点地进行活动。无论他们做得好不好，只要是他们能做的，一定要加强。所以，可以要给他们会的一些业余生活活动提供条件，比如他们以前喜欢看书、唱歌、棋牌、画画、写字等，家里就一定要备他们喜欢的兴趣爱好的物品，并且要花时间陪他们一起进行。不管他们做得好不好，都要表扬他们，不要吝啬你的表扬或者“赞”，一定要让他们感兴趣。只有他们自己能够动手去做，就是对他们的疾病有好处，就可以延缓他们的疾病进展，还可以达到一些药物都不能达到的一些功能和效果。

记忆训练

每天为患者提供 20~30 分钟的记忆力训练，训练的内容主要是亲人家属的名字、生活回忆、生活情境以及照片等。同时用患者生活相关物品引发患者回忆，引导患者对上述事情进行陈述，回忆以前的事情，鼓励他们把故事讲出来，及时给予表扬与鼓励，让他们有成就感、价值感。这样会让他们的情绪变好，他们也就更愿意去做一些事情。这种给他们带来动力的方式，也可以缓解他们的一些消极情绪。

开发新的兴趣活动

找一些适合患者自己的事情来做。所谓“活到老，学到老”，就是这样。不是说患者不会的事情就不用管它，而是可以找一些他们不会的但又相对简单的事情来做，比如可以教他们用手机或者平板电脑学习游戏，教他们如何玩手机或者平板电脑上的一些应用程序，也可以买一些适合的手工用品，让他们做手工等。还有一些喜欢下棋、唱歌、写字的患者，可以适当开发这些活动，以此来激发他们的潜能。我们需要知道，并不是得了阿尔茨海默病就没有了学习功能，尽可能开发患者的学习能力，无论做得好不好，只要他们能做就行。

脑保健操

可以每天坚持做手指操、穴位按摩、老年保健操等。在进行脑保健操训练时一定要保证患者的安全，避免他们跌倒等意外发生。

改变生活方式

要注意血管健康，低盐、低脂、低糖饮食，避免抽烟喝酒。首先要注意健康饮食，每天都要吃饭，且吃饭一定要按时按量合理安排。按照食量来分配的话，早、中、晚餐的食量比例为 3∶4∶3 是最好的。我们常说的“早餐要吃好”，是指早餐应吃一些营养价值高、少而精的食物；“午餐要吃饱”，是说中午多吃一点，使体内血糖继续维持在高水平；但是，“中午吃饱”不等于暴食，一般来说，吃到八九分饱就足够了。“晚餐要吃少”，是说晚餐肉类最好只有一种，不可吃多种肉类，给体内增加太多负担，晚餐后请勿再吃任何甜食。在饮食中也要避免刺激的食物及饮料，比如咖啡、烟、酒等。

其次，要注意作息时间。可以列出每天的作息时间表，按照这个时间表来完成，帮助患者养成一定的作息习惯。一定要避免患者白天睡太多，午休时间安排 30~60 分钟的睡眠就好。照护者最好可以找事情让患者做，夜间避免熬夜，一般晚上 11 点前就让他们上床睡觉。如果上床睡不着，可以使用泡热水脚，喝热牛奶，听一听轻音乐等这些非药物干预。如果这些效果不好，而且患者长时间睡眠不好，可以到医院就诊，遵医嘱给予药物治疗。

第三，适度运动，维持身体健康。老年人坚持适度的运动，可以维持腰部及脚的强壮。除此之外，双手的运动也是非常必要的，常做一些复杂精巧的手工会促进脑的活力，比如写日记、做菜、画画、练毛笔字等都有预防阿尔茨海默病的效果。

保持脑部健康有很多方式，总的来说，培养多方面的兴趣、保持有意义的活动、寻找自己的兴趣爱好、多参与集体及社会活动等都是有效的。已经患病的患者也不要因为生病，就什么都不做，过着“衣来伸手饭来张口”的日子。这样只会让人产生“自己越来越笨”的感觉，各种功能随即消失，还有可能加重疾病的进展，而且也会给照护者带来更多的困扰。所以，可以使用上面介绍的方法来保持现有的功能。能自己做的事情务必自己完成，同时尝试着开发一些新的活动功能，让自己的身体健康状态在锻炼下变得越来越好。

安全管理

对于阿尔茨海默病患者的安全管理包括：跌倒 / 坠床的预防、走失的预防、压疮[①]的预防、冲动激惹的预防、噎食的预防以及在家用电用气的安全管理等。

防跌倒/坠床改进措施

阿尔茨海默病患者由于身体机能发生改变，关节灵活程度下降，身体平衡能力极大降低，极易导致偏瘫、步行困难等并发症，导致跌倒、坠床。防止患者跌倒或坠床，可以采取以下具体措施：房间要有足够的光线，在房内、走廊、床头、厕所等地张贴醒目的防跌倒警示标识；规范房间内的物品摆放；厕所里尽量使用马桶或者坐便器，如厕时最好有照护者进行陪伴；可以的话，最好给患者使用有床档的床，防止患者坠床。同时，应密切关注患者的状况，并且多与患者交流，缓解患者的不良情绪。

走失的预防措施

阿尔茨海默病患者由于视空间障碍及记忆力下降明显，极易发生走失。走失会给患者带来极大的安全风险，那该怎么办呢？

最好不要把患者单独留在家里或者单独活动，特别是中重度痴呆的患者，要有人陪护。在日常生活中培养患者对时间和地点的辨别能力，让其能够独立辨别方向，如每天询问他“家在哪里？现在在哪里？”这些问题。每天也需要提醒他尽量走一条他熟悉的路或去逛熟悉的商城、超市、菜市场，来让他形成一种习惯并让他的记忆逐渐增强。

可以给患者佩戴定位手表、定位器或在家里安装监视器等电子设备，这可以让照护者随时关注他的动态，做到心里有数。也可以在患

①压疮：又称压力性溃疡、褥疮，是由于局部组织长期受压，发生持续缺血、缺氧、营养不良而致组织溃烂坏死。皮肤压疮在康复治疗、护理中是一个普遍性的问题。据有关文献报道，每年约有6万人死于压疮合并症。

者的衣服上绣上名字及联系方式，或者可以制作联系卡让患者挂在身上，当他们迷路了，可以根据这些标识找到家人或照护者。

压疮的预防措施

患者随着疾病的加重，会出现因大小便失禁、长期卧床而导致的皮肤受损。此时需要做出相应措施来预防皮肤损伤。

对于大小便失禁，照护者可定时督促或带领患者如厕，或给予便器，同时做好患者会阴部的清洁，避免食用刺激性强的食物，减少睡前喝水。

及时清理大小便，保持患者皮肤的清洁干燥，定时协助翻身，观察皮肤情况。

冲动暴力行为的预防及处理

阿尔茨海默病患者由于疾病的进展，会出现一些敏感多疑、被害妄想、幻视等精神症状，特别是患者在夜间有一些异常行为。不恰当的处理会让患者的激惹情绪加重，导致冲动伤人行为，那该怎么办呢?

环境对患者起着非常重要的作用，复杂的环境会对患者起到刺激作用，良好的环境刺激对患者有积极的治疗作用。避免给患者经常换住所及房间，提供舒适优美的环境，能使患者心情放松，减轻陌生感，消除紧张情绪。保证房间的环境安全、舒适、安静、物品陈设简化、整洁，尽可能减少刺激性噪音，避免诱发暴力行为。

加强服药监护，防止吐药、藏药，尽快控制病情是避免暴力发生的根本所在，尤其是初期兴奋冲动的患者，要尽早采取有效治疗。控制精神症状对减少患者的攻击行为至关重要。冲动行为一般与病情的严重程度成正相关，绝大多数发生毁物、伤人暴力冲动行为的患者在冲动行为发生前表情、情绪、行为都有异常反应，因而精神症状丰富及幻觉、妄想明显的患者要严密观察，捕捉患者的语言和非语言性暗示信息，警惕可能发生意外的迹象。

当患者出现精神行为异常明显的情况，要做好非药物的干预。避免与患者进行争执，避免一些重的语言伤害，要尽可能地用语言安抚他们，鼓励他们，理解他们。“善意的谎言”有时可以用在阿尔茨海默病患者的身上，多与患者沟通，并进行耐心的劝解，分散其注意力，避免一些冲动激惹行为的发生。

呛食噎食

阿尔茨海默病患者可能出现拒食的现象，强行进食易导致呛噎。同时，部分治疗精神疾病的药物可产生吞咽困难等并发症，从而引起噎食。所以照护者在护理他们的过程中要观察他们的进食情况，如果有噎食的情况最好不要强行喂食，当存在这些情况时，最好带他到医院就诊，在医生的指导下进行下一步的措施。

误吸或误服

人体的咽部感知功能会随着年龄的增长而逐渐减退，吞咽的反射会降低，从而易导致食物误吸。尤其对于阿尔茨海默病患者来说，由于神经肌肉协调受限，加大了异物进入气道的概率，若强行喂食或进食速度过快、一次进食量过多等，均会引发食物误吸，严重者可能导致窒息甚至死亡。同时，部分阿尔茨海默病患者会表现出食物亢进的症状，但由于认识能力较为低下，可能出现误服其他物品或药物的情况，或因辨别能力较差，无法正确地区分药物，可能出现重复服药或误服药物的情况，对患者的生命安全造成严重威胁。所以照护者在护理他们的过程中要观察他们的进食情况，如果有误吸或误服的情况最好不要强行喂食，当存在这些情况时，最好带他到医院就诊，在医生的指导下进行下一步的措施。

在家用电用气的安全管理

患者随着疾病及进展，一些日常生活能力逐渐下降，一些日常生活用品不能使用，就是常说的失用、失能。同时伴有记忆能力下降，比如患者在家里使用燃气灶等家用电器时会忘记关掉，从而导致非常严重的意外安全事件的发生，所以预防这些意外安全事件的发生及其重要。首先当患者出现这种失用、失能、记忆力严重下降的情况时，就不能把患者独自留在家里，他们在做事情时最好旁边有人陪伴，“放手不放眼”的这种做法非常重要，不要因为怕就不让他们去做，不要剥夺他们本身还保留的一些功能，不然更会加重他们的日常生活能力的缺损。所以指导及陪伴非常重要。

运动管理

阿尔茨海默病患者要注意保持运动，不要完全限制运动。运动可以增强身体素质，也可以调节情绪，更可以加强社交功能的训练，延缓疾病的进展。但在做的时候一定要保证环境安全及人身安全。那哪些运动是可以做的呢？

打太极

太极是一项放松身心的比较高雅的运动，可以强身健体。不仅适合于阿尔茨海默病患者，也同样适合其他年龄段的人。同时，太极也是一种比较柔和的运动，动作缓慢、不剧烈。老年人本来骨质不好，跑步或者其他比较剧烈的运动容易引起骨折等不良后果。

做体操

体操的动作相对来说比较容易且缓慢，简单易做的动作很适合阿尔茨海默病患者。基本上，他们身体的四肢、腰部以及关节都会得到锻炼，简单的扭扭腰、动动腿、活动胳膊，对老年人也很有效。

户外散步

散步是很好的有氧运动的方式，可以很好地锻炼心肺功能，以及锻炼肌肉力量。

跳广场舞

广场舞是非常大众化的运动，深受老年朋友的喜爱。阿尔茨海默病患者也可以尝试去跳广场舞。这种舞蹈非常热闹，大家聚在一起，可以使老年人结交更多好友，不但有益于身体健康，也有益于心理健康。

情绪管理

阿尔茨海默病患者常常会出现一些悲伤、情绪低落（心情不好、忧郁）、冷漠、生气、愤怒、焦虑、紧张、坐立不安、多疑等情绪症状，在生活中如何识别及处理呢?

首先要进行评估。照护者在护理患者时，会感受到患者近期的性格、脾气等和以前不一样了。比如天天待在家里不愿出门，言语少，郁郁寡欢，不愿活动，食欲下降，睡眠变差，有时还会说一些消极言语，也会做出一些伤害自己的行为，有些还会有坐不住，一直要来回走动，动不动就要生气等，如果出现这些情绪需要尽快就医。

其次，在与患者进行交流时，一定要有耐心、爱心，多给他们拥抱、握手，给他们一些安全感，不责备，多鼓励他们。如果把他们当成“儿童”来护理，就知道该怎么做了。

护理并不容易/我知道护理很难
——如何应对阿尔茨海默病

在上一节我们已经了解了如何预防阿尔茨海默病，通过预防可以减缓患病的速度或减轻病症。对于已经患阿尔茨海默病的患者，他们更需要得到多方面的护理和认知功能训练。

日常生活方面

生活自理能力障碍包括：吃饭、穿衣、大小便、洗漱等都会慢慢地出现障碍，轻度患者可以自理，中度患者需要他人的协助完成，重度患者完全失去自理能力，甚至会长期卧床。阿尔茨海默病患者的基本生活能力如使用电话、做饭、打扫、和人聊天等也会出现障碍，比如以前特别喜欢和老家的侄子打电话聊天，最近电话铃响却不知道怎么接，接了也不懂说什么，只是“嗯嗯、哦哦”，谁都听不懂。遇到这种情况，该如何进行护理呢？

睡眠护理

密切观察患者睡眠情况，帮助患者养成良好的睡眠习惯，白天除午睡外，尽量不卧床，晚餐不宜过饱，晚餐后不宜多喝茶水或引起兴奋的饮料，不参加引起兴奋的娱乐活动，入睡前可用温水洗脚帮助入睡。

排泄护理

患者因认知功能及躯体器官功能下降，常会出现大小便失禁，亦会出现尿潴留[①]、便秘。首先应了解排尿异常的生理因素、行为因素及会阴部皮肤的完整性。训练患者定时排便，并做好会阴护理。有尿潴留时先行诱导排尿，必要时去医院让医务人员帮助导尿。为便秘的患者建立排便计划，鼓励多饮水、适当运动，指导患者多进食粗纤维含量丰富的食物，腹部环形按摩，刺激肠蠕动，定时督促排便，必要时就医灌肠。对随意排便的患者，在其卫生间门上贴出显著标志，协助患者养成规律排便习惯，注意提供隐蔽的排便环境。

饮食护理

为患者提供营养丰富、清淡、易消化的食物，并允许患者选择自己喜欢的食物。

对轻、中度阿尔茨海默病患者可鼓励自行进食，不宜催促，以防噎食。对重度阿尔茨海默病患者应根据病情取合适体位喂食。在喂食时，不能过多、过快和过急，要定时且要掌握其量，进食后给予温开水少许，以防食物残渣留在口腔内，注意保持口腔内清洁。

对于吞咽功能障碍的患者不能强行喂食以防误吸或噎食，可根据医生的建议，采取鼻饲或静脉输液等方式补充营养。

---

①尿潴留：是指膀胱内充满尿液而不能正常排出。

对于不知进食或者不知饥饱的患者，不可对其指责或对其要求置之不理。不知进食者安排患者定时与他人一起进食，以增进食欲，保证入量。不知饥饱的患者可安排单独用餐，也可以在正餐的时候不给太多食物，将部分食物留给患者要求时再给，避免暴饮暴食。

若患者拒食时，则不应勉强，可先让患者做些别的活动，转移注意力后再劝其进食。

在注意饮食时，还要注意患者的口腔卫生，观察患者的舌苔和口腔黏膜有无异常，以便了解患者病情变化，给予及时处理。

皮肤护理

患者因长期卧床，大小便失禁，加之营养摄入不足，极度消瘦，肢体运动和感觉障碍，局部血液循环差，如不注意保护其皮肤，极易发生压疮。因此在护理时要勤翻身、勤换洗。保持患者衣服、床铺、被褥的平整、干燥、清洁。冬天注意做好保暖工作，并根据病情帮助患者做好肢体主动运动和被动运动，减轻肌肉萎缩，保持关节功能。卧床时要加床挡，以免坠床。

生活能力的训练

患者由于记忆力、定向力、判断力障碍，可能出现无法选择食物，忘记进食、服药，不懂选择合适的衣服，不能进行清洁、如厕等日常生活问题。让患者能够参与自我护理，根据患者的自理能力，制订日常生活时间表。督促患者进行简单的自我护理，如刷牙、梳头、洗脸、洗脚、清洗会阴、进餐、饮水、饭前便后洗手、更衣、仪容修饰、适时沐浴、理发、剃须、修剪指甲等等，鼓励患者自行穿衣，不可催促患者，当患者确实无法完成时给予协助。帮助患者选择衣物，如拿出 2~3 套衣服，让患者自己选择。对判断力障碍的患者，给食物时温度要适宜，限制进食量。对自理能力不足者，按严重程度分别进行日常活动操作训练，由简而繁，重复强化，帮助患者重新获得和保持现有的自理能力。

失用症的训练

观念性失用症：选择日常生活中一些由一系列分解动作组成的完整动作来进行训练，如泡茶后喝茶、洗菜后切菜、摆放餐具后吃饭等。由于次序常混乱，治疗者除将分解的动作一个一个地进行训练以外，还要对一个步骤后的下一个步骤给予提醒，或用手帮助患者进行下一个运动，直到有改善或基本正常为止。如已知患者的整个认知技能已不可能改善时，可集中改善其中某单项的技能。

结构性失用症：选用的作业要确保对患者有目的和意义，治疗中要用暗示和提醒。可让患者复制治疗者事先示范的平面图形或立体构造，让患者复制，起初给予较多的暗示、提醒，有进步后再逐步减少暗示和提醒的数量，并增加图形或构造的复杂性，平面图形如裁衣的纸样、重新布置家庭用的家具小样等，立体构造有常用物品的排列、堆放和有次序的堆积等。

运动性失用症：是最简单的失用，要加强练习，大量给予暗示、提醒或手把手教患者进行，改善后再减少暗示、提醒等，并加入复杂的动作。

穿衣失用症：护理人员可用暗示、提醒，甚至一步步地在用言语指示的同时手把手教患者进行，最好在衣服的上、下、左、右做上明显的记号或贴上特别的标签以引起注意。辅以结构性失用症的训练方法常可增加治疗的效果。

步行失用症：由于患者不能发起步行动作，但遇到障碍物能越过，越过后即能开始行走，故可给患者一根“L”形拐棍，当不能迈步时，将“L”形拐棍的水平部横在足前，形成障碍诱发迈步。此外开始行走后可用喊口令配合行走，加大手的摆动以帮助行走。

失语的训练：患者失语后，不能表达自己的心理需求，这只有靠护理人员在护理中细心观察，熟悉患者每一个细小的动作所反映出来的含义，如舐嘴唇说明患者想喝水，坐立不安说明想要大小便等等。通过长期的护理，对患者的每一个细小动作都能做出准确无误的判断，及时解决其要求。除了细致观察患者的每一个细小的动作与表情，更重要的是要有高度的责任心、同情心，要热情、耐心地帮助他，多给予安慰。失语患者常发生心理状态的改变，形成幼稚性格，这时更重要的是要尊重他们的人格，要像对待常人一样对待患者。多接触患者，才能了解患者，从而给予照顾。

精神症状方面

患者常见的精神症状有：出现幻觉如看见死去的亲人，看见小偷等；有些患者认为自己不在家里，常要求回家，认为自己仍然没有退休，要求上班等；或出现“徘徊症”，即不少患者整天不停漫步，或跟随照料人员，或晚间要求外出等；反复搬移物品，反复收拾衣物，有些患者会收集垃圾或废物；有些患者则表现为活动减少、呆坐；有些患者还会出现激惹、冲动的一些行为。我们如何处理呢？

积极探寻原因。这是第一步必须要做的，可以问或者思考：刚刚发生了什么？在哪里发生的？有哪些人在一起？他有哪些行为？

有效的应对。不要反对和责备他的行为，首先马上要关心他，问他“怎么了”，认真听他说完，等他说完了后马上安抚他，用“喔，这样呀，那你好难受呀”这些共情他们所处当时的情景，然后转移注意力，保持冷静和极度的耐心，把你自己也变成“当时你也在他那个情景当中的受害人”，慢慢安抚他的情绪，不对抗。如果患者比较频繁，严重影响到他及家人的生活，非药物干预无效时，请及时就医。

认知能力方面

记忆障碍：是从痴呆的初期到末期可持续看到的主要症状之一，做事情丢三落四，严重时记不住家里的电话、朋友的名字，甚至有的患者忘记关水龙头或煤气，造成安全隐患。

定向力障碍：是指患者在空间上、时间上自己当时的定位能力障碍。中度患者常把晚上和早晨弄错、大吵大闹，有些患者明明在家的附近却迷路。

语言沟通能力障碍：患者会听不懂家人的话，常常答非所问，患者说的东西其他人也听不明白，以前会看报的患病后会看不懂，发展到晚期时，患者说话减少，常常静坐。

认知与判断能力障碍：早期患者买菜常常忘记付钱，或者不记得自己付了多少，简单的加减也出现错误，对简单事情的对错不知道，不懂得怎么去判断。我们如何去做呢？

记忆训练

对于记忆受损的老年人，根据患者记忆损害的类型和程度，有针对性地进行记忆训练非常重要。可以采取不同的训练方式和内容，每次时间不宜过长，以30~60分钟为宜，最好每天1次，至少每周5次，难易程度应循序渐进，并要在训练过程中经常予以指导和鼓励等言语反馈。

瞬时记忆训练。因瞬时记忆与注意力密切相关，对于注意力不能集中的患者比较困难。训练前可先了解患者的记忆广度，方法是让患者复述一串随机数字，从3位数开始，如能正确复述，就依次增加数字的长度，如多次复述不能超越某一位数，即可考虑为记忆广度的极限位数，如“8543”为4位数、“8524391”为7位数。将患者记忆广度变化作为一个参照点，在此基础上进行练习，一串数字中的每个数字依次用1秒钟的速度均匀连续念出或背出，熟练后还可以将数字进行倒背以增加训练难度。

短时记忆训练。给患者看几件物品或图片，令其记忆，然后请他回忆出刚才看过的东西。可以根据患者的情况调整物品的数量、识记的时间及记忆保持的时间。比如在患者面前放置3～5件日常生活中熟悉的物品，例如给患者出示钢笔、眼镜、钥匙、书本、筷子，让患者分辨一遍，并记住它们的名称，然后撤除所有物品，让患者回忆刚才面前的物品。反复数次完全记住后，应逐渐增加物品的数目和内容的难度，从而使认知功能越来越高。也可以用积木摆些图形给患者看，然后弄乱后让患者按原样摆好。这种方法强调反复训练，以及记忆的有效性和正确性。

长时记忆训练。让患者回忆最近到家里来过的亲戚朋友的姓名、前几天看过的电视内容、家中发生的事情，如果患者记忆损害较轻，也可通过背诵简短的诗歌、谜语等进行训练。

老人常常为自己的头脑糊涂、记忆力减退等身心不适而十分苦恼，甚至悲伤抑郁，失去生活的信心。这是最需要心理疏导的，也是容易收到治疗效果的时期。患者可能经常反复地问一个问题，应弄清楚患者为什么总是问这个问题，并消除他们的担忧。恰当地利用宣泄的手段，使老人积郁已久的苦闷倾吐出来，一吐为快，也是减轻老人心理压力的一种方法。多给予鼓励，要使老人感到只要自己努力，便可以改变现状达到所期望的目标。

融入现实

患者早期的主要表现是近期事情的遗忘，把自己逐渐圈在早年的事情里，越来越脱离现实。大脑没有新鲜刺激，就容易萎缩，让患者适当看看电视，多带患者出去转转、逛逛公园，让老人的视野和头脑也能与时代同步。

智力训练

智力活动涉及的内容广泛，包括常识、社会适应能力、计算力、分析和综合能力、逻辑联想能力、思维的灵活性等多个方面。

智力训练的内容应当根据患者认知功能障碍的程度来选择难度，每次时间不宜太长，每天 2.5 小时，分别于上午、下午进行，隔天 1 次。这样的训练对于延缓智力的下降会有较好的作用。选择难易程度适当的智力拼图进行训练。患者需要运用逻辑联想力，通过反复尝试，将各种形状的碎片拼成一幅图画，可培养丰富的想象力，并改善思维的灵活性，比如拼七巧板等。通过听故事或阅读进行语言理解能力训练，通过讲述故事情节或写故事片段等进行语言表达能力训练。例如，给痴呆患者讲述一些故事（可以是生活中发生的事，也可以是电影、电视、小说中的内容），讲完后可以让患者复述故事概要，或通过提问题的方式让患者回答。

常识训练

所谓“常识”，是指人们在日常生活中需要经常使用的知识，例如日期和时间等概念是生活中必须掌握的常识。有关“常识”有相当的内容属于患者曾经知道的、储存在记忆库里的东西，伴随病情加重不断丢失，如果能经常提取、再储存，遗忘速度会大大减慢。通过对一些常识性知识反复提问和提醒，或经常与实际生活相结合进行运用，可以增强患者对常识的提取和再储存过程，从而使遗忘速度减慢。

冲动暴力行为的预防及处理

关于冲动暴力行为的预防和处理我们在上一节安全管理中已详细说明，故在此不作说明。

妄想、幻觉症状出现时的处理

照护者要寻找妄想原因，针对不同类型妄想，如怀疑照护者是小偷，夫妻怀疑有外遇等，不要直接反对患者，试着转移注意力，解除心理负担、营造多种人际关系，或照护者也把自己变成受害者（比如他有说看到自己的东西不见了，你也说“不好了，我的东西被人偷走了”）。多数老人是希望能得到周围人的关心与同情的，静静地听老人陈述，避免老人感到孤独，也可以多参与团体活动。如果通过这种非药物的方法不能解决，请及时就医，可以通过药物治疗达到一定的效果。

爱的浇灌——照护者的支持和帮助

当家里有一个阿尔茨海默病患者时，无论从经济、生活或社交等各个方面来讲，家庭成员都会遇到极大的困难和挑战。作为家人或照护者，就像阿尔茨海默病患者一样也需要得到支持和帮助，同时也需要照顾好自己的身心健康。

家人常遇到的困难

家里如果有一位阿尔茨海默病老人就会花费 1~1.5 个人力来照顾他，从经济、生活等方面都会带来极大的压力，而且还会面对患者的各种症状，有些症状又不能有效地应对，所以会给家属及照护者带来极大的困扰，包括情绪不良、生活质量的下降等。当你出现以下的症状时就应该关注自己的健康了：

睡眠：失眠、习惯性睡过头；从来没有觉得睡好过，即使睡一整晚；经常做梦或被噩梦惊醒。

饮食：饮食方式发生改变，吃得过多或过少，体重增加或锐减，吃甜食增加。

健康：经常头痛或突发背痛；吸烟饮酒增加。

性格：易怒，经常大发雷霆，对于患者犯的小错反应过度；没有耐心，处理事情能力下降。

心理：高度恐惧或焦虑，想消失或离开，对看护工作反感；觉得没有希望，即使很多人在场也经常觉得孤独；只希望把事情做完，失去希望、目的；有的看护者甚至会想到自杀。

如果出现上述的一些症状，请你务必引起重视并及时做好自我调整（参见第三章、第五章），若情况已超出自己能力范围，请你自己尽快就医，同时做好患者的护理安排工作或安排患者就医。照护者也可以寻找相关医护人员的支持，获得更多更佳的护理方法及医学支持，了解相关资源和服务，如家属联谊会等。

如何与阿尔茨海默病患者进行沟通

很多时候，由于患者的认知及语言功能的消退，照护者不知道如何与患者进行沟通，从而也造成一些不必要的误解或苦恼。与患者沟通，一方面要了解他们的语言交流特点，同时也要注意自己的沟通技巧。

语言交流特点

词不达意：阿尔茨海默病患者往往词不达意，比如他说“狗”，也许是指所有与狗一样在地上跑的动物，问他今天几号，他也许会说“天很蓝”。

交谈中断：和他说话时，患者会走神，有时候不回答或拒绝回答问题。

反复提问：有时候患者会反复提问，比如：“现在几点？”

行为怪异：由于疾病的影响，患者的行为往往很怪异，初次接触的人会很难理解。有的患者不停走动，有的患者会收集废物并且不让碰。有的患者莫名其妙地哭泣或者重复做某件事。

沟通技巧

注意倾听：了解患者要表达的意思，要显示出患者的话值得听：当你听的时候，你是在告诉对方他们的话是值得去听的。倾听的行为有助于防止和痴呆有关的“自我丧失”，你的倾听意味着你把患者当作一个人来承认，并证实他们的社会身份，如果你不用心去听，那么你是在暗示他们毫无价值。

识别情感：识别语言背后的情感，了解谈论的话题是令他们感到高兴、沮丧或是不安。而多数情况下，情绪是患者主要想告诉你的内容。

从当前的环境看线索。如在公园里，患者可能是高兴的，如看到小船表现出害怕的样子那他可能想到了小时候掉到河里的经历。

从患者过去的经历找线索。如有的患者不让看护者铺床单，总是重复做一个弹动的手势，这个问题的关键在于他以前是弹棉花的工人，家人给了他一把有弦的旧琴后，他就再也不动床铺了。

成为他们信任依赖的人。阿尔茨海默病患者常常很难理解别人和被人理解，常会制造一些麻烦或让人苦恼，但请记住这是由于疾病所致，并不是故意的。看护者应该学会如何面对和处理这些情况，以免问题越变越糟糕。

适当注意增进交流技巧：患者常常存在理解困难，但他们对他人说话的语气非常敏感，激动的语气会令患者感到不安，而平和的语气则让他觉得安心。因而，要尽可能保持说话时心平气和。有时患者可能不愿意做一件事，如刷牙洗脸。心平气和地告诉他你的要求，而不要以发问的方式，这样可以避免争吵。比如你可试着说：“该刷牙洗脸了，这是你的牙刷和毛巾”，而不要说：“你要刷牙洗脸吗？”

与患者交谈时要注意：避免外界噪音干扰，说话时目光注视患者表示关注，带着微笑表示友好，交流前先称呼患者的名字，说话简单直接，每次简单说一件事，尽量使用陈述句不要疑问句，声调要温和语速缓慢，给患者时间耐心等待回答，集中注意不走神。

患者听不懂时要注意：多多提示患者，减少患者的挫折感不要假装你听懂了，要有耐心多重复，配合实物图片和照片，利用肢体语言协助。

适时安慰、鼓励和表扬：患者做错的时候不要与他争论，不要武断地纠正他，应该耐心地劝导，或者顺着他的意思，当患者做对的时候要及时给予表扬。

耐心最重要：技巧不及耐心重要，平常多在他身边，多一点时间和他做锻炼，他都会很开心；了解他的生活起居，知道他需要什么，喜欢什么，讨厌什么，再看他的异常表现就知道原因了；建立信赖关系，照护者与患者长期接触所建立的信赖关系也是和患者流畅交流的必要条件。

如何给阿尔茨海默病患者进行康复

康复的目的是维持患者日常生活自理能力，并通过调整周围环境，使之与患者的生活能力相适应，延缓患者生活完全不能自理现象的出现。

尽量保持患者生活环境中的各种事物恒定不变，必须改变时要采用缓慢渐进的方式。患者学习新事物的能力很差，生活环境的改变会使其不知所措，加速自理能力的下降。但现实生活中变化总是难免的，照护者应尽量使这一变化小一点、慢一点，并反复教导和训练患者适应新环境。

提供适当的帮助。照料患者并不等于替他做一切事，那将使其生活能力迅速下降。应鼓励他去做力所能及的所有事情，同时给予必要的帮助。患者就是在做最熟悉的事情时，也可能遇到困难而产生挫折感，进而退缩回避，并最终丧失做此事的能力，适当的帮助可避免此种情况的发生。

简单原则。不要试图训练患者去完成那些复杂的工作，如做饭、用洗衣机等，那只会加重他们的挫折感，引起不必要的情绪反应。告诉他们在哪里上厕所、在哪里睡觉也许更重要。另一方面，在训练患者做那些简单的事情时，应使程序和步骤减到最少。

个体化原则。对患者的护理应根据其病情特点制订相应的计划，并随着病情的改变而改变。

照顾患者的经历，对所有家庭来说都不是一件容易的事情。作为照护者一定也经历着难以想象的压力，但请相信，细心、耐心的呵护与陪伴，能让患者感到和体验到的愉悦与幸福。即使脑海中的橡皮擦不断擦掉他们的记忆，但他们在被爱时的情绪感受会永远留在他们的脑海中，即便他们说不出来。

第十四章

永远天真的孩童

——智力障碍

有智力障碍的儿童在学习、日常生活所需技能方面均存在一定问题。在美国人口中，约有 1% 的人患有智力障碍。根据中国残疾人联合会（简称中国残联）发布的数据，截至 2010 年，我国的“智力残疾”人数约为 568 万，其中，19 岁以下的占 34.8%，14 岁以下占 25.2%。中国残联第二次全国残疾人抽样调查数据显示，目前 19 岁及以下年龄残障群体类型中，智力障碍人群高于多重、肢体及视听、精神等残疾群体，排名第一。智力障碍人群数量突出，这也在告诉我们需要对这群“永远天真的孩子”给予更多的关注与支持。

阅读本章，你将了解以下内容：

- 长不大的小孩——什么是智力障碍
- 和孩子一起成长——智力障碍的治疗
- 保持希望的幸福——照护者的支持与自我照顾

长不大的小孩——什么是智力障碍

小米是一个6岁8个月的男孩，外表看上去很乖巧，身高体重也都是正常水平，但讲话时总是吐字不清晰，往往只能说出简短的句子。进入小学后，老师反映孩子上课不能专心听讲，无法集中注意力，书写、交流都存在一些困难，无法正常学习，但在课余时与同学玩耍无异常反应。多次教育无果后，老师建议照护者带孩子到精神科就医咨询。照护者觉得不解，孩子不愿意学习为什么需要看医生?

看了小米的情况，大家是怎么看待老师的意见？小米有必要看医生吗？大部分人会认为小米只是年纪小，还不懂事，不明白学习的重要性。只要不断督促小米的学习，就可以了。但现实可能往往难以让人如愿。在小米的案例中，照护者忽略了一些疾病也会带来这样的表现，让孩子无法适应正常的学习生活。这个疾病，也就是本章所讲到的一个儿童精神疾病——智力障碍。

智力障碍(intellectual disability)（过去也叫精神发育迟滞mental retardation，MR）是指从胎体时期直到18岁个体心身发展成熟前，由于遗传因素、环境因素或社会心理因素等各种原因所引发，使得个体无法按照正常的发育发展规律，导致个体与其对应年龄阶段发展规律脱离。

智力障碍的智力发育缺陷对于学业能力和自理生活能力存在严重影响。这个疾病的影响都和智力相关，以智力明显低下和社会适应能力缺陷为主要的临床表现特征。智力障碍是如何发生从而影响智力的呢？这就需要从这个疾病的病因去了解。

智力障碍的危险因素

世界卫生组织将造成智力障碍的病因分为十大类：

①感染和中毒；②外伤和物理因素；③代谢障碍或营养不良；④大脑疾病（出生后的）；⑤原因不明的出生前因素和疾病；⑥染色体异常；⑦未成熟儿；⑧重度精神障碍；⑨缺乏良好的心理社会发育环境；⑩其他和非特异性的病因。

可以看出这些因素从孩子出生前到出生后都会存在。因此需要进一步具体了解这些致病因素，做好相关的保护措施并采取合适的教育方式。

对于这个可能早发于胎体时期的精神疾病，早期胎体的中枢神经系统的发育异常或损害是重要因素。神经系统的影响最终会导致大脑功能发育异常或大脑组织结构的损害，而这种异常和损害的严重程度往往与发病年龄、持续时间以及影响存在密切关系。因此在胎体时期就需要维持良好的胎儿神经系统发育的条件。

另外，还可以从已有的一些成熟的研究结果来认识并预防这个疾病的发生。

从遗传因素的角度，遗传异常往往会导致智力障碍。所谓遗传异常，是指基因或染色体异常。基因异常，是指 DNA 的分子结构异常，这种异常诱发遗传代谢性疾病，从而导致智力功能异常。染色体异常，是指染色体数目异常、结构异常，正常人有 22 对常染色体和 1 对性染色体。染色体数目的差异和结构上的缺失、易位等都会导致智力障碍。

除了以上的这些遗传因素以外，在母体怀孕生产的过程当中也有很多的因素，很可能导致孩子后来出现智力障碍。这些因素可出现在患者母亲生产前、分娩过程以及生产后的时期。

产前影响：涵盖了产前感染、中毒、孕妇营养不良、物理和化学损害。在母体的怀孕期间，胎体会很容易受到感染。常见的感染源有巨细胞病毒、风疹病毒、流感病毒、肝炎病毒、HIV 病毒、弓形虫、梅毒螺旋体等。除了感染，母体所接触的一些作用于中枢神经系统、内分泌和代谢系统的药物，也是一个有害因素。围产期环境、食物和水中比例如铅、汞等有害物质污染、母体腹部外伤或受到电磁波和放射线照射。母体罹患各种疾病，例如糖尿病、严重贫血、肾脏病、甲状腺疾病等，先兆流产、妊娠高血压、先兆子痫等，这些疾病和并发症都是危险因素。

母体分娩过程的并发症影响：例如，前置胎盘、胎盘早期剥离、胎儿宫内窘迫、脐带绕颈、产程过长、产伤、早产等，使胎儿颅脑损伤或缺氧，这都是直接有害因素。如果母亲妊娠年龄偏大，营养不良，抽烟、饮酒、遭受强烈或长期的心理应激，产生持续的抑郁焦虑情绪，都可能诱发胎儿的智力障碍。

生产后的影响：生产后还需要留意一些新生儿疾病，包括新生儿肝炎、新生儿败血症。胎儿出生后受到外界损害影响，如受到脑损伤，产生脑炎、脑膜炎，出现高热、昏迷、抽搐、颅内出血，颅脑外伤，脑缺氧。或甲状腺功能低下，重度营养不良、各种原因造成缺血以及中毒等。

在社会环境因素中，儿童必要成长环境中听觉或视觉相关的感觉刺激缺乏，也会存在影响。在一些贫困并且与社会互动隔离的地区生活的儿童，可能会被忽视、虐待或是缺乏文化教育与人际互动的机会。这些成长环境对于儿童精神发育都是有害的。

遗传因素导致的智力障碍具有很强的遗传性，这也许会令照护者担心，但如果患者的病因是后天因素造成，就不具有遗传性。虽没有特定的易感人群，但调查结果显示出了精神发育迟滞（智力障碍）的患病率是农村高于城市，男性较高于女性的特点。在一些轻度的精神发育迟滞（智力障碍）患者中，患者可以通过康复训练获得相关的劳动能力，并且具有相应的社会能力。当了解了致病因素，才能采取更好的预防和安全保护措施。

智力障碍的早期预防

上文大概解释了智力障碍的相关致病因素，可以据此制定预防措施。例如，备孕前可以先进行遗传咨询，避免近亲结婚。怀孕期间要加强孕期保健，妊娠期间注意营养，避免接触有害化学物质。戒烟、戒酒、绝对禁止摄入毒品，避免服用可能致畸药品，避免接触放射线。预防病毒及原虫[①]感染。做好产前检查，预防妊娠并发症，避免病理分娩。做好儿童保健工作，实行计划免疫，预防传染病，尤其是神经系统感染。注意营养和卫生，防止中毒，避免脑外伤。宣传育儿知识，提高父母文化水平。

智力障碍都有哪些表现?

智力障碍的表现与智力明显低下和社会适应能力的程度密切相关，一般检查包括智力测验和社会适应能力评定。智商（IQ）是对智力障碍分级评定的重要指标。若孩子生活、学习等方面明显落后于其他同龄人，家长可带孩子到心理评估机构行智力检查。根据智商（IQ）的分值，智力障碍的严重程度从低到高共分为四个等级。

轻度（智商为50~69），中度（智商为35~49），重度（智商为20~34），极重度（智商为20以下），下文将更加全面地描述不同程度患者的表现。

轻度智力障碍（智商50~69）：在智力障碍的患者中最为多见，在智力障碍的总体患者中占85%，患者成年后的智商能够达到9~12岁心理年龄。躯体一般无异常，更多会表现出语言发育迟滞，词汇量

①原虫：生活在水中或其他生物体内,大都是单细胞动物,有的由多数个体组成群体生活，部分可致病。重要的致病原虫有：疟原虫，阿米巴原虫，杜氏利什曼原虫，弓形虫。

不丰富，理解能力和分析能力差，抽象思维不发达。往往在就读小学后出现学习困难。一般是由于上小学之后表现不佳，老师建议到精神科就诊后被诊断。轻度患者在童年期间，更多表现在其适应社会能力水平的不足，日常的言语交流理解和运用差，并存在自我调节情绪和行为的困难。不能有效预测社交过程中存在的风险，容易上当受骗。但仍可以进行社会交往，拥有自理生活的能力基础，具备从事简单的劳动或技术性操作的能力。

本章开头提到的小米就是一个轻度智力障碍的患者。小米明显在社交互动中的言语交流阶段存在一些滞后。同时较为明显的还有在学习能力上的差异，使其无法适应常规学习要求。但是可以看到小米仍然具有基本社会交往能力，能够和他的同龄人进行一般的社会互动。他在自理方面也没有太大差异表现。

中度智力障碍（智商为35~49）：在智力障碍的总体患者中占10%，患者成年后的智商能够达到6~9岁心理年龄。中度的患者，除了智力功能的影响，患者的运动发育也存在迟缓发育。特别是在言语功能上，患者在言语交流过程中，表现为发音含糊不清，仅能够掌握日常生活用语，但往往词汇贫乏以及不能完整表达意思。学业表现上，患者的阅读能力、计算能力很差，理解能力差，中度的患者已不能适应普通小学的学习环境及学习要求。少数患者伴有躯体发育缺陷和神经系统异常的体征。

红红四五岁时，妈妈觉得红红在问答思考问题上总是反应慢，还伴有一些异常的表现，比如，说话迟缓，胆小怕事，脾气执拗，依赖性强，在自理方面与同龄孩子相比较有一定的落差。

直到8岁时才开始上小学，但红红的学习能力很差，与其他同学相处也困难，一些同伴间玩耍互动，红红都很难参与进去。老师反映红红无法进行常规的学习生活。

重度智力障碍（智商为20~34）：在智力障碍的总体患者中占3%~4%，患者成年后的智商能够达到3~6岁心理年龄。患者社会适应能力明显缺陷，往往出生后就出现明显异常，且患者的运动功能发育受限，严重者不能坐、站立和走路，常伴有癫痫、先天畸形。患者言语发育明显障碍，或只能学会一些简单的词句，不能理解他人的言语。不具备自理能力，需他人看管照顾。

小刚已经10岁了，只能表达一些很简短的字词。他生活无法自理，走路也不稳，言语的困难限制了他表达自己的方式，很多时候家人只能尽量去猜测他的表达。在小刚出生后没多久父母就觉察到了孩子的差异，孩子也没有正常学习能力，特殊教育学校也无法去，只能每天由家人护理、陪伴和照顾。

极重度智力障碍（智商<20）：在智力障碍的总体患者中占1%~2%，患者成年后只具备3岁以下心理年龄。大多数极重度的患者除了言语的影响，只能理解简单的手势指令，甚至丧失言语表达能力，患者完全缺乏自理生活的能力，大多数患者在出生时就有明显的先天畸形，终生需要他人照顾。

极重度的智力障碍患者在出生时期往往就伴随有其他较为严重的并发症或者较为明显的畸形。很多时候他们不具备言语交流的能力，甚至不能自我生活。因此极重度的患者也相对于更容易被觉察到。

照护者如何早发现孩子是否患有智力障碍?

早发现很重要的一步就是照护者能够先去觉察到孩子的症状特征，能够有意识地带孩子进行相关的专科诊断。从疾病特征的角度，可以分为躯体特征和心理特征两个方面。

智力障碍躯体特征

生长发育迟缓，身高、头围、体重等较同龄儿标准值低。

面部特征，如伸舌样痴呆、先天愚型、特殊面容。

皮肤和毛发异常，毛发枯黄，皮肤白皙，咖啡色斑。

头颅骨形态异常，如小头畸形。

身体异常气味，如尿味。

肢体运动障碍，如交叉步态。

先天性畸形，如耳郭畸形、眼裂、唇腭裂、指趾和关节畸形。

感觉器官障碍，视力及听力障碍。

继发性癫痫。

智力障碍心理特征

言语和思维方面：往往表现言语发育迟缓，表达能力差，思考与领悟迟钝，缺乏抽象、概括能力，重度或极重度者言语能力丧失，几乎无思维能力。

感知方面：感知缓慢，知觉范围狭窄，很难区分物体形状、大小、颜色的微小差异。

注意和记忆方面：往往注意力不集中，注意广度明显狭窄，记忆力差，识记速度慢和再现不准确。

情感方面：表现幼稚，不成熟，情感不稳定，缺乏自我控制，易冲动，常表现胆小，孤僻，害羞，退缩等。

运动和行为方面：常见体形不匀称，运动不协调，灵活性差，或表现过度活动，破坏，攻击行为或其他不良行为等。

部分的患者也可能伴随出现一些精神症状，例如冲动控制或强迫行为、情绪障碍、注意缺陷，一些自伤行为及幻觉体验。

除了以上疾病所伴随的躯体和心理特征之外，孩子成长阶段中都存在关键发展期①。照护者也可以通过对这些关键发展期的行为表现，从而去留意孩子的早期症状，例如：

（1）很晚才出现微笑，不注意别人说话，伴有运动发育落后。

（2）眼功能发育不良，因其不注视周围，常被误诊为盲。

（3）由于对声音缺乏反应，又常被误诊为耳聋。

（4）由于咀嚼晚，以致喂养困难，当给固体食物时，出现吞咽障碍并可引起呕吐。

（5）正常孩子在会走以后，走路时两脚就不再相互碰撞了，发育迟缓的孩子在会走后两脚相互碰撞，有的到2 ~ 3岁时仍可见到。

（6）玩弄手的动作持续存在。正常孩子在3 ~ 4个月时，时常躺在床上看着自己的双手，反复玩弄双手；智力低下的孩子在6个月后，上述行为仍持续存在。

（7）正常孩子在6 ~ 12个月时，经常将东西放进口中，但当手的动作比较熟练时就不再这样。发育落后的孩子用口的动作持续存在，有时到2 ~ 3岁还将积木放进口中。

（8）正常孩子在15 ~ 16个月就不再故意把东西往地下扔了，发育迟缓的孩子持续的时间更长。

（9）正常孩子大约在1岁时停止淌口水，有缺陷的孩子持续时间更长。

（10）在清醒时，智力低下的孩子可见磨牙动作，这是正常孩子

---

①关键发展期：指个体对某种环境影响特别敏感，并容易获得某种行为或能力发展的时期。在发展的关键期，如缺乏适当的环境影响或学习机会，个体某方面的发展就会出现缺陷，难以补救。从生下来的头几个月到 3 岁，是儿童从周围环境中自发吸收声音、词汇与语法以发展语言能力的关键期。

所没有的。

（11）智力低下的孩子有时需反复或持续刺激后才能引起啼哭，经常发喉音，哭声尖锐，或呈尖叫，或呈高音调，亦有时哭声无力。正常孩子的哭声常有音调变化。

（12）缺乏兴趣及精神不集中是智力低下孩子两个很重要的特点。缺乏兴趣表现在对周围事物无兴趣，对玩具兴趣也很短暂，反应迟钝。智力低下儿童小时候常表现为多睡和无目的的多动。

如果孩子存在以上相关症状时，这些症状仅仅只能作为照护者去观察并留意，并不能作为照护者去诊断或评估的依据。智力障碍往往在症状表现上会存在一些与其他儿童相关疾病的相似表现，比如精神发育暂时性延缓、癫痫、儿童精神分裂症、视听障碍等。进一步的诊断，还是需要带孩子到精神专科或者儿童医院的心理科进行相关的诊断并评估孩子当前疾病的严重程度。

智力障碍的诊断需要综合病史，结合躯体和神经系统检查、精神检查，最终综合评定其智力和社会适应能力评估结果予以诊断。通常专科医院中的新生儿病区或 NICU[①]、神经精神康复科（病房和门诊）能够提供评估。诊断智力障碍，不能单纯依靠智力测验，应结合儿童具体情况、社会文化教育背景、临床多方面资料以及社会适应能力评定加以综合分析，采取慎重态度，避免轻易给予智力低下的标签。

和孩子一起成长——智力障碍的治疗

智力障碍患者需要到精神科或者儿童医院的心理科就诊，常规的治疗周期为 3~6 月。常用的疾病治疗方式，有病因治疗、对症治疗、教育训练、行为治疗和心理治疗几种方式。但由于智力障碍大多数源

①NICU：A neonatal intensive care unit，是新生儿重症监护病房的简称。

于脑功能与结构的改变，因此很难达到治愈的目标，更多是代偿并减轻其症状的程度。

该病的治疗原则是早期发现、早期诊断、早期干预，应运用教育训练、药物治疗等综合措施促进患者智力和社会适应能力的发展。

药物治疗

目前只有少数病因所致的智力障碍可以进行病因治疗，如苯丙酮尿症、半乳糖血症、先天性甲状腺功能低下等。上述疾病如能早期诊断和治疗，则可防止或减轻对患者智力的损害。

对于智力障碍共患的各种精神障碍症状，如活动过度、注意障碍、行为异常、情绪障碍等，或伴有癫痫等躯体疾病的患者，可用相应的精神药物进行对症治疗。此外，还可用多种促进和改善脑细胞功能的药物促进患者的智力发展。这些药物可提高脑内部分酶的活性，促进脑内葡萄糖及氨基酸的代谢，从而发挥治疗作用。对于伴有感觉和运动障碍的患者，应加强康复训练以促进其功能的恢复。

非药物治疗

智力障碍尚无特效的药物治疗，因此，非药物治疗对智力障碍非常重要。非药物治疗主要包括了教育训练、行为治疗和心理治疗。无论何种类型、何种程度或何种年龄的患者均可实施。年龄越小，开始训练越早，效果越好。照护者可以在医院及相关康复机构寻求专业的帮助。

当然照护者对于智力障碍患者的帮助也是相当重要的。由于训练是一个长期的过程，需要将医院或康复机构所获得的训练方式在家中持续进行。同时家庭成员对于患者的教养方式也是极其重要的。需要照护者耐心地进行从简单到复杂的训练过程。通过相关的康复训练，可以培养患者自理能力，锻炼其基本的人际互动能力和社交技巧，有助于其情绪稳定以及协调运动功能。增强其学习中的听、说、读、写能力以及相关的劳动技能。

教育训练

通常医院中若设有新生儿病区，可根据患者病情和发育，设计和实施促进视觉、听觉、触觉、前庭功能和认知能力等方面发展的干预方案。神经精神康复科（病房和门诊）可根据儿童智力及智能发展水平及社会适应能力程度，制订和实施智能训练和社会适应能力的培养计划以及康复治疗方案。照护者可以到上述机构进行专业咨询，并制订针对性的训练计划方案。

除了医院以外，照护者还可以选择合适的特殊教育学校，同时照护者自我也需要配合进行患者护理培训以及家庭训练。

针对智力障碍的患者，教育训练内容包括劳动技能和社会适应能力两大方面。按照疾病严重程度的不同，确定不同的教育训练目标。对于轻度患者，儿童阶段重点在于学会一定的听、说、读、写和计算，并学会生活自理、日常家务、乘车、购物、社会规则等；青少年阶段则重点在于职业培训，学会一定的非技术性或半技术性职业技能，以达到成年后独立生活、自食其力的目的。对于中度患者，重点应在于生活自理能力的培养，学会生活自理或部分自理，并能在他人指导照顾下进行简单劳动。对于重度、极重度患者，虽然患者难以接受教育训练，长期训练可以帮助患者学会自行进食和简单卫生习惯。

照护者需要共同参与并制订相关的学习计划。同时也可以在生活环境中灵活运用各种各样的训练资源。训练过程能够达到长期、连续，且具有一定的趣味性。这样才可以强化并巩固训练效果。

行为治疗

教育培训的目的更多是针对劳动技能和社会适应两大方面。但是智力障碍的患者还伴随一些异常的心理特征，需要采取有针对性的行为治疗。例如，智力障碍的患者由于其自身的表达能力或社交技巧的限制，导致人际互动困难，进而发展出人际冲突或者产生情绪障碍，甚至进一步转化为攻击或自伤行为。一些患者往往不能够去理解并服从相关的指令和规则。对于智力障碍患者来说针对的行为治疗中正性强化的方法，可以达到消除患者自伤、攻击、不服从等适应不良的行为。

对于以上的教育培训和行为治疗，需要相当丰富的训练资源和训练材料。在我国，教育培训往往在医院和特殊教育学校中进行，而行为治疗更多是在康复科或一些有资质的康复治疗机构当中进行。

心理治疗

对于智力障碍患者来说，心理治疗的目的并不在于促进患者的智力发展，而在于解决患者的内心冲突、增进自信、促进独立。只要智力障碍患者具有基本的言语或非语言交流能力，就能够从各种不同形式的心理治疗中获益。心理治疗的形式包括支持治疗、认知疗法、精神分析治疗、小组治疗、家庭治疗等。心理治疗的原则与同等发育水平的智力正常儿童相同。但在充分考虑患者的发育水平之时，还要有更多的支持性气氛，每次治疗的时间应短些，治疗的次数可能要多些。

保持希望的幸福——照护者的支持与自我照顾

对于有家人患有智力障碍的家庭，一方面照护者需要了解障碍相关的具体护理及应对知识，另一方面，照护者也需要照顾好自己。

照护者对患者的支持

对于患者家庭，首先需要去科学认识到这个疾病的发生发展过程，以及有哪些针对的治疗方式；需要改变对患者的不正确的教育理念，支持患者。同时也需要配合学校老师、康复治疗师以及临床心理治疗师共同工作。

对于照护者而言，需要理解针对智力障碍的患者治愈的目标，其实更多是为了患者能够掌握与其智力水平相当的文化知识以及生活技能，最重要的是帮助他们适应社会。但是国内目前提供相关专业康复训练的机构较少，更多治疗过程是临床心理治疗工作对于照护者的指导。

在进行相关的教育和康复工作的时候，需要根据患者的智力水平对症进行。

对于轻度智力障碍的患者，照护者需要了解该类患者的学习能力，他们仅能接受小学低年级至中年级的文化教育。因此轻度智力障碍的患者若能够在普通的小学中接受教育，获得学习机会，以及接触到适应社会的这样的环境过程，是一种更好的设置。

有一些轻度智力障碍患者并不能够适应普通小学的环境以及其学业要求，此时需要照护者能够理解并给予另外的选择。照护者可能需要安排患者到一些特殊的教育学校进行学习及社会适应能力的培养。这也是当前国家大力支持的一项基础教育建设，目前国内大多数地区已经开设了这样类似的特殊教育学校。部分普通的小学当中也会单独设立一些特殊班级，去帮助患者及其家庭更好地应对疾病和困难。

照护者需要认识到，将患者放到适合的环境中的感受、体验与学习是非常重要的。在这些真实的交互情景中，可以更有针对性地训练患者的生活自理能力和社会适应能力。通过一些结构化的教育和训练方式，可以设置统一、反复的训练模式引导患者掌握日常生活中的常规技能，比如认识货币、购买行为、乘坐交通工具、就医等内容。还可以通过训练让患者掌握一些基本的劳动技能，以维持自己基本的生存。同时可以训练患者学会认识危险、回避危险，特别是当出现紧急情况的时候，能够有针对性地处理和应对。以上这些更多是面向患者童年期的训练目标，照护者需要了解患者在不同的年龄阶段，会有不同训练目标。对于患者在年长一些后特别是面临成年的时期，可以用这样的训练方式对他们进行一些职业技能的训练，尽量帮助患者拥有一个独立生活的能力。

而对于中度智力障碍患者来讲，康复训练更主要是针对生活能力和社会适应能力。生活自理能力又是其中的第一要素。照护者需要鼓励患者进行个人卫生的清洁、着装、人际交往互动，正确表达自己的想法和要求。照护者需要帮助患者训练人际互动中使用的语言，强化和改善语言交流功能。

对于重度智力障碍的患者，照护者更多是与患者之间协调配合，在充分认识到患者情况后，关注患者的简单生活能力，比如说进食、如厕、简单的言语交流，特别是能够真实表达体感。照护者可以训练患者的基本自卫能力以达到自我保护的目的。对于重度智力障碍患者，照护者在进行互动设置的过程中，需要大化小、繁化简的方式，患者有足够的能力慢慢去强化。照护者要接纳这是长时间、多次反复的过程，才能够有助于患者进行技能的学习、积累和运用。

很可惜的是，对于一些极重度智力障碍的患者，现在并没有有效的教育和训练活动，所以照护者更重要的是了解孩子当前处于一个什么样的水平，给孩子设定一个对应的目标。

除了以上教育互动的部分，喂养过程也有重要作用。提倡母乳喂养，适时添加辅食。对某些遗传性代谢性疾病，可通过严格饮食控制防止或减轻症状，如苯丙酮尿症的患者采用低苯丙氨酸饮食（如大米、玉米、蔬菜、水果等），限制含丰富苯丙氨酸饮食摄入（如小麦、蛋类、肉、鱼、虾、乳品等）。早期进行合理饮食治疗，有利于生长发育，并可改善已有的病理变化。为了保证患者从饮食中得到足够营养，良好的饮食习惯和环境必不可少。就餐前需要稳定好患者的情绪，对生活自理差者要加强训练，必要时协助进餐，以保证进食量的充分，防止发生营养不良。对不能控制食量的患者要防止暴食，以免发生消化不良，还要纠正个别患者偏食行为。

照护者的自我照顾

智力障碍对整个家庭是一种长期的负性生活事件，康复期长，预后欠佳，易形成照护者的长期心理应激和负担。因此，应同时关注患者照护者的心理健康（具体内容可参见第三章、第五章）。照护者在面对患者的困难时，应及时寻求专业人士的指导及稳定自身心理健康。只有照顾好自己，照护者才能够进一步照顾好患者。

对于智力障碍患者的照顾，在有些家庭是需要持续终身的。这不是一件容易的事情。无论是患者还是照护者，都需要一直保持希望。或者从另一个角度来看，像这样一直保持着童心，对整个家庭来说也能看到一种别样的幸福。

第十五章

来自星星的孩子

——孤独症

世界上有这样一群孩子，他们像遥远天空闪烁的星星，明明璀璨可爱却远离现实生活。他们不盲，却视而不见；他们不聋，却听而不闻；他们不哑，却沉默不语。他们，是孤独症患者，也被称为“来自星星的孩子”。

有数据显示，全球约有 7 600 万人患有孤独症，仅我国孤独症患者就已超过 1 300 万。美国疾病预防控制中心（CDC）在 2018 年发布的数据显示，大约每 59 个孩子中就有一个被诊断为自闭症谱系障碍（ASD）。男孩发病率为 1/37，女孩发病率为 1/151。大约 31% 的孤独症儿童有智力障碍（IQ<70)，25% 处于临界范围（IQ71~85），另外 44% 的智商为正常或高于平均水平（IQ>85)。

让我们一起关爱孤独症儿童，为星星的孩子点亮一盏灯。

阅读本章，你将了解以下内容：

- 地球上的小星星——什么是孤独症
- 为小星星点灯——孤独症的识别、康复及训练
- 守护闪亮的小星星——照护者的爱

地球上的小星星——什么是孤独症

小宇，4岁，长得白白胖胖，特别乖巧，大家都很喜欢他。但幼儿园老师反映他不和身边小朋友主动交流，别人叫他的名字也没有反应，别人找他玩时，他也躲避，集体活动时，总是默然的待在一边，不参与。老师用很多种方法引导他参与集体活动，他都不予理睬，周围发生什么事情似乎都与他无关，很难引起他的兴趣与注意，也不与他人产生目光接触。喜欢较长时间地专注于原地转圈或围着圈跑。妈妈也发现：他在接触任何东西时，都要先嗅一嗅、舔一舔或咬一咬；在家总喜欢一个人坐在地板上摆弄玩具车的车轮子。后经医院诊断，小明患上了孤独症。小宇的妈妈非常迷茫。

孤独症，又称自闭症，专业名称为自闭症谱系障碍（autism spectrum disorder，ASD），是一种以社会交往障碍、语言和非语言交流障碍及重复刻板行为、兴趣狭窄为特征的精神发育障碍性疾病。孤独症以男性多见，多起病于婴幼儿期。绝大多数孤独症儿童需要长期的康复训练和特殊教育支持才能承担一定的社会角色。

孤独症是一种发育行为问题，并不一定会有明显的器质性的器官损伤。大部分孤独症患者在进行脑部检查的时候没有发现明显的结构方面的问题。

哪些因素与孤独症有关?

凯凯的妈妈说："我们工作忙，每周末回家陪两天孩子，我的孩子平时都跟爷爷奶奶住，爷爷奶奶话不多，文化水平也不高，不会像有些家长教他认图、识色，周围也没有同龄的小朋友跟他一起玩，一直都是他自己一个人玩。是不是因为跟他交流少了，或者没有常带他出去和其他小朋友玩，他才会患孤独症？”

患孤独症是因为父母和孩子的交流太少吗？还是孩子性格太内向？或者因为家长对孩子照顾不周？

当孩子被诊断为孤独症后，很多家长会有自责情绪，总怀疑是因为自己对孩子的教养方式有问题才会导致孩子患病。而事实上并不是。孤独症与性格无关，也与父母的教养方式无关。具体的发病原因目前在世界范围内仍不清楚。流行病学研究已经筛查出部分与孤独症发病有关的危险因素，但是没有一种是导致孤独症发生的直接因素。

比较公认的原因是基因变异与不良环境的交互作用，基因突变可能是孤独症发病的主因，但具体致病因素和机制不明。还有一些因素如高龄父母、孕期感染、孕早期不良用药或接触化学物质等有可能增加患孤独症的风险。

孤独症有哪些症状?

> 多多3岁了，从来没有主动叫过爸爸、妈妈，想要某一样东西，也不会说，只会拉妈妈的手示意去帮他拿，速度稍慢了，就会急得跺脚、大声尖叫，脾气变得越来越大，妈妈有些着急，想带他去医院看医生，奶奶却说：“贵人语迟，多多爸爸3岁半才讲话，还不是一样上了大学，一样考了研究生。”于是一家人抱着等等看的心态又过了1年，多多仍然不说话，且不爱理人，很少用眼睛看人。更让妈妈纳闷的是，多多似乎听不懂话，叫他的名字也从不应答。妈妈还是带多多到了医院，医生告诉妈妈，多多患了儿童孤独症。

语言障碍

一部分患孤独症的孩子从来不说话，也有一部分孩子开始讲话比正常儿童晚。他们喜欢模仿言语，不能主动与人交谈，即使讲话，所讲内容往往会与当时人物、环境内容不相吻合；也不管别人是否听懂或是否在听。他们不会正确使用代词，言语缺乏音调，不会使用手势、点头、摇头、面部表情等体态语言来表达。

2岁半的星星最喜欢一个人在家玩玩具。爸爸妈妈买了各式各样的玩具，星星最喜欢做的事就是旋转玩具车车轮和将各种相同的玩具排成一横排。如果有人打乱他的排列，星星会大声哭闹，然后固执地将玩具重新摆整齐。许多大人看到星星排列整齐的汽车、积木还夸奖他的习惯真好，从小就知道爱整齐。他们都不知道这是孤独症孩子重复刻板行为的表现。

重复刻板行为

常坚持用同一种方式做事，拒绝日常生活规律或环境的变化。如果日常生活规律或环境发生改变，便会烦躁不安。孤独症儿童会反复用同一种方式玩玩具，反复画一幅画或写几个字，坚持走一条固定路线，坚持把物品放在固定位置，拒绝换其他衣服或只吃少数几种食物等。沉迷于看旋转的车轮或电扇；喜斜眼看人、看物；喜转圈、甩手看手、喜踮脚走路。

3岁的果果是大家公认的“神童”。每晚晚间节目结束就是果果的表演时间，不需要看屏幕，他可以把连续多个广告的广告词一个不错地背出来；爸爸妈妈讲过的故事，他只需听一次，就能复述出来，还对100以内的加减法游刃有余。果果超强的记忆力，让妈妈很是得意，也引得家长们一直羡慕。但问他“妈妈在哪里”，他要么不回答，要么就鹦鹉学舌地重复：“妈妈在哪里。”每天从幼儿园回家都要走相同的线路。其实这也是孤独症的表现。部分孤独症孩子虽然具有某些远超同龄儿的能力，但他们的这些能力不能用于社交互动、生活自理等。

兴趣狭窄

兴趣较少，感兴趣的事物常与众不同。通常对玩具、动画片等正常儿童感兴趣的事物不感兴趣，却迷恋于看电视广告、天气预报，或听某段音乐、某种单调重复的声音等。部分孩子可专注于文字、数字、日期、时间表的推算、地图、绘画、乐器演奏等，并可表现出独特的能力。

5岁的轩轩，在幼儿园常常孤独离群，不主动找小朋友玩耍，别人找他玩时他也躲避，总喜欢自己单独活动。如果要去找小朋友不是突然拍一下，就是揪一下或突然过去搂一下，然后自己就走了，不知道如何表达友好，好像拍人、揪人不是为了找人联系而只是一个动作。每天似乎生活在自己的小天地里，老师和他说话他也不注视对方甚至回避对方的目光。

社会交往障碍

孤独症儿童不能与别人建立正常的人际交往。没有目光对视，表情缺乏，缺乏期待父母和他人拥抱和爱抚的表情或姿态，或拒绝父母的拥抱和爱抚。分不清人与人之间的亲疏关系，对待亲人和其他人都是同样的态度。不能与父母建立正常亲密关系。例如，当遇到不愉快的事情或受到伤害时不会寻求父母的安慰。与同龄儿童之间难以建立正常的伙伴关系，在幼儿园多独处，不与同伴一起玩耍，没有观看其他小朋友做游戏的兴趣，也缺乏参与其中的愿望。即使被迫与同伴在一起玩耍，也不主动接触别人，更不能全身心地投入到集体活动之中。

9岁的健健上三年级，老师经常反映健健不遵守纪律：上课中途随意离开座位在教室走动，如果是自习课，甚至自己走到教室外面；上课铃响了，只要老师不来，他就不进教室，一定要等老师来了才进去；上课也不专心听讲，常用手指点同学或者拍同学，老师把他安排在讲台边挨着坐，可健健依然我行我素，最近还出现舔手的现象。

孤独症症状——共病

孤独症共患其他疾病是一个普遍现象，如：多动症、智力落后、强迫症、癫痫、抽动症、焦虑、睡眠障碍、染色体基因病等。

不同的孤独症儿童有不同的症状，但主要特征表现为：说话晚、反应迟钝、不合群、不懂得怎样与人交往和沟通；有的伴有智力发育落后、感知缺陷；有兴趣范围狭窄、行为方式刻板僵硬等；所以当孩子有任何孤独症征兆时，请立即寻求帮助，不要把孩子的不理人当性格内向，记忆力好当神童，爱整齐当好习惯，以免陷入误区，延误诊断，耽搁干预时机，应尽早到专科医院就诊。

孩子患有孤独症，就是天才吗？

有一部名为《雨人》的好莱坞电影，在这部影片中，演员达斯汀·霍夫曼将高功能孤独症患者的特征演得淋漓尽致，例如在固定时间看固定电视节目，有固定的食谱，在固定的时间睡觉，可以准确报出航空公司发生过的所有事故，四位数乘法的结果也是脱口而出，还因记忆力和心算能力强大被赌场“拉黑”等等。

有人说，孤独症患者都是天才。然而，孤独症患者并不能和“天才”画上等号。在智力、语言能力以及社会交往方面，孤独症患者的个体差异很大。大部分患者没有特殊能力表现，只有小部分患者在画画、乐器、音乐、色彩、计算、机械记忆等方面有特别突出的表现，如果加以合理引导与培养转化，这些能力对其以后生活及职业发展会有积极意义。需要说明的是，越是这些“局部”聪明的孩子，他们的精神问题越是容易被父母忽略，从而延误早期干预。

为小星星点灯——孤独症的识别、康复及训练

星星3岁了，圆圆的脸蛋，大大的眼睛，黑黑的头发，长得非常可爱，大家都很喜欢他，但他从不和身边的小朋友玩耍，熟人叫他名字也没有反应，不会用微笑来应答别人的笑容，对周围发生的事情，熟视无睹。妈妈最近还发现星星迷恋玩手、看手，反复开关灯，带他到医院看病，医生诊断为孤独症，妈妈很不解，为什么会得孤独症呢？如何去早期发现孤独症？

近年来，尽管对孤独症的认识增加，但仍有很多孩子被漏诊。有些家长对孤独症的发病不是很了解，即使发现孩子的异常表现，也没有引起重视，还有些家长宁可认为是单纯的语言发育迟缓，也不愿意承认是孤独症。目前没有医学检查能够诊断孤独症，只能凭借对孩子的行为观察、寻找特异性症状进行诊断。孤独症的治疗、干预时间是非常宝贵的，孩子年龄越小，神经发育的可塑性越强，干预效果越好。所以早发现很重要。接下来，我们看看普通儿童与孤独症儿童社交语言发展中的区别。

表15-1　普通儿童与孤独症儿童社交语言发展的区别

年龄(月)	普通儿童	孤独症儿童
2~3	被逗弄时即会微笑 哺乳时会注视母亲	几乎没有或极少有微笑 很少注视别人
4~6	开始认生，喜欢被熟悉的人亲近、拥抱 用目光追视移动物体	对亲人冷淡 对母亲回来或离开没有反应 发音少，不会笑出声，不注视人脸不追视移动物体

续表

年龄(月)	普通儿童	孤独症儿童
7~9	对互动游戏感兴趣， 会用哭和笑表示喜欢和不喜欢 对母亲或照料者非常依恋 理解别人的表情	对人缺乏兴趣，喜欢无生命的事物 不能理解笑或鬼脸的意义
10~12	表现出对词汇的理解力，能把物体和名字联系起来，会用点头及摇头示意 喜欢简单的社交游戏，如躲猫猫（捂脸再打开）	听不懂他人的话 不能对他人的话做出适时的反应，不会挥手表示“再见”，不会“拍手”表示欢迎
13~18	模仿别人的声音或行为 可用简单的词汇与他人互动，能执行大人的简单指令。会用手指指示自己想要的东西来表达需求	不会或很少模仿 不会有意识叫“爸爸、妈妈” 不会用手指指示来表达需求
19~24	初步建立自我照顾能力，能收拾玩具，喜欢接近小朋友，开始玩简单的角色扮演游戏，记得熟悉的人或物品的名字，能说短句	对身边小朋友不感兴趣，不会玩扮演游戏，如：给布娃娃喝水，刷牙。不听从指令，兴趣单一
36	会玩角色扮演游戏，用简单的短语与他人交流，会使用“你、我、他”，能说出自己的姓名、年龄、性别等	情感反应淡漠，不会与小朋友发展伙伴关系，不做合作性游戏，不能正确玩玩具，不会说自己的名字，不会用语言表达自己的需求，不会正确使用“你、我、他”

所以父母在养育孩子的过程中，要仔细观察孩子的发育情况，并与同龄的孩子相比较，一旦发现孩子某些能力落后于同龄儿童或伴有一些奇特的行为特征，就要高度重视，及时就诊。美国佛罗里达州立大学的研究者通过长期观察，总结出孤独症早期预警信号，如果孩子出现以下任何表现，父母应尽早带孩子到心理卫生专业机构进行评估筛查：

到 6 个月大，孩子还没有出现大笑或其他热情、愉快的表情。

到 9 个月大，孩子对声音、微笑或其他面部表情仍没有互动式的分享。

到 12 个月还不会咿呀学语，不会对自己的名字做出反应。

到 12 个月还不会做手势，例如用手指指物、给他人展示东西、伸手够东西、招手等。

到16个月还没有语言。

到24个月还不能说出两个单词组成的有意义的词组（不包括模仿或重复的语言）。

在任何年龄出现言语、咿呀学语、社交能力方面的退化。

家长们如何选择康复机构?

笑笑3岁了被诊断为孤独症，爸爸妈妈非常着急，听说早干预、早治疗，治疗效果会越好，所以爸爸妈妈到处打听哪里可以治疗，并上网查询，但是大家意见不一致，面对五花八门的治疗机构，到底应该怎么选择呢?

第一，机构要有资质。只有正规的机构师资力量才比较稳定，避免频繁地换地方。

第二，专业的师资团队。主要考察机构创办人和骨干老师是否具有相关的专业技能，是否具有认证资格。孤独症康复训练的老师应该具有心理学、康复治疗、特殊教育、幼儿教育等相关专业背景，并且有爱心及耐心。

第三，规范的教学程序。考察机构是否针对每个孩子制订详细的教育计划并进行评估与调整；是否能够做到老师与家长的有效沟通，对孩子在家庭的干预有一个清晰的计划，并能够共同调整方案。

第四，家长的参与度。机构是否安排家长陪同上课；是否安排家长的培训与咨询；是否安排家长间的交流活动；不能陪同，是否有视频观摩或者课后能有有效的沟通和反馈。

第五，教学力量。师生比例是多少，理想的比例为一个老师辅导1~3名儿童；考察教学方案，注意课程安排的时间规划，例如一节课的时间是多少，多久休息一次，结构化教学中的各种高、中、低结构的课程如何穿插安排。

第六，良好的教学环境。教学环境对孤独症孩子也非常重要，注意考察机构是否宽敞明亮，教室是否温馨整洁。许多私营机构环境拥挤且无序。

孤独症常用的训练方法

笑笑被诊断为孤独症，医生建议笑笑接受认知、运动、语言、社交互动、生活自理等方面的训练，除了参加专业机构的训练外，还让爸爸妈妈在日常生活中进行训练，但爸爸妈妈听说药物可以治疗孤独症，是不是只用药物治疗就可以了？

当孩子被确诊为孤独症后，有些家长会陷入茫然，用各种方法甚至一些迷信的做法来试图改变孩子的不良行为。目前还缺乏能够改变孤独症病程、改善核心症状的药物，治疗仍以教育训练为主，若孩子伴随的精神症状明显，或威胁到自身或他人的安全，或严重干扰孩子接受教育和康复训练、影响日常生活，可使用相应药物对症治疗。

家长们不要轻信网络上流传的各种疗法，如分泌素、大剂量维生素 B_6 合并镁剂、二甲基甘氨酸、大剂量维生素 C 和叶酸、神经营养类药物、驱汞治疗、免疫治疗、膳食治疗等等，这些疗效都尚不确切。家长们为孩子选择治疗方法时，切不可病急乱投医。

那哪些方法是真正有效、能够被家长使用的呢？下面我们就介绍一些孤独症的训练方法。

应用行为分析疗法（ABA）

将人的社会交往活动和行为进行分解，直到最细小的但可观测的行为单元。比如，去超市购物，可分解为知道超市的位置——走到超市，中途不跑开——知道买东西要用钱——知道拿购物筐去购物——记住自己要买的东西——挑选自己要买的东西到购物筐——到收银台交钱——提着购买的东西回家等。行为往下分，尽可能细小。并要求孩子必须对每个指令做出反应。

正确的行为应给予强化，如孩子叫了“妈妈”，妈妈马上高兴地对他笑并拥抱他，孩子可能因此更多地叫妈妈。孩子的错误反应不能得到奖励，即不能被强化，如发脾气、自伤、退缩等。同一行为的训练要重复很多次，直到没有成人的任何指导和辅助下，孩子也能有稳定的、正确的反应。每个孩子对于不同活动的学习情况不同，有的孩子可能三次就会了，有的孩子则需要一个月甚至更长的时间。教学计划是针对每个孩子的不同特点而个性化设计的。通过系统的训练，来帮助孩子学会社会适应性行为和活动。

孤独症以及相关障碍患儿治疗教育课程

这是一个个性化的教育训练课程项目，它针对孤独症儿童在视觉空间方面的优点和社交、沟通、思维方面的弱点进行教育训练，核心目的是增进孤独症儿童对环境、教育和训练内容的理解和服从。

人际关系发展干预

人际关系发展干预是人际关系训练的代表，其他方法还有地板时光、图片交换交流系统、共同注意训练等。此干预方法的原理是，目前认为共同注意缺陷和心理理论缺陷是儿童孤独症的核心缺陷。共同注意缺陷是指患儿自婴儿时期开始不能如正常婴儿一样形成与养育者同时注意某事物的能力。心理理论缺陷主要指患儿缺乏对他人心理的推测能力，表现为缺乏目光接触、不能形成共同注意、不能分辨别人的面部表情等，因此患儿无社会参照能力，不能和他人分享感受和经验，无法与亲人建立感情和友谊。人际关系发展干预通过人际关系训练，改善患儿的共同注意能力，加深对他人心理的理解，提高患儿的人际交往能力。

其他干预方法

游戏治疗：游戏可以让儿童在安全、支持的环境下学习和练习新的技能，包括语言技能、活动技能、社会交往技能等。游戏也被普遍认为是儿童自己独特的表达沟通方式，游戏治疗易于被儿童接受，利于与儿童进行交流。

动物伴侣治疗：很多研究发现，人多与小动物接触能改变心情，减轻精神和心理上存在的病症。

音乐疗法：音乐疗法可以发展孤独症儿童正确的社会与情绪行为。治疗师利用音乐的旋律、节奏、速度、音高和歌词来发展患儿的表达语言和接受指导的能力，每一次音乐治疗的过程都应该包含许多语言的体验。集体的音乐治疗可以增强合作、分享、遵守秩序等。对大多数儿童而言，参与音乐是一种快乐的活动，那些不正确的行为通常都会明显减少。

孤独症的预后好吗?

“孤独症对孩子会产生哪些影响？长大以后还会说话吗？是否影响孩子的智力？通过训练孩子能恢复到什么程度？”

洋洋经过2年多的训练，从一开始只会叫爸爸妈妈，到现在可以用简单的语言表达自己需求。他就那么很慢很慢地进步着，终于学会了自己吃饭、穿鞋子，学会了告知父母排便需求，学会了等待，喜欢上了数字和字母以外的活动——玩滑滑梯、躲猫猫、看动画片，认识几条放学回家经常走的路，在学校里可以静坐一会，会排队玩游戏，虽然还是不太会跟其他孩子玩，可是也不打人了，知道如何表达友好，会说话后情绪也比以前平稳了。虽然用语还是比较刻板，对话的逻辑性不是很好，话题有时会比较跳跃，但他才开始说话，经过康复训练，相信他会越来越好。

孤独症并非退行性病程，随年龄的增长，语言逐渐发展，对语言的理解能力和会话能力提高。幼儿期重复刻板动作突出，随年龄增长，兴趣狭窄、刻板动作症状也可减轻，社会交往能力和兴趣改善不明显。青春期容易出现抑郁、焦虑情绪和强迫症，少数有自伤行为、攻击行为。估计 1/3 患儿成年后在社会适应能力、工作能力和独立性方面较好。

5 岁时语言发育水平对预后影响很大。若 5 岁时仍缺乏有意义的语言，则提示预后较差。患儿的智力水平也是预后相关的重要因素，智力正常者预后良好，若伴有智力低下则预后较差。所以尽早接受良好的康复训练和教育有助于改善预后。

只要我们不放弃，孩子就有希望，不要感觉难以治愈就过早地放弃，我们要知道一个道理，就是勤能补拙、笨鸟先飞。

守护闪亮的小星星——照护者的爱

“我的孩子能像其他小朋友一样上学吗？他能适应学校生活吗？我应该怎么样去帮助他？”

一般的家庭在得知孩子患上孤独症后，多数会有不同程度的心理压力。此时，家长们要了解，孤独症的产生不是家长的过错，不必自责，相反，家长应该坚强地面对现实，学会调整自己的情绪，释放压力，为孩子创造良好的家庭环境，并积极地寻求一切可能的帮助和措施。家长们还可以尽可能地多学习孤独症治疗及康复方面的知识，对孩子的现有情况及预后情况有一个基本的了解，一步一个脚印，不要有过高的要求，也不要放弃努力。

接受训练，适应集体

对于很多孤独症儿童的家长来说，如何让孩子接受学校教育是一大难题。

对于症状相对较轻微，能够适应集体生活的孩子，可以选择跟随普通学校和班级就读。可能会有家长担心，普通教育环境不能提供针对孤独症儿童的康复训练和教学方法，会耽误孩子的康复，这样的担心并非没有道理。但我们也应该知道孤独症儿童康复的最终目的是融入社会，跟班就读是接触同龄儿童、发展社交能力的一种重要途径。只要孤独症儿童能适应学校的生活，总体上来说，就读普通学校是利大于弊。

对于不能适应普通学校教育的孤独症儿童，在早期应该接受行为和发育方面的一对一强化训练，可在康复机构或特殊教育学校接受康复治疗师和特殊教育老师等提供的康复训练和特殊教育。待孩子的语言能力和社交能力有所提高，可以到普通小学与同龄儿童一起接受教育。

长期坚持，生活干预

家长还应知道从开始康复训练到出现良好的疗效有一个相当长的过程，所以必须有长期持续的思想准备。除了在专业机构接受训练外，还需要家长在日常的生活环境中进行训练，不要把训练限于教室，孤独症儿童所要参加的活动内容和普通儿童无异，家庭成员都应该积极参加，分工负责在室内、公园、游乐园、小区等环境和孩子一起，做各类亲子游戏，包括搭积木、玩小汽车、躲猫猫、挠痒痒、讲故事、拍皮球等。再比如，对于每天放学回家都走固定线路的孩子，可以常换不同的路线回家，让他知道不同的路都可以到家；看见有小朋友在小区里面玩，妈妈可以主动上前去给小朋友打招呼“你好，我是洋洋的妈妈”，让他知道可以这样表达友好等。根据孩子情况，培养孩子的独立性，鼓励孩子自己穿脱衣服，自己吃饭。在日常生活活动中随时随地开展干预训练，把孩子从早上起床到晚上睡觉的每一个阶段都纳入到干预过程中。达到“生活就是干预、干预就是生活”的状态。如果因孤独症儿童自身的障碍，很多事情都由家人帮助代替，这不仅让孩子失去学习的机会，也容易养成依赖性。

在教育的过程中，家长也要密切地与康复训练老师联系并合作，建立适当的交流机制，及时了解孩子在校情况和学校教育的动态，从老师那里学会更多的训练方法及教育方式，这样，孩子不管是在学校还是在家里都会有一个良好的康复环境。

训练时，也许一个发音或一个动作要教上百遍甚至千遍他才能学会，这需要家长耐心的教导，理智地制订康复训练计划，对孩子不会的技巧与行为，反复地练习，来帮助他学习。

寻找支持，共同交流

家长还可参加有关孤独症的支持组织与活动，在这类组织中家长可以见到更多与自己有着类似际遇的家长，彼此之间可以交流想法、经验和苦恼。家长会发现自己并不是孤单的，还可以从别人身上学到更多的东西，也可以看到自己的过去、现在或未来。更有信心地面对疾病与生活。

孤独症儿童与其他大多数儿童不同，他们似乎生活在自己的世界里，他们不是“不听话”，而是“听不懂话”，表现出的默然与不屑并不是故意装出来的，而是你的话在他们听来根本理解不了。他们的感知是杂乱的，我们习以为常的声音、味道、画面等，对于他们来说或许是种折磨。所以请尝试去理解他们吧，伸出你的手，放慢你的脚步，耐心学习，指导他成长，虽然，他可能不会一下变成你梦想中的样子，但他会一点点进步，会与你交流，会对你微笑，最终你会为他的成长感到幸福与骄傲！

第十六章

“调皮捣蛋”的孩子

——注意缺陷/多动障碍

注意缺陷/多动障碍（attention deficit / hyperactivity disorder，ADHD）是一种神经发育障碍，是儿童期最常见的行为障碍，对患者可产生持久甚至终生的影响。据研究数据显示，我国儿童 ADHD 总体患病率约为 5.7%。尽管 ADHD 起病于儿童期，但呈长期慢性病程，成人 ADHD 也较为常见。最新研究显示，10%~60% 的 ADHD 儿童青少年患者症状会延续到成人期；而全体成人中，约 4.5% 会表现出 ADHD 症状。

阅读本章，你将了解以下内容：

- 我的孩子到底怎么了——认识注意缺陷 / 多动障碍
- 遇上“调皮”的你，我该怎么办——注意缺陷 / 多动障碍的应对
- 善待自己——照护者的自我照顾

我的孩子到底怎么了——认识注意缺陷/多动障碍

九月，可可进入了小学，开始了自己的小学生活。可是很快，老师发现可可比其他孩子好动。一开始，老师们都以为只是小孩子太顽皮。结果没几天就发现了问题，可可不仅好动，也很冲动，经常因为一些小事和其他同学发生冲突，甚至动手打人。上课的时候基本上无法专心，要么就在座位上做各种小动作，要么就突然一声不吭地跑出教室。更让人担心的是，可可偶尔还会做一些危险动作，爬到3楼的窗台上玩，怎么说也不听。老师把可可的这些异常情况跟家长反映了几次，父母也管教了，但是没有任何效果。

生活当中会有一些孩子，他们活泼好动，就跟安装了一个小马达一样，无时无刻不停歇；他们脾气很大，很小的一件事情，都可能成为他们歇斯底里的导火索；他们冲动、难以控制，经常打断别人的谈话或者打断别人正在进行的事情；他们不能和同龄人好好相处，当大家在一起玩耍的时候，容易和其他孩子发生冲突；课堂上不能认真听课，无论老师提醒多少次，效果甚微；做作业拖拖拉拉，需要很长的时间，最后都不一定能完成当天的家庭作业；跟他们说话时，他们充耳不闻。虽然说几乎所有的孩子都有过注意力不集中和行为失控的时候，可是有那么一些儿童的行为失控却不是偶然出现的。

这类孩子的情况，被称为注意缺陷 / 多动障碍（ADHD），又称多动症。注意缺陷 / 多动障碍通常以一组基于神经病学的症状为特征，其主要核心的症状为：注意力不集中、多动、冲动。因为这些症状，这类孩子在生活中还会遇到多方面的困扰。

多动症的困扰

学习困难

网络上曾经出现过这么一句话来形容辅导孩子学习时的亲子关系："不做作业，母慈子孝；一做作业，鸡飞狗跳。"用这句话来形容家长辅导注意缺陷 / 多动障碍儿童做作业时的状态，可以说是相当贴切了。注意缺陷 / 多动障碍儿童中有一部分会出现学习困难，这种困难通常是由于注意力难以集中引起的，别人只需要 1~2 小时就能完成的作业，注意缺陷 / 多动障碍儿童需要 3~4 小时才能勉强完成。他们通常在做作业的过程中不能安静坐下来，会被周围的任何事物把注意力吸引过去。另外还有一部分孩子，不能像其他儿童一样正常阅读，例如，在阅读一篇文章时，常常跳字漏字，无法完整地完成阅读。

情绪管理困难

注意缺陷 / 多动障碍儿童比其他儿童更容易出现情绪管理的问题。家长们经常会遇到这种情况：无论自己是对孩子进行严厉的批评、责骂甚至体罚，或者无论对孩子有多好、有多迁就，孩子就是不肯听话，行为常常跳脱社会规范且屡次纠正都无法改变。

其实，部分孩子并不是真正意义上的不听话，有些是没有能力完成布置的任务，有些则是因为注意力不能集中的原因根本没有"接收"到任务要求。然而，随着家长老师们的不理解、不认同，以及不断地批评，孩子们会出现自信心不足乃至自尊心低下，认为自己总是不能达到家长和老师的要求，认为自己什么都做不好、很没用，而出现明显的情绪问题。担心上学时的表现，担心成绩不能达到家长的要求，担心自己总是犯错，让家长老师生气。渐渐的，孩子变得内向、胆小、焦虑。

自我控制困难

注意缺陷 / 多动障碍儿童的冲动行为，常常表现为控制不住自己打断别人的谈话或者游戏，打扰别人正在进行的事情。这种行为会引起周围人对孩子的不满、厌烦、反感。往往这个时候，家长们会因为孩子的“不懂礼貌”“调皮捣蛋”“给自己丢脸”而大发雷霆，继而批评、打骂孩子。可是家长们不知道，有一部分孩子会因为自己出现这些行为但自己无法控制和改变而感到难受。当他们长期不能从长辈那里得到认同的感觉，开始叛逆，与长辈的冲突日益加重，这时，可能会成为真正意义上的不听话的孩子。

言语动作问题

注意缺陷 / 多动障碍儿童往往伴有很多发育性的问题，例如和别人交流困难，语言表达能力差，引起别人的嘲笑，以至于不愿意主动表达自己，造成社交方面的问题。另外，动手能力差，学校手工作业不能很好地完成，做出来的东西不好看，容易被其他小朋友笑话。再来就是运动不协调，跑步的时候看起来动作很奇怪，很滑稽，不能轻松走直线，这些都会引起其他孩子的嘲笑，加重他们的自卑心理。由此可见，不管是何种发育性的问题，都会导致儿童的自尊心低下，在社交场合自惭形秽，而变得孤僻悲观。

为什么会出现注意缺陷/多动障碍?

家长可能会很困惑，我的孩子为什么就不能像其他孩子一样管住自己呢？为什么就不能安静地坐在那，好好学习呢？让他坐下来，就那么困难吗？他为什么会得多动症呢？

迄今为止，注意缺陷 / 多动障碍的病因并不明确。科学家们认为，在大脑中，至少有 5 个互相关联的大脑区域与注意缺陷 / 多动障碍相关，尤其是位于大脑前部被称为前额叶区的部分，这一区域我们可以称之为“管家”，它联合其他的区域，控制着我们的情绪；指导着我们的实际行动；还控制着我们的思想，尤其是被思想所指导的行动的时间点和时间线。这位“管家”控制的这些方面可能都与注意缺陷/多动障碍的发展有关，注意缺陷/多动障碍患者在这三个方面功能的受损程度，也许能帮助解释为什么每个注意缺陷/多动障碍患者表现出来的症状都不尽相同。

这位“管家”控制的这些方面，都是负责人的执行功能[①]的。它们帮助我们抑制自己的行为，防止我们出现过激的行为，导致严重的后果；让我们能意识到我们自身和我们的行为是怎么样的；让我们能思考过去和未来，并且维持我们朝向目标和未来的行动及注意力，朝着我们的目标坚持、努力；抑制那些干扰我们追求任务和目标的因素，让我们能不被其所吸引；还让我们能抑制和控制自己的情绪和动机；帮助我们用语言规则或指令来控制我们的行为，并为将来制订计划。

可是注意缺陷/多动障碍孩子的这位“管家”及和它配合的区域，出现了活跃性降低的情况，不能帮着约束孩子们的情绪、行为和执行能力了，孩子们就出现了自我控制能力下降，表现出注意力不能集中、更加充沛的精力和冲动的行为。

注意缺陷/多动障碍和活泼好动有什么不一样呢?

家长们可能还有疑惑：“那我怎么知道我的孩子是得了注意缺陷/多动障碍，还是纯粹的活泼好动呢？”

生活中也会出现很多家长有类似的疑问，在看到孩子精力旺盛、活泼好动，总会担心自己孩子会不会是患了注意缺陷/多动障碍。那怎样对正常活泼儿童进行鉴别呢？在这里，教大家一些方法。

正常的活泼儿童，虽然精力旺盛、活动度高、顽皮，可是孩子的这些表现都是在环境允许的情况下进行的。比如，下课铃响，孩子们冲出教室，在操场玩耍，嬉笑打闹，可是上课铃响以后，都能回到教室，控制住自己，保持安静，坐在座位上认真听讲。而注意缺陷/多

---

①执行功能：指有机体对思想和行动进行有意识控制的心理过程。

动障碍儿童的好动和精力旺盛是完全不会因为周围环境而有所改变的，他们会在任何的场合都表现出好动的特质。

正常儿童的注意力是良好的，在需要集中注意力的时候，能够保持住，并且对所需完成的任务有计划、有组织。注意缺陷 / 多动障碍儿童的注意力容易被周围事物分散，且持续时间非常的短暂，对任务的规划能力很差，不能将所需要完成的任务根据情况计划好，并且完成它。

正常儿童能够很好地控制住自己，不冲动。注意缺陷 / 多动障碍儿童不能控制住自己，常常表现出没有礼貌，随意打断他人谈话或干扰其他人的游戏，引起周围人的不满。

正常儿童社会功能完整，社交能力正常，能很好地和同龄小伙伴相处。而因为注意缺陷 / 多动障碍儿童不能良好地控制自己的冲动行为，导致周围人表现出厌烦、排斥，所以他们的社交功能都会存在一定的问题。

孩子有注意缺陷/多动障碍，怎么治疗呢？

当孩子明确了诊断是患有注意缺陷 / 多动障碍以后，怎么治疗成了家长们关心的重点。注意缺陷 / 多动障碍的治疗方法主要分为药物治疗和非药物治疗，两者可以同时进行。

药物治疗

药物治疗，需要寻求专业医生的帮助，根据孩子自身情况，选择适合的药物。主要药物包括中枢神经兴奋剂[①]和去甲肾上腺素再摄取抑制剂[②]。在服药的过程中，严格按照医生的医嘱执行，切忌自行调整药物、停药、减量、加量等。

---

①中枢神经兴奋剂：是能提高中枢神经系统功能活动的一类药物。

②去甲肾上腺素再摄取抑制剂：指一类通过影响递质去甲肾上腺素在去甲肾上腺素能神经末梢的贮存，产生拮抗去甲肾上腺素能神经作用的药物。

非药物治疗

非药物治疗，可以增加注意缺陷 / 多动障碍的药物治疗的效果，作为学龄儿童的辅助和基础治疗，也可作为学龄前儿童的基础治疗。

行为治疗。强调预防性管理，通过观察与模仿恰当的行为、态度和情感反应，来塑造注意缺陷 / 多动障碍儿童的行为。

家长培训。让家长了解注意缺陷 / 多动障碍的发病机制、临床表现、治疗方法和干预措施等，取得家长对药物治疗及辅助治疗的配合。

学校干预。让教师能更好地了解注意缺陷 / 多动障碍儿童，给予更多的理解和关爱。掌握基本的干预措施，在学校内进行辅助干预。建立良好的家校沟通，教师能给家长更明确地反映儿童在校的表现、进步、不足，让家长能更加详细地了解儿童情况，在就医过程中能详细地向医生提供。

功能训练。通过具有针对性的认知行为治疗，教执行功能缺陷的儿童所需要的策略和技巧，这样可以帮助孩子的执行功能发展得更加完善。

遇上“调皮”的你，我该怎么办
——注意缺陷/多动障碍的应对

作为家长或孩子的照护者，最关心的就是要如何应对家里这个“调皮”的孩子。虽然知道了孩子可能存在注意缺陷 / 多动障碍，但什么时间应该带孩子去看医生呢？作为家长或照护者又该如何陪伴孩子呢？这些问题往往成为许多 ADHD 孩子家庭的困扰。

什么时候应该带孩子看医生？

作为家长，最关心的还是想知道在什么情况下需要带孩子去看医生了？对比前面所提到的正常儿童和注意缺陷 / 多动障碍儿童的区别，如果家长开始怀疑孩子可能患有注意缺陷 / 多动障碍，请一定不要忽略那些异常，并指望着它会自己消失。当孩子存在以下问题当中的任意一种或几种时，家长就应该考虑带孩子去做一个专业的评估了。

孩子和其他同龄的孩子相比，表现得极为活跃，不专心且冲动，而且这种症状至少持续 6 个月了。

在很长的一段时间里，其他人一直说孩子自我控制力薄弱，非常活跃，冲动且注意力不集中，和其他孩子在一起时，表现得比平常更没有自制力。

和其他父母相比，要投入更多的时间和精力去管理孩子，保证他们的安全，使他们远离麻烦。

因为孩子过度活跃冲动、情绪化或容易做出带有攻击性的行为，其他孩子不喜欢同其一起玩耍，并且会有意避开。

在过去长达数个月的时间里，学校老师说孩子有严重的行为问题。

当和孩子在一起时，家长经常容易发脾气，在管理和抚育孩子的过程中，非常的疲劳倦怠甚至沮丧。

当你寻求到医生的帮助，进行了专业的评估后，如果孩子确诊为注意缺陷 / 多动障碍，就需要制订治疗方案，家长也需要学习关于针对注意缺陷 / 多动障碍儿童的教养技巧。

家长教养技巧

很多时候，ADHD 孩子的父母在孩子康复的过程中起着决定性作用。父母们不仅需要注意与孩子的沟通技巧，还需要对孩子进行行为矫正，并且帮孩子制订并监督其执行作息规划。

沟通技巧

和注意缺陷 / 多动障碍孩子沟通的技巧，简单来说就是 5 个字：

慢、简单、明确。

大部分注意缺陷/多动障碍儿童的家长都会有一个共同的特点，就是非常急！当看到孩子不能专注的完成作业，做一会儿，停一下，玩玩橡皮，玩玩铅笔的时候；当家长们叫孩子去洗澡，可是孩子蹲在客厅地上玩着自己手中的玩具，对家长的话充耳不闻的时候；当家长反复多次接到学校老师告状，孩子又在上课时不能安静坐着，下课玩耍时把谁谁谁揍了的时候。家长可能会因此感觉焦躁，进而对孩子各种催促和数落。

可是家长们需要反思一下，在不停催促和数落孩子的时候，有想到以下问题了吗？

“我的孩子注意力不能集中，我说那么快，他听到我在跟他说什么吗？”

“他的注意力持续时间短，我说了那么多内容，他到底抓住我说的重点了吗？”

相信大部分的家长，没有想过这些问题。

在这里就要提醒大家，注意缺陷/多动障碍儿童，注意力持续时间不会太长，所以家长说话语速太快、内容太多，都可能导致孩子不知道家长要表达的重点，这个时候，孩子所表现出来的就会是：充耳不闻，毫不在意。

与注意缺陷/多动障碍儿童沟通，一定要慢下来，控制自己的焦躁，耐心地、语速缓慢地向孩子清楚、简短、直接地表达想要让他完成的事情。比如，叫孩子去洗澡，那指令内容就是：“去洗澡。”不要赘述过多的其他事情，否则孩子有可能忽略掉最重要的指令信息，导致最后完全不知道家长到底想要表达什么，更不会做出理想的回应。

当和孩子沟通时，孩子出现注意力不集中，动作多、四处张望，不能认真倾听时，家长可以适时提醒，拉回孩子的注意力，在孩子注意力回来时，简单明确地表述出自己想要孩子完成的指令或想要孩子知道的内容。这样，能大大提高孩子接收到的信息的准确性。

行为矫正

注意缺陷/多动障碍儿童相比正常儿童而言，会出现更多的问题行为，哪怕家长给予了责骂、体罚，却仍然不见孩子的行为改变，反而引起了孩子和家长更加对立的状态，让孩子更加难以管理。

注意缺陷/多动障碍儿童的这些问题行为，需要怎么样来矫正呢？要点就是尽量少用惩罚的形式来纠正不良行为，多用奖励的方法来强化并巩固正确行为！

看到这里，相信很多注意缺陷/多动障碍儿童的家长要说了："奖励？都不听话成这样了！还给奖励！怎么给？什么时候给？有什么行为是值得被奖励的？"

奖励，要给，但应该分清楚什么时候给，怎么给。

首先来了解一下注意缺陷/多动障碍儿童有哪些问题让他们更容易分心。第一，患有注意缺陷/多动障碍的孩子相比那些没有患注意缺陷/多动障碍的孩子而言，对手头上的事情更容易感到无聊或者说失去兴趣，进而会有意地去寻找一些更有趣、更刺激和更活跃的事情去做，即使当前的事情还没有完成。第二，注意缺陷/多动障碍的孩子似乎更容易沉浸到所有刺激中奖励最多、最有趣或者最强的部分之中。就像有磁铁在吸引一样，当没有太多奖励而又有事情要完成的时候，孩子很容易就会转向那些很快就能得到奖励的活动中。

随着孩子的成长和成熟，正常孩子会变得有能力抵抗具有吸引力但不正确或者不适宜的活动，孩子会提醒自己，需要完成的任务的重要性，衡量坚持完成任务后可能会得到什么样的奖励，或者说不能完成任务会得到什么样的惩罚。对于这类孩子，较大的但更延迟的奖励更有吸引力，愿意为了更大的奖励而努力。可是患有注意缺陷/多动障碍的孩子，却更倾向于选择一个有即时回报的小任务，让自己能够马上得到回报和奖励，哪怕这个奖励很小。

在了解了注意缺陷/多动障碍儿童对于奖励的需求特点之后，再来看看应该怎么规划奖励制度。

首先，去发现孩子在完成任务的过程中表现好的地方。通常来说，大部分的孩子家长，在长期和孩子相处的过程中，会无意识地忽略孩子优秀的地方。其实，每一个孩子都有自己的闪光点，注意缺陷/多动障碍的孩子也不例外，只是有可能那些闪光点容易被不良行为所掩盖。这个时候就需要家长们去努力寻找孩子的发光点。在寻找孩子身上的优点前，还建议家长先调整自己的心情，平缓自己的情绪，把自己放在一个完全中立、客观的角度去观察孩子，记录孩子的行为表现，并且在记录的时候不要带有任何的主观评论，看到什么记录什么，不评价，不批判，不定性。这样在多次的记录后，家长将发现，孩子并不是平时认为的那样只会胡闹。

当发现了孩子表现好的地方，就要开始规划奖励制度了。根据注意缺陷/多动障碍儿童的特点，在生活中发现的一点一滴的正确行为，千万不要吝啬夸奖，及时并且迅速地提供奖励和反馈。但要记住，单纯的口头表扬、夸奖可能不足以支持孩子坚持完成任务，所以还需要增加一些更大、更有力的影响来刺激他们更好地完成任务，比如零食、玩具，甚至偶尔可以给予金钱奖励，让孩子知道继续保持这样的正确行为。

注意缺陷/多动障碍儿童，比普通孩子更加需要得到认可和奖励。他们通常在生活中得到的是批评和责骂、不认同、排挤、孤立，可能因此缺乏自信，甚至出现自我评价过低的情况。所以，敞开胸怀，接纳孩子，发现他们的闪光点，给予宽容，给予赞美，给予鼓励，说不定能得到意想不到的效果。

奖励了正确的行为，那不良行为呢？孩子出现了不好的行为，又该怎么处理呢？

当孩子出现了不良行为时，家长们需要先稳定自身情绪，采取消退法来对待，也就是停止对某些不良行为的正性强化。前面说到的对正确行为的奖励制度，其实也就是对正确行为的正性强化，使孩子的正确行为继续保持。同理，要消退不良行为，就需要在不良行为出现时，不予理睬，冷静处理。比如注意缺陷/多动障碍儿童在出现情绪失控、大哭大闹的时候，如果家长为了结束孩子的这种行为，出现哄骗或者满足其无理要求的话，这样就在无形当中强化了孩子的这一不良行为。所以，当孩子出现类似不良行为时，家庭成员的教育理念要一致，对其采用不予理睬的方式，让孩子明白采取这样的行为是没有任何作用的。

另外就是可以采取示范的方法，为孩子树立良好的行为榜样，帮助孩子模仿和学习。

作息规划

谈到注意缺陷/多动障碍儿童的作息规划，最让家长们头痛的就是写作业。家长们每当把孩子从学校接回来，让孩子坐上书桌，准备开始完成今天的家庭作业时，简直如临大敌。开始做作业一段时间后，孩子就开始玩玩橡皮擦，翻翻文具盒，起来走两步，望着墙壁发发呆。以至于最后本来一个小时就能完成的作业，三四个小时都写不完。最后就会演变成父母的一顿责骂，孩子的情绪大爆发，结果作业仍然不能完成。

当遇到这种情况的时候，给家长们提出几点建议：

减少外部的多余刺激，给孩子创造一个良好的学习环境。注意缺陷/多动障碍儿童的注意力容易被周围的事物所吸引，无法完全集中到某一个任务当中去，这时，家长需要把可能分散其注意力的事物，全部清理出去，比如在课桌上只需要放上现在要完成的作业本及一支笔，帮助孩子把注意力放到当前最重要的事情上来。

注意缺陷/多动障碍儿童对时间的感知和运用能力比正常儿童稍差一些，所以可以为他们提供一些关于时间的外部参照。例如设置一个报时闹钟，每分钟提醒一次（“离时间结束还有 10 分钟”“离时间结束还有 9 分钟”），这样来帮助孩子以一种更清晰的方式来留意时间。如果孩子的任务，需要较长时间来完成，家长可以协助孩子将任务模块化。将一个完整的任务拆分成若干个部分，重新安排，使任务变得有趣，并配合频繁的间隔休息来刺激孩子的注意力能够集中起来。

将一些重要的信息展示在孩子完成任务的地点，时刻提醒孩子目前最重要、最需要完成的是什么。例如，在孩子写作业的时候，在书桌前方孩子容易看到的地方贴上纸条，写上“别分心，仔细阅读题目，完成所有作业”。在孩子执行任务的地方，频繁地展示出这些重要点，能使孩子更容易记住它，并执行它。

停止说教，用行动来影响孩子。在前面已经提到过，对于有注意缺陷 / 多动障碍的孩子来说，喋喋不休的说教，不能起到教育和警示作用。因为孩子的注意力不能集中在重点上，所以停止说教，用行动来强化孩子表现好的行为，让孩子能感受到正性的支持，即时的奖励和反馈，促进孩子能更好地完成任务。

由此可见，家长在注意缺陷 / 多动障碍儿童的成长过程中非常重要。家长不能仅仅只带着儿童到医院看病，送孩子去培训机构，将孩子交给老师，还要真正地将自己融入孩子的生活中，陪伴着孩子，并且和孩子一同成长。可以说家长的参与对于儿童的康复起到决定性的作用。

善待自己——家长的自我照顾

家里有一个患有 ADHD 的孩子，对于家长来说不是一件容易的事情。很多时候，家长会觉得自己力不从心，甚至会产生想要放弃孩子的想法。当你出现这些想法的时候，你需要把注意力从孩子身上拉回到你自己身上，你需要认真关注一下自己的身心健康了！

识别家长的不良情绪和压力

在前面的描述中，家长的情绪状态被反复提及。有的家长在刚刚开始得知孩子患病时，会出现无助、自责的情况，认为是自己没有教育好孩子，或者是在养育孩子的过程中出了什么问题，对孩子过于溺爱等。而这些负性的情绪将会笼罩在整个家庭当中。

在长期和注意缺陷 / 多动障碍儿童生活的过程当中，常常体会到苦恼、沮丧、失落、焦虑、抑郁等负面情绪。当孩子不听话、简单的事情需要重复很多次才能完成、不能和其他儿童良好相处、做事拖拉、发脾气时，家长可能会认为自己没有教育好孩子，或者自己的孩子各方面都不如其他的孩子，而感到自己很失败。这些不良情绪长期折磨着家长，导致家长们高兴不起来，吃不下，睡不着，严重的可能出现消极想法或行为，责怪自己，不想活了等。

还有一个在注意缺陷 / 多动障碍儿童家长身上最常出现的情绪，就是愤怒。当孩子出现各种不良行为时，家长很容易被激怒。当愤怒逐渐积累，程度越来越严重，会影响整个家庭的氛围和功能。所以学会管理愤怒，合理表达情绪，对于孩子家长都非常重要。

注意缺陷 / 多动障碍儿童的家长除了经受不良情绪之外，还承受了非常多的压力。家庭压力——家庭成员之间因为孩子生病而矛盾不断；社会压力——周围人不能理解，认为孩子的各种不良表现是因为父母的管教不当，受到众人的指责、孤立；教养压力——缺乏科学的教养注意缺陷 / 多动障碍孩子的知识；家庭成员的支持系统不足等，这些都是构成家长高压力的因素。

调整情绪、善待自己

面对不良情绪和压力，家长们最应该做的是选择正确的应对方式，积极认识孩子和自己的状态，寻找自己所能寻找到的资源，学习注意缺陷/多动障碍的教养知识，学习自我放松和情绪调节的方法，积极帮助孩子。在合适的时候，给自己放一个长假，暂时放下孩子、放下繁杂的家庭事务，告诉自己，自己的世界里不是只有孩子，换一种心情，换一个环境，调整好自己。

试着练习放松的技巧，做一做冥想，寻求好友的安慰，学会让家人一同分担养育的重任。也可以尝试发掘一项爱好，或者加入一种社交活动，让自己能有自己的社交圈，让它们给自己带来满足感和成就感。经常进行一些体育锻炼也是极好的方式。运动能减轻压力，增加耐力，增强自我控制能力，更有能力应对日常的种种需求（具体情绪放松和应对方法详见第三章、第五章）。

最后，我们需要再次强调，家长是注意缺陷/多动障碍孩子生命中最重要的老师、最重要的伙伴、最重要的陪伴者。只有家长照顾好自己，让自己成长，才能为孩子的生活带来一片蓝天，带来无尽的希望。也请你记住，你永远不是独自一人。

第十七章

我是谁

——人格障碍

人格障碍（personality disorder）是指明显偏离了个体社会文化背景预期的内心体验和行为的持久模式。据美国、英国、德国等地的研究显示，人格障碍的患病率即各种类型人格障碍的总和估计为 6%~15%，其中，美国的人格障碍患病率为 1/10，澳大利亚约为 1/15，英国约为 1/20。而我国目前还没有权威的人格障碍患病率的数据。据美国国家酒精及相关疾病的流行病学调查显示，约有 15% 的美国成年人有至少一种人格障碍。

阅读本章，你将了解以下内容：

- 我被贴上了“不友好”标签——认识人格障碍
- 各种不同的我——常见的人格障碍分类及表现
- 如何寻求健全的我——人格障碍的治疗及健全人格的塑造

我被贴上了“不友好”标签——认识人格障碍

日常生活中与人发生矛盾时常脱口而出：“这个人是不是人格有问题？”有的人在与人相处的过程中总显得格格不入，并被贴上一些不友好的标签。那究竟人格是什么呢？是我们常说的性格或者气质吗？什么又是人格障碍呢？它是一种病吗？如果是，有哪些危险因素呢？

什么是人格？

人格（personality）也称为个性（character），是一个人固定的行为模式及在日常活动中处事待人的习惯方式，是各种心理特点的总和，是各种心理特性的一个相对稳定的组织结构。在不同的时间和不同的地点，它都影响着一个人的思想、情感和行为，从而使每个人具有区别于他人、独特的心理品质。

人格包括了人的气质和性格。气质是心理活动表现在强度、速度、稳定性和灵活性等方面的人格特征；性格是表现在人对客观事物的态度，以及与这种态度相对应的、习惯化的行为方式中表现出来的人格特征。在我们日常生活中使用人格概念的时候，常会突出它道德层次方面的含义，比如说某人人格高尚、具有魅力、有吸引力等。在心理学方面所说的人格是指一个人的心理面貌，本身并没有社会评价的意义。

人格的形成受制于多种因素，主要分为遗传和环境两大类。遗传提供了人格发展的基础，环境是人格发展的外部条件，其中教育起着主导作用。总的来说，先天遗传因素、自我意识的发展、学校教育、社会文化及父母教养方式及父母人格，都是人格发展的基石。

表 17–1　父母教养方式[①]对孩子性格形成的影响

父母人格类型	孩子的性格特征
专制型/专断型	消极、被动、依赖、服从、懦弱，做事缺乏主动性，甚至会不诚实
放纵型/溺爱型	任性、幼稚、自私、野蛮、无礼、唯我独尊等
民主型/权威型	活泼、直爽、自立、彬彬有礼、善于交往、富于合作、思想活跃

什么是人格障碍?

在精神疾病的诊断分类中，人格障碍包括多种类型。一般人在社会及日常生活中，个人情感、认知和处事待人都有一定的模式，但都需接受社会规范的要求和检验。如若明显偏离正常的范围，或其行为模式异于常人，便形成了人格异常，也就是我们说的人格障碍。比如有的人格障碍患者常会为了一点小事而大动干戈、暴怒不已，对人残酷，毫无诚意，做事极度不负责任，做错事情绝无悔改及内疚羞耻之心，极度自私，情感冷漠，甚至有的患者会做出偷窃、赌博等危害社会之事，这类患者常常对社会适应不良，缺乏朋友且严重影响到他们的生活、工作等。但往往他们对此毫无自知，只会推卸责任，怨天尤人，绝不检讨自己。

人格障碍通常开始于童年、青少年或成年早期，并一直持续到成年乃至终生。有部分人格障碍患者在成年后有所缓解。

值得注意的是，人格改变和人格障碍不能混淆。人格改变通常指一个人原来人格正常，在经历严重或是持久的应激、严重的精神障碍

①教养方式：美国心理学家戴安娜·鲍姆林德提出了家庭教养方式的两个维度，即要求性和反应性。要求性指的是家长是否对孩子的行为建立适当的标准，并坚持要求孩子去达到这些标准。反应性指的是对孩子和蔼接受的程度及对孩子需求的敏感程度。根据这两个维度，可以把教养方式分为权威型、专制型、溺爱型和忽视型四种。

或脑部疾病后发生的。而人格障碍可能是精神疾病发生的危险因素之一，即某种类型的人格障碍与某种精神疾病关系密切，如在病前就有偏执型人格的表现，容易发展成为偏执型精神障碍。

人格障碍是怎样导致的?

人格障碍的病因至今尚未完全明确，一般认为与早期经历和个体功能不良有关，包括了早期创伤经历、不良教养行为、不良亲子关系等。也有的认为是在大脑先天性缺陷的基础上，遭受环境等不良因素影响而成的。

生物学方面

遗传因素：遗传因素与人格的发展和形成密切相关。部分人格障碍患者的行为特征具有攻击和冲动的特点，如反社会人格障碍、冲动性人格障碍，这类行为特征已证实与遗传相关。

病理生理因素：有研究证明，人格障碍的双亲中，脑电图异常率较高，所以有学者认为人格障碍是大脑发育延迟的表现。

心理社会环境因素

包括早期分离（如父母离异、父爱或母爱剥夺等；混乱、不安全早期关系等）、不良亲子关系（如教养方式不当、过多保护及纵容放任等）、早期创伤（如言语、情绪、性的虐待等）。

各种不同的我——常见的人格障碍分类及表现

每个个体都有自己的人格，而人格障碍则反映了更深层次、更严重的问题，也会显著损害个体的思考方式、感受、生活、工作以及爱他人的方式。不同的人格障碍也有不同的表现特征，而且大部分有人格障碍的个体也不会仅仅只有某一种障碍，也常会与其他障碍共病。

偏执型人格障碍

有偏执型人格障碍（paranoid personality disorder）的人不会信任他人，也会没有理由地怀疑他人的动机。常常表现为以下症状。

固执、自负：患者常常固执到令人难以接受的程度，很难接受周围人的意见，以自我为中心，自我评价高，对他人的过错不能宽容。由于固执，患者很难改变自己固有的生活模式，不易接受新的事物，和他人显得格格不入，难以融入社会，难以和他人建立亲密的关系，极少有朋友或没有朋友。这类人在日常生活中常被人称为“钻牛角尖”的人。

不信任、猜疑：患者常有较为特定的认知方式，常误解他人无意的或友好的行为。总觉得别人是不怀好意，对他人有强烈的敌意，易激惹、愤怒。毫无根据地怀疑配偶的忠诚，限制对方和异性的交往。常无端怀疑别人要伤害、欺骗自己，有的患者甚至会出现被害观念或牵连观念。

过度敏感、易记仇报复：患者常表现为过度的警惕及防卫，对周围人群甚至对家人也有强力的戒备心理，很难信任别人。发生事情后易长久地记仇，对自己所认为受到的不公平待遇耿耿于怀，有强烈的敌意和报复心理。

与现实环境不相称的好斗及顽固地维权：容易与他人发生争执、对抗，固执地追求不合理的利益或权利，反对意见多。

案例一：疑心重的妻子

小陈主动寻求专业心理咨询师的帮助，他表述到多次有想打骂妻子的冲动，这种冲动已经有很长一段时间了，他非常清醒地知道这种行为是万不可行的，但害怕自己哪天失控酿成不可收拾的局面，所以想得到专业的帮助。

小陈大学毕业后跟随家人经商，由于资质聪明，2年后离开家人独自创业，并且将事业干得红红火火，小有成就。28岁时经人介绍认识了现在的老婆朱某。两个年轻人最初的交往是愉快的，但随着时间的推移，小陈逐渐发现朱某任性、固执，对他人没有礼貌，常常以自我为中心，不顾他人感受，听不进别人半点意见，因此两人常吵架。小陈难以接受，于是就以性格不合提出分手。但是，朱某不同意，不时哭闹，且以自杀威胁，小陈只好同意继续交往。2年后两人结婚，不久后儿子出生。朱某自怀孕开始在家养胎，孩子出生后在家全职照顾孩子。小陈由于工作应酬多，有时回家较晚，朱某任性刁蛮的脾气并没有收敛，常常怀疑丈夫小陈和别的女人有染，常对丈夫的女下属进行跟踪调查，检查丈夫的内裤、手机等。见到丈夫和女下属讲话时就不分场合地破口大骂，甚至出手打人。朱某对丈夫小陈言语刻薄，指责丈夫婚外情等。小陈是一个有家教、有修养的人，为了儿子，为了不引发家庭战争而选择了沉默和忍让，常常对妻子的言行感到无可奈何，唯一能做的是能躲就躲，时常后悔当初没有坚持分手而造成今日的局面，常暗自落泪。

案例分析：由以上案例可以看出妻子朱某任性固执、猜忌多疑，以自我为中心，听不进他人半点意见，甚至出现了跟踪他人、常检查手机等行为，从不顾忌别人感受，显然她的身上具备了偏执型人格障碍的多种特征，正是因为她这些人格的缺陷使他们的这段婚姻陷入困境。

有的读者看到这里可能会心生疑问：固执、怀疑、偏执敏感、不信任他人就是人格障碍吗？

实际上，任何人在某些特殊的情况下，都会持有某种固执、怀疑、猜忌敏感等，尤其是在不信任他人的时候，这些动机会表现得较为强烈，但结合当时的处境，是可以被理解接受的。但具有偏执性人格障碍的人在多数时候都会采用这种方式，不受处境和场景的影响。

分裂样人格障碍

有分裂样人格障碍（schizoid personality disorder）的人看起来缺乏与他人建立关系的渴望，他们是孤独的，没有目标的。主要表现为以下症状。

情感冷漠：几乎很少有愉快的体验，对周围的人和事物缺少热情和关心，没有兴趣爱好，生活相当的单调、乏味，甚至对于批评或表扬都无动于衷，对任何事情漠不关心。

内向、单独行动、人际关系缺陷：患者通常喜欢沉迷于自己的内向世界，不愿意也不擅长向别人表达自己的思想，喜欢独处，爱单独行动，我行我素，回避社交，拒绝与人交往，没有朋友，无法与人建立亲密关系，也不想建立这种关系。

看到这里，你会不会开始怀疑自己也属于分裂样人格障碍了？实际上，由于现代生活及社会环境的影响，大部分年轻人都有过孤独、沉默、不合群，甚至不愿意参加社会活动的时候，这是部分年轻人的人格特质，你有过这样的表现并不代表你具有分裂样人格障碍。具有分裂样人格障碍的人，对他人的赞扬或批评都显得无所谓，也特别难以表达愤怒，哪怕面对直接的挑衅时也是如此。

反社会型人格障碍（社交紊乱型人格障碍）

反社会型人格障碍（antisocial personality disorder），也叫社交紊乱型人格障碍。具有这类人格障碍的人经常无视他人感受，对别人的痛苦漠不关心，还有可能违法。常常表现为以下症状。

15 岁以前具有品行问题：如违反家规、校规，逃学、打架、偷盗等。

15 岁以后以忽视或损害他人权益为主要生活方式：包括对亲情、友情淡漠，待人冷酷无情；无视规章制度，缺乏责任感；建立、维持人际关系困难；无内疚感，常责怪他人，报复心强且易出现反社会、违法、犯罪行为；对挫折忍耐力低，小事便可引起攻击、暴力行为。

但如果要被诊断为反社会型人格障碍，年龄必须要在 18 岁以上才能得出诊断。

案例二：爱惹事的青年

小罗的父母前来寻求专业心理咨询师的帮助。父母表示：小罗不能意识到自己有心理方面的问题，不愿意来接受治疗及指导。但父母面对孩子的各种行为及对家人漠不关心的态度表示头痛担忧，生怕哪天孩子会犯下无法弥补的大错，但又无从管教。希望能得到专业的指导及建议。

小罗，男性，20 岁，高中毕业，无业。小罗自小出生家庭条件较为优越，父母均为大学生，共同经营一家中型规模的广告公司，由于生意较为繁忙，自小罗出生后其爷爷、奶奶从农村搬来负责小罗的一切事务直到现在。由于是个男孩，爷爷、奶奶从小溺爱，加上家庭条件较好，基本上是小罗想要什么就买什么。小罗自小就养成了挥霍、脾气暴躁，一旦某个要求未得到便暴跳如雷；常常欺负同学，曾在女同学的书包里放耗子惊吓女同学，到小学 5、6 年级便和社会青年一起抽烟、喝酒。父母忙于生意，和小罗单独相处时间少，常与父母顶嘴、争吵，除了从父母这里获得钱财以外没有感情。在上高中期间常旷课，并交一女友，因女方家长反对而分手。此后常在女方小区处游荡、纠缠，并电话威胁女方父母，直到女方搬家。一次因邀请社会青年在家里喝酒、唱歌，邻居敲门让他小声些，称他影响了别人休息，次日将邻居的玻璃砸掉并言语威胁。父母生病住院时也从不到医院探望及电话问候等，最近常在网吧上网，夜不归家，多次和网吧老板及他人发生冲突将人打伤，曾被刑事拘留 3 次。父母常因小罗的事情感到自责、伤心等。

案例分析：由以上案例可以看出小罗常对他人漠不关心，对家人冷漠无情，无视规则制度，常因小事便可出现暴力、攻击及违法行为。他的身上具备了反社会型人格障碍的多种特征，如果不接受正规干预及治疗，可能会出现影响社会安全的行为。

有反社会型人格障碍的人，往往不相信自己有问题，也不会寻求治疗。如果在有好的纪律、规范的环境，他们的反社会行为可能得到缓解，也能预防他们做出不良的选择。

边缘型人格障碍

有边缘型人格障碍（borderline personality disorder）的人有极端且频繁的心境转移、糟糕的人际关系和自我形象。常常表现为：

情绪不稳定：患者常体验到强烈的心境低落、激惹等，持续数小时。

人际关系不稳定：人际关系时好时坏，要么与人关系极好，要么反之，没有持久的朋友。

不顾后果地冲动行事：冲动、轻率以至于出现偷窃、酒驾、疯狂购物等行为。

自我形象、个人偏好（包括性偏好）不清楚或紊乱，伴随长期的空虚感。

常有愤怒爆发，攻击、自伤行为，自杀威胁及姿态等。

跟有边缘型人格障碍的人相处时，你常常会觉得紧张、有压力。因为他们可能会宣称自己对某人有强烈的爱，而这种爱又可能快速转变为愤怒或憎恨。往往这时候，需要给予他们尊重和善意，尽管他们的某些行为真的是令人恼火的或难以应付的。与这种人格障碍的人相处并不容易，作为照护者或伴侣，你也需要找到适合你自己与他/她之间的相处模式及特殊情况的应对方式。当然，你也可以找到适合自己的互助团体，为自己提供更多的支持。

表演型人格障碍

有表演型人格障碍（histrionic personality disorder）的人会寻求持续的关注和认可，如果自己不是关注的焦点，他们就有可能变得抑郁或不安。常常表现为：

过分的以自我为中心。

自我戏剧性、表演性和夸大的情感表达。

暗示性强。

情感体验肤浅，情绪变化多端。

不停地追求刺激，不适当的行为及打扮。

对自我外貌过分关注。

有表演型人格障碍的人也较容易受到外部事件的影响而摇摆不定，他们往往想与他人保持尽可能的亲密感，比如常常对第一次见面的人表现得很亲昵，会称呼对方为“亲爱的”或“亲爱的朋友”等。

不同的人格障碍都有具体不同的表现，我们不能一概而论，也不能一上来就给某人贴上“人格障碍”的标签。如果你发现身边确实有人表现出如上所述的某些人格障碍的症状，最好的方法是带其就医做进一步的诊断。

如何寻求健全的我
——人格障碍的治疗及健全人格的塑造

上一节我们介绍了的不同人格障碍的症状表现。那么，人格障碍要如何治疗呢？需要药物治疗吗？我们又可以做些什么来塑造健康的人格呢？

小文，30岁，女性，无业，从小成绩优异，喜欢看书，和妈妈关系不好，想通过学习早日离开妈妈。近期失业在家，感觉自己注意力不集中，记忆力下降，情绪低落，感觉家人眼中的自己其实不是自己，真实的自己一直没有暴露出来，别人说自己能干、温柔，其实是表面上的。有时不知道自己是谁，感觉模糊不清，周围的一切也不真实，像在做梦。内心孤独，紧张。不知道自己是不是生病了？不想就医，可家人要求自己看医生，不知道怎么办？

为帮助小文，我们先看看以下小知识。

人格障碍的治疗

人格障碍的治疗较为困难，但有关的治疗手段对行为的矫正仍可发挥一定的作用。

药物治疗

一般而言，药物很难改变人格结构，但在出现异常应激和情绪反应时少量用药仍有帮助。如情绪不稳定者少量用抗精神病药物；具有攻击行为者给予少量碳酸锂，亦可酌情使用其他心境稳定剂；有焦虑表现者给予少量苯二氮䓬类药物或其他抗焦虑药物。但一般不主张长期应用和常规使用，因远期效果难以肯定。

心理治疗

人格障碍者一般不会主动求医，常常是在和环境及社会发生冲突而感到痛苦或出现情绪睡眠方面的症状时非常“无奈”地到医院就诊。医生与患者通过深入接触，与他们建立良好的关系，帮助其认识个性缺陷之所在，鼓励他们改变自己的行为模式并对其出现的积极变化予以鼓励和强化。可采用分析性治疗、认知行为治疗、家庭治疗等不同的心理治疗方法，治疗形式上也可以实施个别治疗或小组治疗。人格障碍的患者适宜接受长程的心理治疗，治疗的目的之一就是帮助患者建立良好的行为模式，矫正不良习惯。

教育和训练

人格障碍，特别是反社会型人格障碍者往往有一些程度不等的危害社会的行为，收容于工读学校、劳动教养机构对其行为矫正有一定帮助。

总体而言，人格障碍治疗效果有限，在幼年时期培养健全的人格尤为重要。

什么是健全人格？

人格是人的精神风貌的集中映现，健全人格则是人格特征的有机结合。根据国内外心理学专家的研究，可以从三个方面概括健全人格的特点。

第一，人格健全者的心理和谐发展。他们的需要和动机、智慧、才能、性格、气质、人生观、价值观都向健康的方向发展。内心协调一致，言行统一，能正确认识和评价自己的所作所为是否符合客观需求，是否符合社会道德准则，能及时调整个体与外部世界的关系。如果失去人格内在统一性，人就会出现认识扭曲、情绪和行为失控等问题。

第二，人格健全者能够正确处理人际关系，发展友谊。在人际交往中显示出自尊和他尊、理解和信任、同情和人道等优良品质。友谊使人开朗、热情和坦诚。而缺乏友谊的人，在情绪上往往有很大困扰，轻则产生恐惧、焦虑、孤独，重则产生多疑、嫉妒、敌对、攻击的心态和行为。对那些嫉妒心强的人，很难在互惠的基础上与人合作；傲慢自大的人也难以虚心地倾听别人的意见。人格健全者，在日常交往中既不随波逐流，也不孤芳自赏。

第三，人格健全者能把自己的智慧和能力有效地运用到能获得成功的工作和事业上。他们在学习、工作中被强烈的创造动机和热情所推动，并能和他们的能力有效地结合起来，从而勇于创造，善于创造，经常有所发现，有所发明，有所创新，有所建树。他们的成功，往往又为他们带来满足和愉悦，并形成新的兴趣和动机，使他们的生活内容更加充实。

要想摆脱不安全感、无意义感和无名的烦恼，使人们热爱生活，对人生充满热情和希望，努力去实现自己的理想，就必须关心和重视人的价值和尊严，发展和释放人的巨大潜能，形成健康的人格，也就是成为心理健康者。他们能够有意识地控制自己的生活，能意识到自己的成功与失误、优点与弱点，并且能改变或接纳它们；他们不是生活在往事之中，而是坚定地立足于现在，并注意到未来的目标和任务。

如何塑造健全人格?

我们知道健全人格主要表现为在心理、友谊（社交）、工作（职业）这三方面上的和谐健康的发展。而健全人格的塑造又从认识自我、悦纳自我、完善自我、延伸自我和创造自我这五个方面来具体体现。

认识自我

正确地认识自我，是健康人格塑造的第一步。心理学家罗杰斯认为，自我的协调与不协调是心理健康的关键。自我的和谐一致是指自我认知与实际经验的一致性。一个学生在自我认知中具有“我是一个好学生”的观念，当这个学生被评为“三好学生”时，自我认知与实际经验达到了和谐一致，学生也进一步确认了“自己是一个有能力的人”。但是，如果一个学生在自我观念中认为“我是一个笨学生”，当这个学生在考试中得了高分，此时，实际情况与自我观念产生的不和谐会导致他处于一种内心紧张、纷扰的状态，他会以否认事实的方式去迎合自我。这个学生会把考试的成功解释为“我这次运气真好”。而这个学生的自我认知可能是不正确的，这种不协调会导致学生进一步强化错误的自我认知。

那么，如何正确认知自我呢？

第一，在与别人比较中了解自己。在与别人的比较过程中确定自己的位置和形象，是比较客观的方法。这样既可以与周围人比较，也可与某些理想标准比较。理想标准是从父母、教师、同辈、书本和大众传媒中获得的。

第二，从别人的态度中了解自己。别人对自己的态度是面镜子，可用其观测自身。如果一个学生为父母所钟爱，为教师所重视，为同学所敬佩，为朋友所喜悦，他一定具备某些令人喜爱的人格品质。如果大家都不愿理睬一个人，那么这个人一定具有一些令人厌恶的特征。但有时你可能会遇到哈哈镜，产生失真的反射。在这种情况下，你要参照多个镜子来看清自己的形象。

第三，通过个人成就来了解自己。这种方法是以客观事实为依据，所以能建立比较准确的自我观念。成就评价应是多方面的，如学习成果、社会服务、道德行为等，借此来全面了解自己。

第四，在与自己比较中了解自己。这是非常重要的一点。与自己的过去比较，只要是进步了，就说明自我是在发展的、向上的，虽然你的进步可能不如别人快，但对你来说只要你努力了，就应该肯定自己。

悦纳自我

真正地悦纳自我，是健康人格塑造的第二步。大多数人都自认为是喜欢自己的，很少有人承认厌恶自己。但是如果说到自卑，大家都会承认自己曾经有过这种感受。自卑实际上是对自己的不满意状态。一个不能悦纳自己的人，由于对自己的某一方面或全部都不满意，他会拒绝自己产生自责。自卑对心理健康的危害是众所周知的。

如何摈弃自卑，悦纳自我呢？

首先，要客观地分析不足。要认识到每个人在成长过程中，是逐步走向成熟、走向完美的。任何人都不可能是完美无缺的，在接受自己的优点时，也同样应该接纳自己的缺点。能用正确的态度来看待自己，本身就是一种人格成熟的标志。

其次，要以平和之心对待自己。接纳自己优点的人，应该保持自信而不是自傲的心态；面对自己缺点的人，应该保持自强而不是自卑的心态。对待人格的不足，正确的方式是接受自我、激励自我。

最后，要保持乐观。乐观的心态是自我悦纳的基础，它使人能够以积极的态度来看待事物、分析自己。特别是当面临挫折时，不是自弃，而是改善自我、增进自我。

完善自我

努力地完善自我，是健康人格塑造的第三步。使自己有一个理想化的自我，首先要正确认识自己所处的地位、身份，以及社会、群体对自己的期望和要求。认识自己人格的特征和心理发展水平，以及如何发挥自己的独特优势创造性地为社会服务。

其次，明确自己应该成为什么样的人，具备哪些人格品质。自我意识在社会化的过程中有多种表现形态。其中有些是消极的，如虚荣心、嫉妒心、自卑、妄自菲薄、窘迫、胆怯、畏缩、自暴自弃等。这些心态，会使人认识模糊，意志消沉。其中有些是积极的，如自尊和他尊、责任和义务感等。这些心态是“自我”成熟的表现。自尊和他尊意味着使自己受到社会集体和他人的尊重，自己也尊重别人，使人自爱、自信、自强，维护人格尊严，克服自我陶醉、固执己见和妄自尊大的倾向。责任心和义务感体现在完成道德任务时持认真负责的态度，在实践中实现诺言，积极主动地尽到自己的责任和义务。在这诸多品质中，应该培养优良品质，从消极的心态中摆脱出来，不断地完善自我。

同时，也应该培养奋斗意识。完善自我是和一个人对其所热爱的事业的奋斗意识分不开的，只有奋斗才能使人胜不骄、败不馁，不断克服前进中的障碍，最终达到彼岸，成为才华横溢的人。

延伸自我

不断地延伸自我，是健康人格塑造的第四步。自我不能封闭在内部世界，它应能向外部世界开放。一个人格健康的人，不能只生活在一个人的世界里，他应能与其他人交往、沟通。这也是健康自我与自私品质的根本区别。延伸自我是指一个健康的人应该具有的博爱之心，这需要人们具备许多良好的人格品质，如尊重他人、设身处地为别人着想、利他无私、奉献社会等品行。

如何才能延伸自我呢？

第一，应该关心他人。接近他人、关心他人，这是扩展自己的第一步。与他人建立和谐的人际关系是自我健康发展的重要条件。了解他人需求，解决他人的困难，体察他人的喜怒，都是自我社会性的体现。通过关心他人，来培养助人为乐的好品格，摈弃自私自利的不良个性。

第二，应该关注社会。人不可能脱离社会而生存，自我不可能偏离社会而发展。一个以自我为中心的人，必定会被社会所抛弃。社会对个体的自我提出了许多要求，使个体自我不能我行我素地肆意发展。个体在与社会相互作用时，自我也在与社会进行着对话。人们在关注社会的同时，也把社会对人的要求内化到自我的结构中，构成社会自我的成分。关注社会也可以使个人的言行符合社会规范，而不致产生背离社会准则的偏差性行为。

第三，应该与人交流。封闭自我是心理不健康的表现，开放自我是心理健康的指标。一个人将自己封闭很紧，害怕与别人交流的表现，往往是自卑的特征。真挚、坦诚而有度地开放自己，达到与他人心灵的沟通，是建立良好人际关系的基础。当个人在接近他人、走入社会时，他才能真正延伸自我。

创造自我

积极地创造自我，是健康人格塑造的第五步。有人曾经问过奥地利著名心理学大师弗洛伊德这样一个问题："怎样才算是成熟人格？"他思索了一阵后，回答道："一个成熟的人，应该能够创造性地工作。"具有健康人格的人，要能够创造性地生活、工作与学习。

创造的本质是变革，创造自我就是要改善自己、塑造自己，实现自己的社会价值。

如何才能不断地更新与创造自我呢？

其一是建立获取成功的信念。对自己获取成功能力的感知与判断，我们称之为自我功效[①]。自我功效高的人，在获取成功的奋斗过程中更具自信与自尊，更具毅力与恒心。而自我功效低的人，往往信心不足，易焦虑、抑郁、沮丧，面对困难表现脆弱，不能承受压力，甚至会表现出对免疫系统的损伤，影响心理健康和身体健康。

其二是拥有适当的抱负水平。追求成功的人体现了一种高成就动机，逃避失败是成就动机水平偏低的表现。美国现代心理学家阿特金森做过一项研究，在一个套环测验中，投掷距离由参加者自定，结果是高成就动机的人多选择中等距离的位置投掷；成就动机低的人多选择很近或很远的距离，他们希望用把握性大的目标来获得成功，或用成功概率小的目标为自己的失败解脱。这项研究结果表明高成就动机的人能够为自己设立恰当的目标，这个目标既能够适度把握，又具有一定的冒险性。而常体验失败感的人，由于抱负水平定得过高，超过了自身的能力，即使竭尽全力，也达不到目标。

其三是不断变革自我的期望。人是在发展中求生存的，创造自我就是变革自我、塑造自我。变革自我的目的在于将自我价值扩展到社会中去，不断完善自己，在对社会的贡献中去体现自己的价值，从实现自我的个人价值变革为实现自我的社会价值。人的自我塑造是伴随人整个一生的过程，需要做出不懈地努力。

注重青少年时期的人格培养

青少年期是个体人格发展的关键期和成熟期。此期，个体的生理

---

①自我功效：也叫自我效能感（self-efficacy），由美国著名心理学家班杜拉提出。

发展日趋成熟，尤其是性发育成熟。心理发展出现许多明显改变，人格发展达到一个新的水平。青少年阶段，个体的自我意识趋于成熟，表现出对自我的强烈关注，并逐步形成稳定一致的自我形象。个体的自我评价能力加强，开始自觉评价、了解他人和自己的品质，评价的内容亦较全面且深刻。

随着抽象思维能力的发展以及知识经验的积累，个体开始逐步形成对人生、对世界的较系统的看法和观点，在此基础上初步形成人生观、世界观，并趋于稳定。在道德品质方面，个体的道德意识在道德行为中的作用日益加强，掌握的道德概念的数量增加。在道德情感的体验中，直觉的情绪体验明显减少，伦理道德式的情感体验开始占优势。健全人格是一个从小培养的过程，而青少年时期又是人格培养和发展的关键时期。

人格是可以后天培养的。不少孩子以优异的成绩进入大学后，屡屡出现令人不可思议的问题，如无法适应集体生活、条件优越却不思进取、人际关系一团糟、与人竞争不择手段等。他们此前的一切都被学习成绩掩盖着，而进入大学才发现，其主要缺陷是人格缺陷。教育的核心不只是传播知识，更是培养健康人格。要做到这一点，就要在“以爱育爱”的过程中一步步培养孩子的健全人格。

让孩子保持情绪的安定

父母要时常告诫孩子，不把自己情感的变化加之于周围的环境和周围的人。遇到挫折时，也要有耐力，不能乱发脾气、牢骚，也不能随便责怪他人、自怨自艾。父母要提醒孩子，时时反省自己，寻求解决问题的方法，避免情绪过高。

和他人关系的成熟

当孩子的自我意识扩及周围人群，他就会用亲密和认同感形成自己的圈子。这时，父母有责任经常提醒孩子不随便在背后说人坏话、挑人毛病、发牢骚、嫉妒、讽刺等。尊重他人，宽容他人，不排斥他人，即使是面对那些伤害自己的人，也要懂得原谅对方。

正确面对现实

个人要对现实有正确的认识，且具有处理问题的能力。这样，才会慢慢成熟。虽然有高度智慧的人，不一定都是具有成熟人格的人，但是，智慧却是成熟人格所不能欠缺的部分。在自己的学习方面欠缺必要技能，即使在其他方面合格，也不能说是成熟的人格。另外，学习时一定要专注，这也和正确的认知、技能一样重要。所谓专注地学习，是指在面对他人传授知识的时候，那种忘我投入的学习热情。

具有乐观幽默的心态

真正的幽默，是保持某种距离凝视自己，认知理想的自己和实际上自己的对照，并感到的“滑稽”。幽默与粗野的嘲笑、无意义的笑料、攻击性的调侃等不同。孩子会感觉到别人的滑稽可笑，却不具备笑自己的能力。因此，需要父母从孩子懂事起，培养孩子幽默的个性。人生的高潮和低潮，成功与失败都是不可缺少的经历，以幽默的心态来对待，对待成败与得失才是成熟人格的表现。

勇于认错，勇于承担责任

勇于认错，勇于承担责任的人不管他犯了多么大的错误，都不会降低他在别人心目中的形象。相反，人们会觉得这个人坦诚直率，老实可靠。但在我们周围，却有些自以为聪明的人，他们整天诿过于人，遇到什么事情或问题，他们敢于当众拍着胸脯表态，或支持，或反对，语气坚决，旗帜鲜明。但当事态、周围环境有变化，他们的态度立即会来个一百八十度转变，把责任推给他人，自己若无其事，浑身轻松。这样的人，只能让人对其避而远之。诿过于人的人，总觉得自己是正确的。他们自认为如此可以维护自己的形象，提高自己的威信，殊不知这样做只能适得其反。试想，谁愿意和连承认错误的勇气都没有的人共事？因此，诿过于人是失人之道，失信之道。父母有责任有义务引导孩子，远离这样的人，并养成孩子勇于承担责任的品质。

以诚待人,宽以待人

宽容，是人际交往中的柔韧性，宽容的人都有一颗广博的心和高远的着眼点，不狭隘，不睚眦必报。宽容的人厚道、容忍、心胸宽广，忍耐性强。因此，父母要教育孩子宽容处世，宽以待人。

把握好自尊的度

自尊是人格的第一需要，也是一个人所不能少的精神支柱。维护自尊是人的本能和天性。为人处世若毫无自尊，脸皮太厚，不行；反过来，自尊过盛，脸皮太薄，也不好。因此，一个人要从实际的需要出发，把握好自尊的弹性。凡能成大事的人，都具有良好的人格。孩子也应该如此，而良好的人格，源于从小的培养。所以，父母必须让孩子懂得做事先做人的道理，必须让孩子从小注重良好人格的培养，锻造真诚待人、宽以待人、自尊自立、勇于承担责任等健全人格。

如果孩子能爱心永存，真诚待人，宽以待人，就能赢得别人的好感、信赖和尊敬，就能更好地与周围人和谐相处，就能在人生旅途中顺利愉快地前行。

第十八章

喝一杯的人生

——酒精所致精神障碍

酒精相关精神障碍（alcohol-related disorders）又称为酒精所致精神障碍，是由于酒精这种精神活性物质的大量摄入而导致的精神异常。据调查研究发现，我国 65 岁以上人群的酒精使用障碍（alcohol use disorder）患病率为 1.84%，其中酒精滥用的患病率为 1.15%，酒精依赖的患病率为 0.69%。酒精所致精神障碍的治疗率是所有精神障碍中最低的，这可能是大家认为醉酒和喜欢喝酒是一种正常现象；另一方面也与大众对酒精所致精神障碍的认识比较欠缺有关。

阅读本章，你将了解以下内容：

- 被酒精改变的生活——过度饮酒的危害
- 如何才能不“贪杯”——酒精依赖者的自我戒断
- 酒杯背后的家人——来自照护者的爱

被酒精改变的生活——过度饮酒的危害

老王今年50岁，20年前在单位因工作应酬需要开始饮酒，最初主要是喝啤酒，平均一周饮酒3次，每次2～3瓶，最多可以饮啤酒15瓶，不饮酒时无任何躯体不适。8年前，开始饮白酒，平均每天喝200克，从未间断。老王渐渐出现性格改变，以自我为中心、孤僻、暴躁，3年前开始开始每天起床就想喝酒，不喝就感心慌、手抖、出汗、烦躁、吃饭没胃口，一喝酒上述症状就消失了，人也感到舒服了。酒后常常大发脾气，大吵大闹，摔东西，曾被家属送至医院戒酒治疗。出院服药2个月后自行停药。戒酒8个月后因和邻居发生一个小矛盾而不顺心，开始复饮，主要是晚餐时饮酒，平均每日饮高度白酒200克。随后老王总说家里有臭味，地上全是癞蛤蟆和鱼，晚上做梦看见花圈和坟地，起床找不到厕所，随地大小便，不认识妻子，说儿子是自己的表哥。家人这才意识到老王喝酒喝出大问题了，随后老王在家属反复劝说下，到心理卫生中心住院治疗，诊断为酒精所致精神障碍。

酒作为一种特殊的文化载体，在人类交往中占有独特的地位。然而，有许多人不知道酒精是一种中枢神经抑制剂、是一种成瘾物质，是世界范围内被有害使用最为普遍的物质之一。全世界有35亿人口消费酒精饮料，在全球选定的20个健康危害因素中，酒精有害使用是发展中国家死亡和致疾的首要因素。全球每年有250万人死于与酒精有害使用相关的原因。过度饮酒不仅导致健康问题，如消化系统疾病和心血管疾病等，而且会导致大量的社会伤害，尤其是交通事故、犯罪、家庭暴力等。酒精滥用和酒精依赖是当今世界严重的公共卫生问题和社会问题，不但损害自己的身心健康，也给家庭和社会带来诸多问题，应该引起足够的重视。

酒精有害使用

一般酒精有害使用又称为单纯性醉酒，是指在短时间内摄入大量酒精或酒精饮料后表现为：说话滔滔不绝，过度自信，自控能力下降，不能进行精细的操作工作等；情绪不稳定，一会哭一会笑，反应变慢，说的话一会就忘记了，继而反复说同一件事，走路步态不稳，左右摇晃等；意识模糊、眩晕、情感夸张，包括恐惧、愤怒、悲伤等，对颜色、形状和空间的感受力紊乱，说话吐词不清，有些人则感困倦，席地而“睡”，甚至出现失忆；急性酒精中毒是一种短暂的现象，中毒的程度随时间推移而逐步减轻，如果不再继续饮酒，中毒症状最终将消失。

酒精依赖/酒精使用障碍

多数产生酒精依赖/酒精使用障碍的人在饮酒初期心情愉快，能够缓解紧张状态，之后逐渐形成饮酒习惯。当饮酒时间和数量达到一定程度时，无法控制自己的饮酒行为，并出现一系列特征性症状，即形成酒精依赖，酒精依赖有以下的特征：

特征性寻求饮酒行为：把饮酒作为第一需要，为了饮酒可以不顾一切，明知继续饮酒的严重后果，但难以自制。

固定的饮酒模式：多数偶尔饮酒的人能控制自己的饮酒行为，但酒精依赖者饮酒方式比较固定，如晨起饮酒，只要到了固定的时间，哪怕场景不适宜也要饮酒。

饮酒高于一起活动：不顾事业、家庭和社交活动。

酒精耐受性增加：表现为饮酒量增加，“可以把同桌人都喝到桌子底下”。但在晚期，由于肝功能受损，耐受性逐渐下降，表现为“一喝就醉”，但又“不喝不行”，每次饮酒量减少，但饮酒频率增多。

反复出现戒断症： 酒精依赖的个体突然停止饮酒或减少饮酒量，或延长饮酒间隔期时，出现手脚震颤、出汗、恶心、呕吐、幻觉等戒断症状，若立即饮酒，上述症状迅速消失。

为了避免戒断症状而饮酒： 在我国，很多处于酒精依赖早期的饮酒者，因为喝酒机会较多，从来没有出现过戒断症状，就算后来发现自己可能成瘾了往往也会找很多借口，有意、无意地否认自己的饮酒问题。

渴求： 特别想喝酒。这种渴求往往与环境有关，比如：戒断症状、焦虑、心情不好、到了喝酒的地方等，知道应该少喝，但往往喝到一定程度就不能控制饮酒量了。

多次戒酒失败： 多次戒酒，但总是保持不了多长的时间，就又再次复饮。

酒精戒断综合征

酒精戒断综合征是指长期酗酒者停止或减少饮酒后，在 12~48 小时后出现一系列症状和体征。具体表现为：

单纯性戒断反应： 每个饮酒者的戒断反应可能不同，但一般发生在断酒 6~12 小时，出现手抖、心慌、恶心、想吐、焦虑、乏力等，饮酒者有强烈的饮酒欲望，此时如果不饮酒，症状逐渐加重，随后可出现发热、唾液分泌增加、心悸、眼球震颤、瞳孔散大、血压升高等，在 48~72 小时达高峰，随后症状逐渐减轻，4~5 天后躯体症状基本消失。

酒精性癫痫： 大约有 30% 的酒精依赖者在戒酒期间出现癫痫样痉挛发作，表现为意识丧失、四肢抽搐、两眼上翻、口吐白沫等，持续时间不等，一般在 5~15 分钟恢复意识；既往曾发生过酒精性癫痫等的酒精依赖者是酒精性癫痫再发的高危人群。

酒精性幻觉： 严重酒精戒断症状中，幻觉的发生率为 3%~10%，早期阶段饮酒者的现实检验判断能力还存在，严重者可无故听到别人的责骂或威胁的声音，为此惊恐万分，向人求助等；也可有幻视，多系恐怖场面。

酒精戒断性谵妄[①]：严重的慢性酒精中毒者，如果突然断酒，开始出现前面描述的戒断症状，随着症状加重，大概在断酒后 3~4 天出现酒精戒断性谵妄，又称为震颤谵妄。

酒精戒断综合征的临床特点包括意识模糊，分不清东西南北、不识亲人、不知道早上下午晚上、几点几分；有大量的知觉异常，如常见形象恐怖的毒蛇猛兽、妖魔鬼怪；情绪激动、大喊大叫。最重要的特征是全身肌肉震颤；上述症状有昼夜节律，往往夜间加重；也可有发热、大汗淋漓、心跳加快、血压升高等症状，可出现白细胞升高、脑电图异常、肝功能异常等。如果处理不当，酒精依赖者常因高热、脱水、衰竭、感染、外伤而死亡，死亡率大概在 5%。震颤谵妄常突然发生，持续 2~3 天，常常以深而长的睡眠结束，清醒后，对震颤谵妄的症状不能回忆。有些酒精依赖者可能遗留有遗忘综合征[②]（Korsakoff 综合征）。

如何才能不“贪杯”——酒精依赖者的自我戒断

酒精使用相关障碍的临床表现比较复杂，饮酒者除了心理依赖和躯体依赖外，还常常伴有神经损害和各种并发症。

在长期饮酒后个体常出现性格改变，不能正常工作，甚至出现胡言乱语，直到此时饮酒者和家属才会意识到应该去医院找医生看看是怎么回事。很多饮酒者出现严重躯体症状被家属要求来医院治疗时，仍然否认自己出现的症状跟饮酒有关系，对过量饮酒对身体带来的伤

①谵（zhān）妄：是指一组综合征，又称为急性脑综合征。表现为意识障碍、行为无章、没有目的、注意力无法集中。通常起病急，病情波动明显。

②遗忘综合征：主要由于大脑缺乏维生素B_1引起，与慢性酒精中毒和/或严重营养不良相关。临床特点是记忆能力障碍，时间定向力障碍，虚构症和顺行性或逆行性遗忘症。

害没有正确、科学的认识。

在住院期间，医护人员使用药物治疗、心理治疗以及行为治疗，同时对酒精依赖者进行疾病相关的健康知识宣教，大多数患者能对酒精依赖有一定的了解和认识，也能配合治疗，出现戒酒意识和动机。

但不少曾信誓旦旦出院后不会再喝酒的酒精依赖者，没过多久就又出现复饮，再次入院，问其复饮的原因，多是工作压力大、家庭琐事多、朋友们喊喝自己不好拒绝等等因素。多次复饮的酒精依赖者出院前会担心："出院以后自己能不能坚持不饮酒？能坚持多久？控制不住外界诱惑想喝酒时应该怎么办？如果复饮了会不会让自己的家人失望？"这些问题都让饮酒者感到焦虑和无助。那么，在没有专业人士帮助的情况下，酒精依赖的患者如何提高自己的饮酒风险意识和自我照顾显得尤为重要。

治疗酒精使用相关障碍是一个较长时期的过程，需要通过利用各种条件，纠正心理行为障碍、改变不良生活方式，最终摆脱酒精依赖，适应社会生活，而不是简单地打破酒精依赖者与酒精的联系。影响酒精依赖者戒酒的因素有很多，有外在因素，也有内在因素，当外界因素难以改变时，可以从改变自己做起。那如何从自身因素进行改变从而戒酒或减少饮酒呢？

饮酒行为模式的改变

让酒精依赖者永远戒掉饮酒是一个理想状态的长期目标，但难以在一朝一夕间做到。所以为了避免饮酒者因为想到永远不能喝酒而更加焦虑，可以采取循序渐进的方式来慢慢减少饮酒或停饮。

设定控制饮酒目标：可以对每天或每周饮酒的量以及次数进行规定。比如，规定自己每天喝白酒不超过 100 克，或者喝啤酒不超过 250 毫升，并且每周饮酒不超过 5 天（每周至少 2 天不饮酒）。比如昨天喝酒了，但规定自己："今天不喝酒。"无论遇到什么诱惑，尽己所能努力避免今天喝第一杯酒。如果饮酒愿望过于强烈，可以把 24 小时分成更小的单元——至少一小时，一小时后，对自己说："我可以忍受这种暂时停止饮酒引起的不舒服再多一小时！"再多一小时！再多一小时！再继续下去，如果今天成功了，那就有理由相信自己明天也能做到！

控制饮酒的速度：对自己每次饮酒时间及饮酒间隔的时间进行严格的控制，尽量使用非酒精饮料替代酒精，比如茶、果汁、豆奶等。饥肠辘辘时会加强饮酒的欲望，尽量不要让自己饿着肚子，饥饿时吃点甜食可以在一定程度上抑制喝酒的冲动。饮酒前也要适量进食，这除了可以减少酒精对胃肠道的刺激，也可以减少饮酒的时间。

识别饮酒高危场景及诱因

饮酒欲望可能与心情、与谁在一起以及酒精的可获得性有关系，可以试想一下上次喝多了的情景，想一下是因为什么事情喝多了？平时容易在哪种场合下喝酒？一般都是和谁一起喝酒？在清楚了解可能导致自己饮酒的高危情景或诱因的情况下，就可以对这些因素提前进行预防和应对，以减少饮酒问题的发生。

如果饮酒高风险场合是下班后与朋友一起喝酒，那可以有以下应对方法：下班后直接回家而不和朋友去聚餐喝酒；限制下班后与朋友喝酒的次数；每次喝酒只喝两杯；换几个朋友交往；延长工作时间等等。可以多尝试不同的方法，然后选择出对自己最有用的应对方式。

主动改变人际关系环境

每个人都有自己相对固定的朋友圈，大家可能志趣爱好相近，可能和这几个朋友在一起玩耍时就喜欢打麻将，和另几个爱喝酒的朋友在一起时就喜欢喝酒。很多人爱劝酒，常说："你不喝就是看不起我""感情深就一口闷"等等，有可能一时碍于面子，没法拒绝朋友的“热情”就又开始喝酒了，一定要坚决拒绝，或者结交不饮酒或者低风险饮酒的朋友是保持自己不饮酒或少饮酒的最好的办法。另外，通过多参与社区活动、多参加志愿者活动、多邀请他人来家里做客等方法去结交不饮酒或低风险饮酒的新朋友，并且主动减少和爱喝酒的朋友之间的联系，适当改变高危社交环境。

坚持打破饮酒习惯的计划

给自己建立一个“打破饮酒习惯计划记录表”，记录表中可以记录下少饮酒或停止饮酒的理由，饮酒高风险场合的应对方法、结交不饮酒朋友或低风险饮酒朋友的方法等，这个计划可以每天进行回顾，通过不断地强化记忆和情景模拟，当再次面对饮酒危险或诱惑的场合时就能很好地应对。

每当受到酒精诱惑且有能力抵制诱惑时，实际上就是个人正在打破自己以前的饮酒习惯。每当感到很不舒服或苦恼时，要告诉自己一切都会过去的。哪怕有时出现过量饮酒，也不要放弃，习惯的改变并非易事，将偶尔的失败视为更好学习以实现目标的机会。

正确处理情绪的方法

现代社会节奏快，工作学习压力大，生活中会遇到形形色色的人和事，烦恼、苦闷、孤独、紧张、焦虑、抑郁等负性情绪是酒精依赖的重要因素。多数人饮酒的动机是借酒消愁。由于饮酒可以暂时地减轻紧张、缓解现实困难引起的负性情绪，让人误以为饮酒是一个能让自己心理舒服、放松的“好办法”，从而一而再，再而三地采取饮酒来应对不良情绪，最终造成“举杯消愁愁更愁”，产生酒精依赖。那么有哪些方法应对各种不良情绪呢?

如果因感到孤独或无聊，想喝点酒来打发时间，可以尝试培养新的兴趣爱好。找出自己感兴趣的活动，充分合理安排空余出来的时间，在填补这些时光的同时也给原本一度沉迷于酒精之中的精力找到适当宣泄的渠道。比如，可以去未曾到过的地方旅行，去公园或乡间小道悠闲地散步；可以增加看书阅读的时间，开阔视野，增加生活的阅历；定期进行一些适量的运动，比如游泳、跑步、骑自行车、做瑜伽等。

如果感到压力太大，不知如何宣泄的时候，可以尝试一次只做一件事。调整心态，不要做一个完美主义者，学会在有需要时积极寻求外界的帮助。参与不涉及饮酒的爱好和活动（比如慢跑、画画等）。建立健康的生活方式，如正确的饮食和睡眠等。以上都是应对压力的方式。同时，还可以学习和应用放松疗法来释放压力。放松疗法是一种通过自我调整训练，由身体放松进而导致整个身心放松，从而达到消除紧张的目的，包括渐进式肌肉放松训练（详见上篇第三章）、腹式呼吸放松法（详见上篇第十二章）等。

主动寻求帮助

很多酒精依赖者在医院时有专业人士指导，非常配合治疗，所以治疗效果较好。但出院后由于自制力不足、缺少监督和支持等因素，容易再次复饮。现在有很多社会自助与互助康复组织就能为酒精依赖者提供社会支持。最常见的是戒酒者匿名协会（AA），由戒酒者同伴组成，成员们定期集会分享戒酒体会，参与者可以畅所欲言，分享自己成功或失败的经验，或者讨论戒酒过程中遇到的具体困难等，通过分享彼此的经验、力量和希望，为解决共同的问题而互相帮助。

酒杯背后的家人——来自照护者的爱

作为一个社会人，酒精依赖者在家庭中也承担着各种角色，也许是父母，也许是爱人。当因为酒精依赖出现身心受损时，家人会着急和担心。由于一次就戒酒成功的人很少，很多人在反复的治疗、复饮循环后，失去了家人的信心。当经历无数次的失望和无助后，家人对饮酒者的态度逐渐放任自流、任其自生自灭。感觉被家人放弃的酒精依赖者，戒酒更是难上加难。所以戒酒其实并不是酒精依赖者一个人的事，而是关乎整个家庭的事。家属对于减少酒精依赖者复饮起着至关重要的作用，那作为家属，可以在哪些方面给予支持和帮助呢?

病情观察

酒精依赖者病情复杂多变，我们需通过多种渠道，比如参加讲座、看书等了解酒精的性质、酒精过量饮用对身心的影响、出现戒断反应的具体症状表现及可能出现的危险情况，密切观察酒精依赖者的病情变化，若出现异常情况，住院期间要及时与医务人员沟通，并积极配合治疗，若未在医院，则需立即送医。

保证安全

酒精依赖者出现谵妄、幻觉等症状时，家属要严密监护，尽量减少会使酒精依赖者情绪激动的话语和行为。酒精依赖者周围不要放置各种危险物品(如玻璃物品、水果刀、绳索等)，防止自伤或伤人。当酒精依赖者伴有四肢颤抖，走路步态不稳等情况，要做好搀扶，严防意外情况的发生。

生活照顾

在戒酒期间，需要使戒酒者睡眠充足。加强其营养，三餐饮食以高热量、易消化、高碳水化合物，富含维生素（尤其是维生素 B_1、维生素 B_6）、钾的食物为主，辛辣刺激的食品尽量少食用，少食粗纤维及坚硬、干燥的食物，干硬的食品如饼干、核桃、栗子等少食，如需食用，必须用水泡软或加工成细末再食，这对保护食道、胃黏膜，防止上消化道出血是有益的。严格禁酒，密切监督酒精依赖者，不给或减少其现金、银行卡、信用卡等金额，饮酒者外出时，家属尽量陪同，防止偷饮。

因长期大量饮酒的人可导致肝炎及肝硬化等疾病，易出现牙龈出血、上消化道出血、口腔溃疡等并发症，家属需关注酒精依赖者是否有解黑便、呕血等情况。

保证用药

许多酒精依赖者在住院期间能遵医嘱按时按量的用药，但出院后脱离了医院的环境和医护人员的监督，常常自行停药或减少药物用量。有的家属因为对于疾病及药物知识的不了解，觉得药物有副作用，也默许酒精依赖者停药或减少药量的行为。这是万万不可的，药物治疗是连续的，出院后家属应监督酒精依赖者遵医嘱用药，并定期门诊随访复查。

心理支持

首先需要了解酒精依赖者目前对酒精使用的态度，是要继续喝酒，还是想戒酒或者减少饮酒。如果酒精依赖者压根就不想戒酒，只是家属单方面期望其戒酒的话，必定会失望。如果酒精依赖者自身也非常希望能戒酒或减少饮酒，那作为家属一定要给予支持和鼓励，明确地表达家人们对他的爱，对他的支持，巩固其戒酒动机，可以告诉他“我们一起努力，这个过程可能会遇到很多困难，但我们都不放弃，一起努力，相信你一定可以做到”。

帮助酒精依赖者重建社交圈

了解酒精依赖者与饮酒有关群体的联系程度，他有没有和高风险酒精依赖者联系，这种联系多久一次，能否避免联系或者减少联系等，我们可以和酒精依赖者一起参加无法避免的高危场合，起到监督作用；可以鼓励其多参加志愿者活动等结交无风险或低风险饮酒等朋友，尽力改变酒精依赖者以前的高危饮酒社交环境，鼓励酒精依赖者参加社区自助与互助康复组织，比如戒酒者匿名协会(AA)、戒酒者家庭互助会、戒酒者青少年互助会与嗜酒者成年儿女互助会等。

少指责、多鼓励

当酒精依赖者停止或减少饮酒时，给予积极的鼓励或奖励，比如送一个他心仪已久的礼物。家人可通过真诚、有效的沟通改善与酒精依赖者的关系，通过使其了解令人愉快的行为，并分享娱乐活动，鼓励酒精依赖者进行积极行为的改变。在治疗过程中要避免指责，帮助发展与饮酒无关的共同爱好，改善因饮酒而恶化的关系，共同面对并解决矛盾。促进家庭内部的互动，建立良好的家庭关系。

学习压力应对方式

很多酒精依赖者在不饮酒的情况下，各种行为表现正常，但是饮酒后可能会出现激惹性增高，一句话不顺心就发脾气，打骂家人，摔东西。这样时而正常，时而反常，反反复复，久而久之就会让家人感到焦虑、恐惧、无助、无望，带来极大的精神伤害。不光酒精依赖者需要适当的方式释放压力，作为家属也需要学习正确的压力应对方式，和饮酒者一起在生活中找到除了“酒”以外的快乐来源，比如一家人出去看电影、唱歌、旅游、运动、农场摘水果等等。

酒精滥用和依赖并不是不可见人的羞耻之事，帮助酒精依赖者戒酒或者减少饮酒是一个长期的过程，家属除了在生活上给予酒精依赖者帮助以外，也需要给予其足够的心理支持和精神慰藉。有耐心、多倾听，可增强其归属感。家属可多鼓励酒精依赖者从事力所能及的工作，增加与周围人交流的机会，促其融入社会，恢复社会功能。当其有强烈饮酒欲望时，不能一味谩骂，要讲究方法策略，分析饮酒原因，动之以情，晓之以理，劝导酒精依赖者自行消除饮酒念头。

下　篇

精神心理疾病如何治

第一章

药不能停

——药物治疗

对精神疾病最重要的就是早发现、早诊断、早治疗。目前精神疾病最主要的治疗手段之一便是药物治疗。通过系统的治疗改变病态行为、思维、情绪等,降低精神疾病复发、致残率,使患者能更好地回归社会。

对精神疾病患者和照护者而言最关注的话题莫过于精神疾病能否治愈,这对于精神科医生来说是一个非常棘手的问题。目前，有 1/3 的精神分裂症患者能够临床治愈，1/3 的患者症状能部分改善，1/3 的患者则病情反复。很多患者因为服药不规律而导致疾病反复复发住院。首次发作的抑郁障碍，如果不规律服药，有 50%~80% 的患者会有第二次发作，因此常需要维持药物治疗及预防复发。对于一部分焦虑患者而言，药物的使用虽然并非病因治疗，却可以减少复发。由此可见，精神科药物的使用尤为重要。因此加强对精神疾病药物的了解，遵医嘱合理用药及治疗，对于精神疾病的控制有重大作用。

阅读本章，你将了解以下内容：

- 常见的抗精神疾病药物有哪些呢——常见精神疾病药物分类
- 吃药会变傻，停药行不行——关于服药的六大疑问
- 是药三分毒，出现副作用怎么办——常见精神疾病药物副作用及应对方式
- 科学服药，理性应对——药物的自我管理
- 尊重接纳，坚定支持——照护者的六大任务

常见的抗精神疾病药物有哪些呢
——常见精神疾病药物分类

治疗精神疾病的药物有很多种类，我们常见的主要有如下几种。

抗精神病药物

抗精神病治疗主要通过调整大脑化学物质的平衡发挥作用。

问世较早的抗精神病药物代表有：氯丙嗪、奋乃静、氟哌啶醇、舒必利等。此类药物主要是阻断多巴胺[①]D_2受体的作用，能有效地改善精神分裂症的阳性症状，如幻觉、妄想、不协调的兴奋等。

目前临床上较常使用的新一代抗精神病的药物有：奥氮平、氯氮平、喹硫平、利培酮、氨磺必利等。此类药物除了能阻断多巴胺D_2受体[②]，还能拮抗[③]5–羟色胺2受体[④]，因此能很好地改善精神分裂症的阳性症状，还能改善部分精神分裂症的阴性症状，如淡漠、意志行为减退等。

抗抑郁药物

抑郁症一旦确诊，药物治疗和心理治疗是必不可少的。药物能改善患者的情绪，而心理治疗能协助患者更勇敢地面对自己。有研究证明抑郁症与人体内的一种叫5–羟色胺的神经递质[⑤]失调有关。抗抑郁

---

①多巴胺：作为神经递质调控中枢神经系统的多种生理功能。多巴胺系统调节障碍涉及帕金森病、精神分裂症、Tourette综合征、注意力缺陷多动综合征和垂体肿瘤的发生等。

②多巴胺受体：是通过其相应的膜受体发挥作用的一种位于生物体内的受体，根据多巴胺受体的生物化学和药理学性质,可分为D_1类和D_2类受体。

③拮抗：拮抗是一种物质（或过程）被另一种物质（或过程）所阻抑的现象，包括代谢物间或药物间的拮抗作用。

④ 5–羟色胺2受体：是一群于中枢神经系统中央处和末梢神经系统周边出现的G蛋白偶联受体及配体门控离子通道。它们同时调节兴奋性和抑制性神经传导物质的传递。

⑤ 神经递质：在突触传递中是担当“信使”的特定化学物质，简称递质。

药物的使用主要是调节体内神经递质分泌。抗抑郁药物和其他的药物一样都会有不可避免的副作用，所以在治疗的过程中需要根据患者的情况调整药物，必须在专科医生的指导下用药。

临床上用的抗抑郁药物大致分为两类。

传统抗抑郁药物：三环类抗抑郁药、单胺氧化酶抑制剂。

新型抗抑郁药物：氟西汀、帕罗西汀、舍曲林、氟伏沙明、西酞普兰、文拉法辛、阿戈美拉汀等等。该类药物的不良反应较传统抗抑郁药轻，常见的包括恶心、腹泻、失眠不安、口干、头痛、嗜睡等。一般在用药初期及剂量增加时较为明显，随着时间的推移患者的机体会逐渐适应耐受[①]。

心境稳定剂（抗躁狂药物）

心静稳定剂一般包括：碳酸锂、丙戊酸盐、卡马西平、拉莫三嗪。

其中，碳酸锂是最常用的心境稳定剂。临床上常用于躁狂症和双向情感障碍，对于兴奋、躁动患者疗效明显，能减少复发和减轻发作的严重程度。该药物有一定的局限性，即中毒剂量和治疗剂量接近，在用药期间需要检测血锂浓度来确定有无中毒及中毒程度。用药期间需密切观察有无中毒的早期表现，如呕吐、腹泻、眩晕甚至意识不清等。若发现中毒症状，及时告知医生，停止使用锂盐。

抗焦虑药物

这一类药物对中枢神经系统具有抑制作用，除了具有抗焦虑的作用外，也可用于催眠镇静。常用的苯二氮䓬类药物，如地西泮、氯硝西泮、阿普唑仑、劳拉西泮等。此类药物可以减轻或消除患者的焦虑不安、紧张、恐惧等情绪，同时也可缓解肌肉紧张和改善睡眠问题。

---

①耐受：指持续使用物质（酒或药物）后，对其剂量反应下降，因此需要增加酒或药物剂量以达到原来剂量所产生的效应。

一般在症状控制后，不需要长期使用。总体说来，苯二氮䓬类药物的副作用较小，但老年体弱患者及严重的躯体疾病患者应谨慎应用。

吃药会变傻，停药行不行——关于服药的六大疑问

每一个进行药物治疗的人都会对服药有很多疑问，以下我们解答一些常见的用药疑问，帮助大家更全面地理解药物治疗。

服药疑问之一：长期服用抗精神病药物会使患者变傻吗？

很多患者和照护者在刚听到精神疾病的诊断时紧张担心、不能接受，在使用药物时也忐忑犹豫。总是担心药物副作用，担心服药后让人变傻等。实际上，抗精神病药物的使用不会让患者变呆、变傻，但部分抗精神病药物存在一定的镇静作用，使用后部分患者会感觉较困倦、反应比较迟钝，一般在用药初期或是剂量增加时出现，是机体对于药物的适应过程的表现。

服药疑问之二：是否新药比老药效果更好，价钱越贵越好？

患者都希望医生用有效、副作用小的药物，甚至条件优越的家庭会谈到给患者用最贵的药，总觉得新药、贵的药总比老药效果好。确实，新一代抗精神病药物在副作用方面较少，服用后患者比较容易耐受，接受度也高。但每位患者在用药后由于机体个体和耐受程度不一样，所出现副作用也表现不一。使用同样的剂量同种药物，有的患者困倦、乏力较为明显，有的只有轻微的反应。

实际上，每一种药物都有其优势和局限性。医生会根据患者的症状、对现用药物的反应等情况来判断该选择哪种药物。所以，建议患者和照护者听从专业医师的建议，权衡利弊，找到适合自己的，既能控制症状、治疗疾病又能做到副作用相对较小的药便是好药。

服药疑问之三：为什么服药后越来越胖，药物含激素？

部分患者和照护者有疑问，服药后体重越来越重，是不是药物含了激素成分。回答这个问题前，可以先回想一下，患者最近的胃口是不是变好了？吃得也比以前多了？答案通常是肯定的。抗精神病药物不是激素类药物，但使用后会影响机体代谢，如会导致饥饿感明显，患者食量增加，再加上服药后睡觉时间较长，相对活动较少，所以导致体重增长。但这种反应可以通过改变作息时间、饮食习惯及合理的运动来改善。

服药疑问之四：出院后有必要继续吃药治疗吗？

有，相当有必要。

部分患者和照护者不知道维持药物治疗的重要性，总觉得症状没有了，就不需要再服药了，于是自行停药，导致疾病复发。

大部分精神疾病是一种慢性疾病。在疾病进入相对稳定的缓解期后，维持治疗必不可少。进入维持治疗期后，医生会根据患者的情况，将药物调整到能控制症状及预防复发所需的最小剂量。对于首次发病的患者建议维持治疗 1~2 年；对于有过病情复发的患者，维持时间长短应根据患者的情况而定，一般不少于 2 年；还有部分症状控制不佳的患者需要更长时间的药物治疗。

服药疑问之五：停药复发就是多住一次院而已？

答案远没有这么简单。对待精神疾病，常常需要做好打一场“持久战”的思想准备。有大量的研究证明疾病多复发一次对大脑功能影响越大，治疗效果也越差，对药物的选择难度也会越大。所以需要患者和照护者一起努力，遵医嘱坚持用药，谨慎对待，减少复发。

案例：听我的，不要停药！

小明，男性，18岁，是一位刚考上大学的青年，能够考上理想的大学，全家人都为此感到高兴。在大一的下半学期，小明的母亲接到了老师的来电，称小明近段时间言行反常，不去上课，常一个人把自己关在寝室，莫名地感到害怕，不让老师、同学靠近。小明母亲立刻前往其学校，见到小明后，看见小明蹲在自己床上自言自语，见到母亲后将母亲的手紧紧拉住不放，对母亲说有“很多人”在和自己讲话，还在商量要怎么样弄死他，所以他不敢出门，感到紧张、恐惧。在老师、母亲的反复劝说下，小明到精神科就诊，经过医生的详细问诊与综合判断，最终诊断为精神分裂症。为此小明的父母伤心、绝望，不知道为什么好端端的儿子就换上了精神病。经过20多天的住院治疗，通过服用抗精神病药物及参加心理治疗和康复治疗，小明病情明显好转。出院后，小明及父母考虑到小明学业的问题在病假后立即返回学校上课。返校后小明如同原来正常的时候一样能和同学们共同学习。服药期间小明总有困乏感，担心长期服药后副作用大影响以后，同时也担心同学都知道自己患有精神分裂症。在和父母的商量下，小明将药物逐渐减量，直到完全停药。刚开始停药的前2个星期，小明一切正常。之后的几天，小明慢慢开始出现失眠，有时通宵都不能睡着，慢慢的，小明又开始对母亲说不安全、有人在看着自己，那个可怕的声音又出现了。经历了上次的事情后，父母意识到了问题的严重性，再次将小明送到了精神科接受治疗，好在治疗了20多天后病情好转，这时小明和父母才意识到坚持服药的重要性。在之后的随访中，小明生病到现在2年了，一直坚持服药，病情控制得较为稳定，也能坚持完成学业。

案例分析：实际上在工作中，医护人员也常常遇到很多患者停药后病情复发，反复住院。案例中小明的症状相当典型，存在幻听、被害妄想等精神分裂症的核心症状。而精神分裂症是一种病程较为漫长的疾病，需要长时间的服药治疗，停药易复发。

以上介绍的都是精神科的一些常用药物，都是精神科处方药，需要专业的精神科医生详细问诊后才能使用，希望大家能有所了解。

服药疑问之六：药物能根治精神疾病吗？

目前，精神疾病的病因尚未完全明确。社会、心理等诸多因素在疾病的发生和发展中都有重要的作用，不可控制的因素较多，如果要根治精神疾病，确实对目前的医学界来说是个难题。但我们可以达到临床治愈，也就是说通过抗精神疾病药物的使用，再加上心理治疗、康复治疗等能使患者保持相对完好的社会功能。药物能改变患者病态的认知，使症状得到控制，使患者能保持清醒的头脑，正常地学习、工作等。

是药三分毒，出现副作用怎么办
——常见精神疾病药物副作用及应对方式

药物副作用对部分精神疾病患者和照护者来说是一个极为敏感的话题。患者和照护者在用药后都担心药物的副作用，尤其是在患者身上出现了不同程度的副作用时。面对疾病，我们需要权衡利弊，有些药物副作用是避免不了的，但是可以通过多方面的调整将药物副作用的影响减到最低。下面我们将着重介绍几种常见的服用精神科常用药物后出现的一些副作用及应对方式。

服用抗精神病药物后总是觉得困，睡得比以前多了？

“医生护士，你看嘛，我们的孩子在吃了你们的药后总是睡觉，白天睡，晚上也睡，是不是有什么问题？他/她每天除了吃饭睡觉啥事也不做，他 / 她还要上学 / 上班怎么办……”

作为照护者对于以上情况，肯定会有诸多的担心与不解，为了应对这种情况，照护者需要了解下面几点。

1. 治疗精神疾病的药物大部分有一定的镇静作用，就是说患者在服用后相比发病时，睡得很多，通常在刚刚开始使用药物和增加药物剂量的时候，患者睡眠增多得较为明显，但一段时间后，患者的身体会逐渐适应药物作用，睡眠增多的情况就会好转。

2. 对于因药物镇静作用影响白天工作和学习的患者，需和医生商量，能否减少日间使用镇静作用较为明显的药物，并且将药效较长的夜间药物提前服用。

3. 了解原因，找出对策。部分患者由于长期的病情导致生活懒散、被动，并不只是药物作用，此时应和患者探讨作息时间，鼓励并协助患者丰富平时生活，减少卧床时间。

出现急性肌张力障碍①怎么办？

此类药物副作用一般出现得较早，大部分患者会在刚开始使用抗精神病药物时就出现。一般表现为双眼向上凝视、口角歪斜、头颈部偏向一侧、舌头转动不灵活，就是老百姓常说的“大舌头”。不必过于担心，及时将患者的情况告知医生，用一些对抗的药物后，症状会迅速缓解。

体位性低血压

体位性低血压又叫直立性低血压，由于体位突然发生改变，如平躺时猛地坐起来或长时间地站立发生的脑部供血不足引起的低血压，

①肌张力障碍：主动肌与拮抗肌收缩不协调或过度收缩引起的以肌张力异常的动作和姿势为特征的运动障碍综合征，具有不自主性和持续性的特点。

此时血压一般低于90/60毫米汞柱[①]。常见的症状为：面色苍白、眼前发黑、视力模糊、头晕目眩、软弱无力、心慌、速脉、晕厥等。

> 王某，女性，36岁，已婚，本科，公司职员。诊断：精神分裂症5年。用药：氯氮平150毫克，2次/日。患者在晨醒后起床如厕时，自诉感眼前发黑、头晕目眩，缓慢躺地，期间意识清楚，立即平卧休息后上述症状好转，测量血压为90/56毫米汞柱。

以下情况的患者较容易出现体位性低血压：突然体位发生变化患者；首次使用抗精神病药物；首次药物加量时；首次更换药物时；年老体弱患者；长期使用抗精神病药物；基础血压偏低患者；营养不良患者；排便困难患者。

为了预防体位性低血压带来的意外事件，如跌倒、坠床等，存在以上情况的患者在日常生活中需要注意：

避免突然体位改变，如起床时先在床上坐1~2分钟，之后坐于床边使双腿下垂，无头晕等躯体不适时，可借助床边或其他可扶物品下床走动。

在首次使用抗精神病药物、药物加量、首次换药、年老体弱者等注意用药期间的血压监测。

基础血压偏低患者应及时与医生沟通，避免服用抗精神病药物后加重血压下降。

饮食均衡摄入，可多进食瘦肉、牛奶、蛋等高蛋白饮食以保证营养的充足；此外多进食富含纤维素的食物如芹菜、韭黄、南瓜等保证大便通畅，避免蹲位时间过长。

发生体位性低血压时，患者可就地平躺，取头低足高位，监测血压，一般会在休息一会儿后好转。

---

①1毫米汞柱=0.133千帕。

体重增加怎么办？

前面我们讨论了服用抗精神病药物后为什么患者会长胖的问题，再次强调，抗精神病药物本身是不含激素的。但有部分精神疾病患者由于症状的影响，懒动，加之药物引起食欲增加明显，暴饮暴食，导致体重增加，甚至肥胖的发生，肥胖可能会导致服药患者的身体意向变化，进而产生对药物的抵触，降低服药的依从性，影响症状的控制及缓解。肥胖还会增加糖尿病、心血管疾病的风险，因此，必须进行体重管理。

如何判断自己的体重是否合理？

世界卫生组织的标准体重计算法：

一般认为，女性的标准体重是：身高（厘米）–105 ＝标准体重（千克）。例如，一个身高 160 厘米的女子，她的标准体重应该是：160（厘米）–105 ＝ 55（千克）。

凡是超过标准体重 10%者为偏重，超过标准体重 20%者为肥胖，低于 10%者为偏瘦，低于 20%者为消瘦。

一般认为，男性的标准体重是：身高（厘米）–100 ＝标准体重（千克）。

标准体重正负 10%为正常体重，标准体重正负 10% ~20%为体重过重或过轻，标准体重正负 20%以上为肥胖或体重不足。

如何管控好自己的体重呢？

合理的饮食。多食蔬菜、水果，选择低脂、高蛋白、低胆固醇、含糖量适中、盐分及钠适中的食物，避免吸烟喝酒。蔬菜、水果中含有丰富的维生素及矿物质、纤维素，并且很少或是不含脂肪，有利于减少心血管疾病的危险，还可以有效地缓解便秘。为什么糖类要适当地摄取呢？因为在缺乏运动锻炼的时候，糖类提供的热量会转化成多余的脂肪，从而增加体重，影响代谢功能。

避免暴饮暴食。学会寻找暴饮暴食原因。是口腔饥饿感、情绪问题，还是心理问题，根据原因采取针对性的措施，需要患者学会调节自己的情绪，改变自己的行为，重新训练她们的身体来识别是否过饱，养成正常的饮食习惯。对服药后饥饿感明显的患者建议以均衡饮食为主，减少甜食的摄取，但要摄取适量的脂肪和足够的纤维素，维持饱足感。在饥饿感强烈时可适当进食水果、无糖饼干等，避免长期暴饮暴食导致体重不可控制。

适当的运动。适当的运动和健身是对身体健康非常有利的，根据自己的情况来设定运动量。选择喜欢并且适合自己的运动方式。循序渐进地活动，先从低强度的运动开始，比如快走、慢跑、简单的歌舞动作，再逐渐地提升难度，要注意自己的极限，避免过度地运动。可以邀请照护者或是朋友一起来运动，让运动变得有趣、提高自己的兴趣，才能够坚持下去。

尽量避免白天卧床休息，减少看电视、玩手机等运动量少的活动。适当的日常生活运动，比如可以走楼梯就尽量不选择乘电梯，外出购物时离家不远尽量选择步行。但是当您出现头晕、四肢乏力、异常的心跳节律时，建议还是以休息为主，避免意外伤害。

饮水。建议每日饮水量在1 000~1 500毫升，健康的生活包括适当的锻炼，高纤维的饮食及正常的饮水量，水可以消化食物、溶解营养物质，以便消化系统吸收，排出毒素，清洁肠道，可以调节体温。

定期监测体重，一般每周测量一次体重。

大小便困难怎么办？

部分患者由于疾病原因和药物副作用可能会出现大小便排泄异常。如尿潴留、便秘、大小便失控或尿床现象等。

服药后出现尿潴留怎么办?

如果服药后出现解小便困难，在排除是躯体疾病所致的前提下（如尿路感染等问题），可考虑是精神药物副作用。尤其是药物在调整期间，应调整好心态，避免过分紧张焦虑情绪，加重解小便困难。出现解小便困难时，可热敷小腹，听流水声诱导排便。若仍不能排出小便，应及时告知医生，可通过药物调整或导尿的方法促进小便排泄。

出现便秘怎么办?

很多患者由于饮食结构不合理、缺乏运动、液体摄入不足，服用精神科药物后出现大便干燥不易排出或便秘现象。如出现大便干燥且3天未解出，此时应该加以重视。应先着手改变生活饮食习惯，可在根据身体承受情况多运动、多饮水，应避免进食过多高蛋白及高脂肪食物，宜进食低脂、高蛋白、易消化食物。尤其是用药后出现便秘的患者，宜进食多进食蔬果类，如苹果、南瓜、韭黄、香蕉、火龙果等含纤维素较高的食物，保证每日的饮水量。此外应摸索自己的排便规律，定时如厕，养成定时排便的习惯。必要时遵医嘱使用帮助通便的药物，防止便秘加重进一步引起肠梗阻，常见的可用番泻叶泡水喝、开塞露外用、服用比沙可啶等。

尿床怎么办?

精神科药物有一定的镇静作用，在药物剂量较大时可能出现过度镇静导致患者不能及时觉醒如厕，而发生尿床现象。照护者和患者应当正确认识，不用因害羞而刻意回避，及时向医生反映情况，进行药物剂量调整。并注意晚上减少饮水量，睡前尽量不饮水，照护者夜间可督促患者，叫醒如厕。

服用碳酸锂，可以适当地重口味一点哦！

“医生，我还是头一次听说吃药后饮食要吃的稍微咸一点，你不是在给我开玩笑嘛？”“人家现在都提倡的低盐饮食，免得得高血压，是我听错了还是你搞错了嘛？”

锂盐类药物常用于躁狂患者的使用，其疗效佳，但该药物的治疗量和中毒剂量非常接近，所以需要患者和照护者共同参与药物副作用的观察和监测。在服用锂盐类药物期间可适当地进食盐味稍重的食物，此时应避免一味地追求清淡健康饮食，饭后服药，这样既可以减轻我们的胃肠道症状，也能促进锂盐的排泄，避免蓄积中毒。

此外，服用该药物期间需留意有无出现手指震颤（无意识抖动）、疲乏、恶心、呕吐等症。如出现上述症状务必及时就医。

科学服药，理性应对——药物的自我管理

首先我们要谨记药物治疗是精神疾病最重要的治疗方式。患者需要服药来控制疾病症状，预防疾病的复发。因此，了解药物相关知识，遵医嘱合理用药、坚持用药及进行自我管理对疾病的预后尤为重要。

正确认识，及时就医，谨遵医嘱

部分精神科药物和一些常见慢性病的药物一样需要长期服用，如控制高血压和糖尿病的药物。当然在治疗疾病的同时也有些不可避免的副作用，此时我们需要理智对待，密切观察。对于服药后身体的变化，及时与医生沟通。

出院并不是意味着治疗结束，需保持门诊随访，严格按医嘱服药。不能随意调整或是停药，否则易导致病情复发。

了解药物，妥善保存

了解自己所用的药物，包括治疗作用和副作用。留意服药后所感受到的反应，包括精神上和躯体上的良性反应或副反应。如哪些症状有了改善，哪些地方感到不适，并记录下来。

如需带药上学 / 上班，应将药物妥善保存，防止忘服或遗失。可使用药品分装盒，将每日药物按剂量分好，并设置闹钟提醒自己或将服药时间与日常习惯时间配合起来。

药物应放置在干燥阴凉及儿童拿不到的地方保存，注意药品的有效期。

定时服药，漏服别怕

偶尔漏服药，如距离下顿药的时间间隔数小时，可立即补服，如已接近下次药物的时间，就跳过该次药物，避免一次性服用两顿药物，总之单次漏服药的危害小于一次服用双倍的剂量。

一般餐后半小时到 1 小时服药。有些特殊的药物需要用餐时服用，如齐拉西酮等。避免用茶水、牛奶、豆浆及其他含糖类饮料送服药。服药期间避免饮酒，以免同药物产生不良反应。

孕期禁服，避免高危

服药期间不宜受孕，不宜哺乳。如需备孕等需告知专科医生，遵医嘱适当调整方案。

服用精神科药物避免进行驾驶、高空作业等。

尊重接纳，坚定支持——照护者的六大任务

当家里有人在服用精神科药物时，照护者们可能会存在一些担心和疑问。因此，作为照护者，需要关注以下几个部分。

调整心态，科学就医，坚持药物治疗

作为照护者，在得知自己的亲人患了精神疾病，又需要长时间的服用抗精神病药物时，肯定会有各种复杂的情绪，包括恐惧、惊慌、愤怒、抱怨、自责、内疚等，甚至有的照护者在患者生病后觉得是妖魔附体之类的，做出一些不科学的举动为患者“治病”，耽误了患者的最佳治疗时期。

不仅是患者本人，而且作为照护者，在患者对精神疾病失去“鉴别和认识能力”的时候，更需要了解一些关于精神疾病的基本知识，做好打“持久战”的准备，积极调整好自己的心态，尽快协助患者接受正规医疗。

长期服药确实会给生活带来一些不便，加之各类副作用出现，部分患者服药依从性欠佳，尤其是在疾病波动的时候。此时，作为照护者，需要科学地认识药物作用和副作用，督促患者遵医嘱服用药物，遇到不能处理的情况及时协助患者就医。

尊重、接纳患者

确诊精神疾病后，很多患者和照护者都存在不同程度的“病耻感”，担心被人看不起。不可否认，社会中存在一些精神病患者受到歧视的现象，究其原因，多是不了解让人心生恐惧。目前国家在不断地加强普及精神卫生知识，增加人们对精神疾病的认识。

家庭是患者最重要的支持系统，稳定和睦的家庭气氛是患者康复的基础。由于疾病的原因，精神疾病患者可能会做出一些他人无法理解的举动。这时，更需要家人的理解与包容。从患者的角度去感受他/她的心情变化，学会与患者交谈，鼓励倾诉，协助患者培养一定的兴趣爱好，指导患者树立正确的人生观、价值观，正确地处理一些负面情绪。鼓励患者认识到并倾诉服药后产生的一些好的感受和一些不好的感受，如服药后幻觉减少、服药后出现哪些躯体不适等等，可以记录下来，便于复诊时能更准确的告知医生。

根据情况，监护服药，认识服药的重要性

在精神症状的影响下，患者可能对疾病没有自知力，不愿服药。作为照护者，应协助患者认识服药的重要性，劝导、监护患者服药。对于服药依从性差的患者，最好在药物服下后检查患者的口腔、衣物等，并暂时限制患者在小范围内活动，以保证药物按医嘱使用，避免患者出现吐药、藏药行为。如对于病情不稳定，一时之间难以接受服药的患者，建议照护者立即督促患者就医。

做好生活安排

由于患病及服药的原因，部分患者会在生活上变得较为懒散，没有目标。此时，需要照护者协助并督促患者有规律地生活，培养良好的生活习惯。与患者商量，共同制订每日的生活计划，鼓励患者参与生活劳动、家庭聚会、文体娱乐活动等。对于倦怠懒散的患者，照护者不要过多地责备，要善于发现患者的进步并提出表扬，应予以积极的引导、鼓励等，以正强化的方式为主，协助患者改变不良行为，循序渐进养成良好的生活习惯。

服药期间关注躯体变化、定期复查

部分患者由于药物的原因可能出现进食过多或食欲下降、睡眠增多、大小便困难等现象。服药期间照护者需关注患者每日的进食情况。如出现进食过多的现象，应适当限制患者的进食量，对于饥饿感明显的患者可鼓励进食含糖、含脂量较低的食物来增加饱腹感，并增加运动量，避免体重超标。对于服药后食欲减退的患者，可鼓励患者每日适当地运动，或进食自己喜欢的食物等来保证每日的进食量。

睡眠对患者来说也十分重要。前面我们提到患者在服用精神科药物后表现出睡眠增多的现象。照护者需要观察患者服药后的生活状态，及时与患者沟通，看是否需要向医生反映情况，调整药物剂量。

某些药物副作用是无法直接观察到的，医生需要通过科学的手段来排除是否出现的躯体上的损伤而及时地调整药物，如抽血化验、做心电检查等。

留意复发先兆，学会应对

精神疾病的复发并不是单一的因素所导致的，常常与是否规范服药、家庭因素、社会心理因素等紧密相关。患者在疾病波动或复发的时候自己不一定能意识到，所以更需要照护者的关心留意。了解疾病复发的早期症状，对照护者来说非常重要。复发的苗头有哪些？该怎样预防及应对呢？

复发征兆

失眠，生活规律发生变化。一般来说，经过治疗后，睡眠往往是最先改善的。治疗过程中出现偶尔的失眠或睡眠状态紊乱是正常的。但如果长时间地夜间睡眠差，甚至通宵不眠，同时出现一些明显的生活规律改变，如半夜外出等，此时需提高警惕，有可能是疾病复发的先兆。

情绪、行为改变。有的患者可能出现明显的情绪波动，如因一些小事情而发脾气，易激惹，易与人发生矛盾的同时会伴随一些精神症状的出现，如又开始说同事针对他、领导要迫害他，反复地叙述一些之前的事情等等。

预防和应对

坚持服药。药物治疗是治疗精神病最重要的手段，患者需要严格遵医嘱服药。

识别复发的早期症状，密切关注病情变化。

建立信任关系，鼓励患者倾诉。保持和睦稳定的家庭关系，避免高情感表达[①]，鼓励患者与家人朋友倾诉，广交朋友，培养良好的业余兴趣爱好，提高生活质量。

寻找易导致复发的因素。无论是患者、照护者还是医生，都应该对患者复发的情况认真分析、回顾，积极寻找导致疾病复发的可能因素，为以后保持病情稳定提供参考。

及时门诊，寻求他人帮助，必要时住院治疗。

对于患者减药、停药行为耐心劝说，照护者应将患者的情况及时与门诊医生沟通，医生会根据信息来判断患者的病情是否复发，从而提出相应的处理。如病情复发，需要加强观察，预防患者在症状的支配下出现自杀自伤、冲动攻击及出走行为，根据情况及时寻求他人帮助，就近就医，必要时住院治疗。

---

①高情感表达：指照护者对家庭成员所表达出来的一系列特定的情感、态度和行为。在生活中，有些父母对子女过分溺爱、保护过多；过分关心、关注，过多地参与、介入他们的生活、学习、工作、社交等，甚至凡事包办代替；或过多地批评、指责。

第二章

揭开治疗中的神秘面纱
——心理治疗

心理治疗是一种专业性的助人活动，是一个相互的过程。但由于大众对心理治疗的了解大多数是停留在影视作品中，一方面增加了心理治疗的神秘性，另一方面也加剧了大众对心理治疗的误解。

阅读本章，你将了解以下内容：

- 心理治疗就是谈话聊天吗——认识心理治疗
- 心理治疗如何选择——心理治疗四大流派
- “神奇万能”的心理治疗——关于心理治疗的误区
- 只吃药，还是只做心理治疗——心理治疗与药物治疗的区别与联系

心理治疗就是谈话聊天吗——认识心理治疗

“心理治疗不就是谈话吗？是我和心理医生聊一聊我的问题，然后心理医生给我提供一些解决方式吗？”

从专业的角度解释，心理治疗是一种以助人自助为目的，由专业人员实施的人际互动过程。进行心理治疗工作的人，大部分是精神科医生与心理治疗师。心理治疗是通过访谈或表达性的沟通，对来访者的情绪和行为问题进行改善的过程。心理治疗的短期目标是减轻来访者的心理痛苦，而长期目标是不断完善来访者人格，帮助其更好地适应社会。所以心理治疗并不是单纯的谈话，许多心理治疗方法所用的不单是“说”，还要求来访者“看、做”，如系统脱敏疗法、生物反馈疗法、放松训练等。

哪些人能够从事心理治疗的工作？

“学校里面有心理学老师。心理咨询机构有心理咨询师。还有一些医院有心理治疗师。社工组织里面也会有一些心理工作者。这些工作看上去都和心理治疗有关系，那到底谁可以实施心理治疗呢？”

从事心理治疗工作的专业人员，一般被称为心理治疗师。特指那些受过专业且系统的精神医学和心理学培训，同时经过国家心理治疗师资格证认证考试的人员。因此，心理治疗师大多是医疗机构中的医生、护士和临床心理工作者。

心理治疗和心理咨询到底有什么区别？

“××心理咨询机构吗？我想预约心理咨询。我不久前去看了精神科，医生说我是重度抑郁，建议我吃药配合做心理治疗。我不想吃药。我觉得药物有很多副作用，心理治疗不就是心理咨询吗？我可以只做心理咨询吗？”

其实很多来访者在寻求心理帮助的时候都存在以上的误解，认为心理治疗可以替代药物治疗，或者心理咨询等同于心理治疗。但实际不然，心理治疗和心理咨询有一些共同点，比如都是以助人自助为目的进行工作的，理论的来源及工作的过程相似，且都由专业人员进行。但需要特别注意的是，根据《中华人民共和国精神卫生法》，心理治疗是在医疗机构中针对精神疾病患者实施的，而心理咨询则是在医疗机构以外的组织和社区中、对普通人开展心理健康促进工作，所以两者的不同点在于工作对象和范围。

心理治疗是用于已确诊了精神疾病的来访者，工作过程更多需要对来访者的精神病理现象进行矫正性的帮助。而心理咨询更多是针对普通人群的一般心理问题，例如生活、学习工作等方面产生的压力、冲突等，帮助其适应环境，减轻心理痛苦。

简而言之，如果已经确诊或曾有精神疾病诊断，需要到医院寻求帮助。如果不确定自己是一般心理问题还是罹患[①]精神疾病，但目前很难独自应对消极的事情，那可以去专业的心理咨询机构寻求帮助。

心理治疗如何选择——心理治疗四大流派

“我想做心理治疗。但是心理治疗师简介都好复杂，好多不同的方向，有精神分析、认知行为主义、人本主义，还有家庭治疗。我该怎么选适合我的心理治疗师呢？”

心理学是一个哲学的分支科学，包含了很多理论假设，基于这些背景不同的理论假设基础，会对不同疾病的病因做出特质性的分析。此心理治疗的过程不仅需要心理治疗师完全接纳来访者、体验来访者痛苦、帮助来访者认识困难。更重要的是，它需要根据每一位来访者的具体情况选用不同的方式。目前心理治疗大致分为四大流派，分别

①罹患：患病。

为精神分析、认知行为主义、人本主义和家庭治疗。

精神分析及心理动力学治疗

> “躺下来。告诉我你都想到了什么？让我们来回忆一下你的童年是什么样的？可以讲讲你的父亲吗？”

以上的这个片段来自于一些经典的精神分析治疗过程中涉及的场景，自由联想，童年早期经验，更少不了“俄狄浦斯情结”[①]。

经典精神分析是以弗洛伊德首创的精神分析理论为指导，认为人格可被分为本我、自我、超我三种结构。如果三者不是一个平衡的状态，那么进而就会产生一些冲突。这些冲突得不到处理，就会进而出现心理问题，甚至可能转化成精神障碍。精神分析理论探讨来访者的深层心理，识别潜意识的欲望和动机，解释病理与症状的心理意义，协助来访者对自我的剖析，解除自我的过分防御，调节超我的适当管制。

精神分析治疗过程通常分为开始阶段、移情发展阶段、修通阶段、移情解决阶段。

精神分析注重运用来访者与治疗师的移情关系，来改善来访者的人际关系，调整心理结构，以达到消除内在冲突，提高其适应性，最终促进其人格的成熟的目的。随着时代背景的变更和理论背景的丰富演说。精神分析疗法被后来者逐步发展完善，至今在心理治疗领域中得到广泛的应用，比如新精神分析所代表的心理动力性治疗。

精神分析治疗的设置：精神分析治疗大多是长程、高频次的，甚至会高达一周 3~5 次，每次 45~50 分钟。心理动力学治疗则会相对减少频率，每周大概 1~2 次，每次 45~50 分钟。它更多是通过访谈的形式，对于来访者的人格结构、心理防御以及心理发展水平、潜意识

---

①俄狄浦斯情结（oedipus complex）：恋母情结，亦译俄狄浦斯情结，是心理学中精神分析学派用语。源于希腊神话中的人物俄狄浦斯（Oedip-us）无意中杀父娶母的神话故事。

当中的心理冲突、人际关系等进行评估和动力学诊断，以确定治疗目标。在过程中更多是将移情等专业的治疗技术作为探索来访者潜意识的工具，从而最后达到修通重构的治疗。大部分的精神分析治疗的治疗过程很漫长，往往治疗周期将以年为计算。

当然精神分析治疗也有其局限性，对处于急性发病期的精神疾病患者，以及有严重自杀、自残倾向的来访者和严重人格障碍的来访者，精神分析这种长程且缓慢的工作设置不一定适用。所以在选择心理治疗方式的时候，也要根据困难问题的急迫性、危机性进行选择。

认知行为治疗

与精神分析理论所不同的是行为治疗或认知行为治疗，相比来访者的早期经验，这种学派更注重来访者当下产生困难的行为、情绪以及认知过程。

“我这里有一份表格，你可以回去按照这个表格的形式记录那些重要的事件和相关的信息。通过这样的表格，我们可以更清晰地梳理那件事情具体的发生过程，当时你的情绪、你的行为，还有你的想法。”

认知行为治疗根据对心理过程的侧重点不同，又分为认知治疗和行为治疗。行为治疗理论假设认为焦虑、抑郁、恐惧等表现大多是由于错误的行为方式在环境中反复出现，而产生的情绪体验。因此该理论注重合理行为的强化塑造和不合理行为的弱化消退。使来访者能够更好融入和适应环境，这个过程就是外界刺激和外显行为[①]关系。后来人们进一步得到一个内在的心理过程，即认知。外界刺激引起认知，认知进一步产生反应的模式。

当前认知行为治疗是具有最多循证支持的治疗方式。运用科学的理论和技术，通过行为分析、情景设计、行为干预等过程，以达到改

①外显行为：能够直接观察到的行为。

变来访者不良的行为，减轻或消除来访者的症状，最终使其获得新的适应性的行为，进而更好地适应社会。该疗法是对其社会功能进行改善的过程。与精神分析所不同的是，认知行为治疗不仅包括单纯的谈话治疗，还有很多训练的技术以及行为的塑造方式。

认知行为治疗的技术：例如放松训练、系统脱敏、冲击疗法、厌恶疗法、自信训练、矛盾意向、模拟与角色扮演、行为塑造、自我管理和行为技能训练。

认知行为治疗相对于精神分析具有疗程短、针对性强和技术丰富的特点。

当然认知行为治疗也存在一定局限性，该疗法在实施的过程中可能会忽略来访者内在复杂的冲突，在消除暂时的外显行为或体验之后，内在冲突可能会诱发新的症状出现，产生反复。对有明显自杀倾向、自杀意图、严重思维障碍以及一些严重人格障碍的来访者不宜采用认知行为治疗。同时认知行为治疗有相对标准的实施路线。认知行为疗法中的部分技术使用前必须要征得来访者及照护者的知情同意。

人本主义治疗

“听了你的故事，我感觉你其实坚强，虽然遇到了这么多困难，但是你从没有放弃，你仍然在不停地努力寻求办法来改变现在的情况。”

与前文所提到的两种心理治疗理论所不同的是，相对于精神分析对潜意识的关注和行为主义对于学习过程的强调、认知疗法对于歪曲认知的改变，人本主义重视来访者自我实现、情感体验和自我潜能提高。人本主义认为心理障碍只是个体在成长过程和环境中的条件化的因素对人的影响。心理治疗师不是万能的权威，心理治疗师应该更多鼓励来访者进行情感的自发表达，同时心理治疗师也需要完全对来访者的表达进行接纳、澄清。当来访者可能对其行为或计划进行抉择时，心理治疗师需要帮助其澄清可能面临的不同选择，去帮助其意识到将会面临的不同抉择后的恐惧感或者未知的胆怯，让来访者认清楚自己面临的选择，自行做出决定。当来访者觉得可以结束治疗时，鼓励结束治疗。

人本主义疗法对心理治疗师的要求很高，它更注重心理治疗师的人格本质、世界观、价值观和人生观。心理治疗师在整个过程中，需要对当事人提供共情、真挚及无条件的关怀。

家庭治疗与系统式治疗

> “今天欢迎我们所有家庭成员来到咨询室，让我们一起来讨论家庭成员现在的困难，听听其他人是怎么看待同一个问题的，各自的感受又是怎么样的？”

与一对一的心理治疗的形式所不同的是，家庭治疗是以一个家庭为单位，对家庭当中的所有人进行心理干预的一种方法。每次家庭治疗也比其他疗法耗时会更长一些。在家庭治疗的理论背景中，精神疾病并不仅仅是某个家庭成员单独的问题，这些问题的发生发展过程更多和其家庭密切相关，家庭成员之间是相互影响的。家庭治疗更强调家庭结构的重要功能。从家庭层面开创新的格局、新的规则，从而改变来访者家庭成员的心理问题，塑造新的行为方式，从而达到家庭成员之间的相互提升。

家庭治疗的设置：家庭治疗每次需要 1.5 小时。治疗过程中会进行循环的假设提问，从多个角度提出有关家庭的疑问，并在讨论过程中不断地修正。这种多角度的方式也给予家庭当中的其他人更多的角度认识自身，了解对方行为模式，积极赋义。来访者对于导致其痛苦的刺激事件的想法，从当前症状中积极的方面进行讨论和描述，引导当事人重新定义问题，促使家庭成员积极地去面对，重视可使用资源，重视未来发展。

家庭治疗中包含一些非言语性的干预技术。比如第一种是家庭作业，这种方式要求来访者故意保持或加重其症状行为，这种治疗技术常常可以迅速控制一些适应不了的行为。第二种是单双日作业，这能够帮助来访者在自己的家庭环境当中去辨别自己的内在心理需要和关系上的矛盾。第三种是记红账，这种方式在引导家庭成员，将注意力聚焦于来访者或照护者好的方面，有助于减少焦虑等负性情绪。还有角色互换练习，让家庭成员定时或根据不同的情景交换各自的角色。

家庭治疗相较于其他疗法还有一些丰富的治疗方式，比如说家庭雕塑、时间线、心理剧、沙盘等艺术表达性治疗方式。这些方式使得家庭治疗在言语化或者自我表达发展局限的儿童家庭情景中，具有更好的适用性。

心理治疗种类繁多。按治疗对象分类，有个别治疗、夫妻治疗、家庭治疗和团体治疗。还可以根据心理治疗干预的深度，进一步划分为支持性治疗、深层治疗和危机干预等方式。

“神奇万能”的心理治疗——关于心理治疗的误区

误区：“心理治疗很神奇。心理医生能够一次性解决所有心理问题。”

这是不切实际的想法。心理治疗是一项细致的心理工程，大多数都需要分阶段地、多次治疗，疗效一般呈波浪式前进。并且，心理治疗效果除了治疗师的能力，还取决于咨询者的领悟能力和彼此交流的过程。这一点不同于一般看病模式。

心理治疗师要充分掌握来访者的各种资料，包括来访者的性格特点、生活、文化背景、各种生活事件，尤其负性事件，如父母离异，家庭矛盾，幼时不良遭遇等。若来访者对相关事情不愿谈时，心理治疗师还需时间去建立信任的治疗关系，再运用心理学技术帮助来访者挖掘深藏在心底的“秘密”，以便能充分地分析其心理障碍成因及主要症结。最后再做一些必要的辅助检查，以助诊断。以上过程需 2~3 次的治疗才基本完成。根据以上资料，再充分细致地制订一个完全个性化的心理治疗方案，并认真执行。所以，心理治疗是一个复杂的工程。

误区：“心理治疗主要由医生来操作，来访者只要被动服从就行了。”

其实，心理治疗是心理治疗师与来访者之间的互动过程。心理治疗师指出心理的症结及化解的方法，但主要还是通过来访者本人的努力才能最后消除心理困扰。助人自助，就是帮助来访者获取帮助自己的方法和资源。

误区：“做了心理治疗就不用吃药。”

前面提到过，心理治疗的对象是诊断精神疾病的患者，所以是否停止吃药，并不由心理治疗师决定，而是由精神科医生和患者本人根据实际情况共同商议决定。很多精神症状令人痛苦，但心理治疗不能马上消除这种痛苦，只有药物控制对应的精神症状，进而减轻痛苦。如处在严重焦虑状态的人，整日沉浸在恐惧痛苦之中，走坐不安，搓手捻脚，难以耐心接受心理指导，此时必须给予一定的抗焦虑药才能使其安定下来并接受心理治疗。

误区：“心理治疗的过程应该是轻松愉快的。”

不少人以为心理治疗很轻松、有趣，像听故事一样。其实并非如此。有些心理问题由来已久，有的已形成条件反射。要消除这种状态，就要克服困难，战胜“自我”。例如强迫症患者在做系统脱敏行为矫正时，每取得点滴进步，都要经历常人难以想象的痛苦。此时，意志和毅力起着重要作用。从某种意义上来讲，治疗此病的医生正是来访者本人。所以，在心理治疗前，要有“征服自我”的心理准备。

误区：“我做不了的决定，我的心理医生会帮我做选择。”

除了常规的心理健康教育，心理治疗师会采取中立的态度来更客观地帮助来访者，选择应该是在和来访者讨论其内在冲突之后，来访者在重新了解和澄清自己的内在冲突后，做出自己的选择。

误区：“心理医生是搞心理的，不用我说什么就可以猜到我内心的想法吧。”

心理治疗要依靠心理治疗师和来访者的治疗关系的构建和互动过程来进行治疗，这是一种信任、安全、平等的关系。心理治疗师不会去窥探来访者的内部世界，所有的讨论都是在来访者自我意愿的基础上进行的。

只吃药，还是只做心理治疗
——心理治疗与药物治疗的区别与联系

在一些影视作品中可以看到精神病患者对医生每天发给他们的药片极度厌恶、拒绝，有些甚至假装服药，比如把药片含在舌头下面，等医生走了马上就吐掉，认为医生给他们吃药是在害他们。

为什么人们排斥精神疾病的药物治疗？

当罹患精神疾病的时候，到底是用药好，还是只需要做心理治疗就可以？比起药物治疗，人们似乎更愿意接受心理治疗。究其原因，往往是因为来访者对于精神疾病和药物治疗的生理机制缺乏了解，甚至对精神疾病就存在误解。还有部分原因是因为一些存在精神症状的来访者由于疾病的原因缺乏自知力，不认同自己生病了，也不认同自己需要治疗。

要澄清这些误解，需要从精神科药物的作用机制讲起。

认知过程和情绪体验与大脑中神经系统①的神经递质分泌和活动是密切相关的。而精神类药物就是通过调节大脑中枢神经系统中神经递质的分泌改善大脑活动。这些大脑活动包含了人的情绪体验和思维过程等等，从而使异常的精神活动，也就是来访者的认知、情绪、意志变成正常。

单纯的心理治疗可以应用于精神科医生建议停药的非急性发病期或康复期的精神病患者。此时，来访者的症状大多来自其人际影响的敏感性。目前来访者处在烦恼之中，有心理痛苦，但并没有其他严重的躯体不适和睡眠障碍，仍能维持社会功能，痛苦更多局限于相关刺激事件，愿意配合治疗。

但在精神疾病的急性发作期，来访者并不具备一个合适状态去接受心理治疗。因为心理治疗能够产生效果首先需要来访者能够认识自己当前存在困难，同时愿意为解决困难而努力。也就是说需要来访者具有自知力同时愿意进行自我改变作为前提。这时，药物治疗可以通过改善大脑功能活动来改善来访者的症状及情绪体验。

药物治疗、心理治疗，双管齐下

精神科药物治疗针对症状发生的生理机制，提升了患者情绪、改善其认知功能，让其更有能力去应对和解决生活当中的外界刺激因

①神经系统：是机体内对生理功能活动的调节起主导作用的系统，主要由神经组织组成，分为中枢神经系统和周围神经系统两大部分。

素。而这些刺激因素并不能够通过药物治疗消除。这时，心理治疗能够针对来访者的性格基础或应对方式等进行弥补。

药物治疗可以通过生理机制发挥效果。开始药物治疗后，患者需要关注药物对症状的改善和药物相关副反应。同时，不要忽略了精神疾病背后的心理环境因素。

通过心理治疗，通过一对一的深入交流，通过理解、共情、具体化等心理治疗的技术，心理治疗师帮助来访者认识到自己产生心理问题的原因，并帮助来访者找到方法和资源去解决问题。

当精神疾病处于急性发作期无法进行合理沟通时，或者来访者自我没有探索和讨论意愿时，药物治疗是唯一且必须的治疗方式。当来访者当前精神疾病趋于稳定或恢复期，来访者自我也存在探索的意愿时，心理治疗可以作为药物治疗的辅助治疗方式进行。

第三章

为心灵点亮归途

——精神康复治疗

说到精神康复，还有许多人都没有听说过，不知道它是做什么的？对疾病有什么作用？是否每位患者都需要参加？照护者需要做什么呢？是不是参加精神康复治疗就可以不用吃药了呢？精神康复究竟有多大的用处，有什么样的秘密呢？

阅读本章，你将了解以下内容：

- 一元复始，万象更新——认识精神康复治疗
- 心灵康复加油站——精神康复治疗的内容

一元复始，万象更新——认识精神康复治疗

小A，高二学生，休学在家。3个月前诊断抑郁症，经正规医院治疗，目前病情稳定，出院后坚持服药。最近，小A想回学校继续完成学业，但很多事情让小A及家人苦恼。首先，小A怕回到学校环境，怕与同学见面，因为她担心同学问她为什么没去上学，害怕同学知道自己得了“精神病”。由于受疾病和药物影

响，小 A 的注意力、记忆力不如从前好，做事常常走神，担心影响学习、成绩下降。另外，服药后想睡觉，特别是上午尤其犯困，不知道回学校后能否适应。这一系列问题困扰着小 A，家人也感到为难，不知道怎么办。

Z 女士，22 岁。诊断精神分裂症，到医院就诊时告诉医生“感到不安全，有人要害自己，凭空听见有人议论自己，说自己坏话，感情绪低，有时烦躁，想发脾气，生病后食欲下降，睡眠差”。现住院治疗 2 周，病情有好转，情绪渐稳定，也快出院了。可是 Z 女士对自己的康复表示担心，不知道以后的生活会怎么样，对疾病的认识也不够全面，家人也不了解此病，感到迷茫，不知道如何帮助患者。精神康复护士了解到患者的情况后，主动与患者及家人交流，帮助他们学习相关疾病知识，参与院内康复治疗小组，如：疾病知识小组、康复策略小组、服药知识小组、书法绘画小组、运动健身小组、手工小组等。患者和家人参与康复治疗一周后表示，参加康复治疗小组后收获很多，对疾病更加了解，对治疗更有信心了，也知道更多的康复方法，担心的情绪也好转很多。康复护士告诉患者及家属，精神康复是一个长期的过程，需坚持积极参与，出院后可以回到社区精神康复中心继续治疗。

大家可能对精神疾病的治疗过程是这样认为的：发现生病，到医院就诊，通过治疗好转后就出院回家休养，需要服药就遵医嘱继续用药，然后门诊复诊再看医生。有的就直接长期住在医院疗养，不再回到家庭，不再与社会接触。

很多年前我国精神疾病的治疗模式确实如上所述，但随着精神康复治疗的发展，这个过程早已悄悄在改变了。其实精神疾病的治疗包括疾病治愈和社会功能恢复的过程。精神康复就是针对患者社会功能恢复、重回社会的这一过程。

精神康复是指精神疾病的康复，是帮助患者适宜地重返社会和保持患者的能力继续在社会中起作用。精神康复是通过学习（训练）措施和环境支持，尽可能使患者的能力得以最大程度的恢复。通过帮助患者获得补偿性的生活、学习和工作环境（如庇护工场、中途宿舍等），将其功能调整或训练到实际可以达到的水平。

精神康复主张在发病急性期和康复期即开展，帮助患者维持长时间症状改善，建立或再建立人际关系与独立生活技能，以及帮助患者达到满意的生活质量。同时，强调不能忽视患者生活环境中的照护者，如家庭成员、亲友及寄宿处工作人员等。家庭干预可降低精神疾病的复发率和再住院率。

精神疾病与躯体疾病一样，都需要患者关注功能恢复，而不是只关注疾病症状的控制。举一个例子：当一个人发生了骨折，在治疗时，医生可能给予石膏固定、止痛等处理，接着就会要求患者进行肌肉和肢体活动训练，帮助恢复肢体功能。精神康复也一样，着眼于个人的心理和社会需要，而不仅仅是关注疾病的症状，精神康复采用的是对人这个整体的康复策略。

什么是复元？

复元这个词可能听起来陌生，但在精神康复领域，有帮助患者恢复元气，重新出发的含义。精神疾病是一个慢慢康复的过程，精神康复在这个过程中显得尤为重要，使患者和照护者看到希望，看到新的开始。复元是精神康复的最新理念，复元是非常个人的改变过程，这个过程包括改变个体的态度、价值、感觉、目标、技巧和角色。通过这些改变，患有精神疾病的个体能够在疾病的限制中享受到生活的满足感与希望。也就是说，复元是指患者虽然受到疾病的影响，但仍可以过着有意义和有目标的生活。

对躯体疾病来说，复元指的是治愈或痊愈，而对精神疾病来说，复元指的是重整精神疾病患者的人生目标，适应精神疾病给他们带来的影响，复元是精神康复过程的最终目标。美国著名的精神康复专家 Deegan(1988 年) 指出，如果精神障碍者能够接受疾病是一个事实，也是他们现实生活中的一部分，那便是他们康复过程中的一个成功开始。

由于疾病的影响，精神疾病患者在自我形象、与亲友的关系、学习和工作方面都有不同程度的损害。不同的病程和病情对患者的损害程度也不一样。因此，仅以症状的缓解程度去判断患者的恢复是不够的，还应该包括工作、学习、家庭生活、闲暇活动和独立生活等维度。

另外，患者在康复之路上也会面对歧视、症状复发、缺乏经济支持、应对压力能力不足等问题，因此，掌握不同的应对技巧，如关于疾病和治疗的心理教育、针对服药依从性的认知行为方法、发展疾病复发预防的计划、强化社会支持和社交技能训练、残余症状的处理方法等都是全面康复的重要组成部分。

“复元”的另一个提示是，每个人的复元之路是独一无二的。由于复元是开发一个新的自我形象，一个人达到复元的目的有许多不同的道路，所以，精神康复服务与每个人的恢复过程的独特性密切相关，有效的精神康复服务方案要尊重多样性，提供多样的、个性化的服务。

精神康复的服务方式——个案管理

个案管理和复元同样是精神康复中的一部分。个案管理是这样开展工作的：首先，评估患者的需求，然后制订计划以满足患者的需求，再提供综合服务，监督并评估服务资源，随访并对患者进行评价，评价目标是否达到，问题是否解决，然后再进行评估，制订计划，实施计划，最后评价，以此周而复始，帮助患者达到更好的状态。个案管理主要由精神科护士和社会工作者担任。他们代表患者的利益，力求同时满足患者的生物、心理、社会需要。他们与患者定期联系，尊重患者的感受，了解患者的担心，与患者的照护者沟通交流，满足患者的现实需要。个案管理主要用于避免多种社区服务的相互脱节，提高社区服务质量，以满足患者的多种需求。

个案管理的方式可有“经纪人模式”和“治疗模式”。“经纪人模式”中，个案管理员是一名协调者，由他人为患者提供服务。在“治疗模式”中，个案管理员是精神康复治疗的主要提供者。经纪人的角色还表现在不同治疗机构间的转诊、帮助患者恢复学习和工作，或者协商社会保障事宜等。一位精神康复师曾描述说：

> “个案管理将所有的治疗项目整合到一起，为患者提供综合的服务，以满足他们的特殊需求。从这个意义上说，个案管理员的职责远远超过一个服务经纪人的角色，他不是一个旅行社或者旅伴，而是一个导游、康复教练、咨询师、导师、倡导者和值得信赖的同盟者。”

个案管理员为患者的康复和预防复发制订长远目标、监测精神状况和实施心理教育，贯穿于疾病治疗的各个阶段。个案管理员会对患者的精神状况进行连续监测；确保患者和照护者或其他照料者充分地了解疾病和治疗的实质；帮助患者合理使用和管理药物；减少住院治疗所致的创伤和焦虑；为继发性疾病和精神疾病共病的发生提供积极而充分的治疗；帮助减少疾病对患者的心理社会环境造成的负面影响，比如人际关系、住房、教育、就业、财务保障等。最终帮助患者康复，回归社会，重建正常生活。

精神康复之主动式社区治疗

主动式社区治疗是在个案管理基础上进一步发展的一种综合性的服务过程。主要针对每个患者的技能缺陷、实际资源能力以及社区生活需要，采用一种因人而异的社区治疗。目前我国的社区服务还不够完善，精神疾病的治疗和康复主要集中于大型综合医院或专科医院，但是随着科学的发展，社会的需求，相信精神疾病的治疗和康复很快会在社区开展，使得患者更方便进行治疗和康复训练，完成个人的功能恢复，让生活充满希望，让人生更有意义和价值。

主动式社区治疗服务是专门为适应功能较差的精神疾病患者而设计的，以预防复发、增强社会及职业功能。该治疗由团队人员实施，提供的治疗多在患者家中、邻舍及工作场地。要帮助患者进行日常生活如洗衣、购物、烹饪、梳洗、理财及使用交通工具，还要尽量支持和帮助患者寻找工作、继续学业。做这类安排后，为了化解危机、烦恼，工作人员继续与患者保持接触，并指导患者积极地安排闲暇时间和运用社会技能，强调增强患者社区生活适应，为患者的家庭、雇主、朋友及社区机构等自然支持系统提供支持及咨询，主动延伸服务以确保患者处在主动式社区服务治疗程序中。主动式社区治疗服务还特别关注患者服药的依从性，及时与精神科医生取得联系。

心灵康复加油站——精神康复治疗的内容

我们在上一节介绍了什么是精神康复、精神康复的新理念和服务模式等等，那么精神康复的具体内容包含些什么?

精神康复治疗一般来说包括心理教育、家庭干预、独立生活和社交技能训练、认知矫正、艺术治疗、职业康复、支持性教育、支持性居住和治疗联盟等。

心理教育

部分人对精神疾病患者持负性态度，认为患者具有危险性、不可预料性和暴力倾向，尤其是精神分裂症患者。这种态度不仅加重了精神疾病患者的病情，也影响了患者的心理健康，使其产生自卑、退缩、病耻感等心理问题。这种影响不仅限于患者本人，还波及患者照护者，精神疾病照护者中抑郁、焦虑的发生率明显高于普通人群。

患者通过治疗病情好转后，一般主要是在社区和家里接受治疗，但患者及照护者对疾病的认识是有限的，比如“应当如何治疗和照顾患者？”“复发的征兆是什么？”“什么时候可以去上学、工作？”“什么时候可以停药？”“有压力的事情是不是不要告诉患者？”“患者是不是需要长期休息在家？”

专业人员需要将疾病康复方面的信息传递给患者及其照护者，让了解相关知识。开展心理教育就是一个有效的方式。通过心理教育向患者和照护者传授有关疾病的科学知识，以协助其更有效地应对疾病，减轻对疾病的偏见，减少患者和照护者的担心、焦虑、抑郁。其内容包括疾病的病因、诊断、症状、治疗和预后，还涉及家庭支持、危机干预等方面的知识。

心理教育可以提高患者的社交及职业成果、减少压力、加强家庭成员对患者提供专业支持及社会支持，改善家庭关系。心理教育可以在医院、社区或患者家中进行，可以仅照护者参与，也可以患者和照护者共同参与。

家庭干预

家庭是精神疾病患者一生中最坚实的支柱。大约60%的出院患者要返回到家庭中生活。家庭关系与家庭支持的好坏是影响患者精神康复结局的重要因素。长期对患者批评、责骂、显示敌意，或让患者处于缺乏关爱的家庭环境中，患者疾病复发率较高。

家庭干预是改变家庭成员的人际关系，发现与个体心理障碍发生、发展有关的家庭内部因素。家庭干预主要包括：提高家庭对疾病的认识；支持、关心家庭中的照护者；促进家庭中其他成员的成长；教会家庭一些具体的应对措施；促进家庭内部的交流；提高患者服药的依从性；减少指责和过度保护；建立对未来的自信心；鼓励家庭建立家庭以外的支持网；帮助家庭建立希望。通过家庭干预治疗，可改变患者原来不适应的家庭关系，有利于患者有一个良好的居住环境。另外，对患者及家庭成员进行相关知识的健康教育，积极开展家庭治疗，能唤起良好的家庭支持与家庭互动，提高家庭的监护质量，从而提高患者服药依从性，对巩固疗效，预防复发非常重要。

目前家庭干预有这几类形式

心理教育性家庭治疗：传授精神疾病方面的基本知识。

危机家庭干预：解决精神疾病急性期的问题，帮助家庭成员有效地识别当前存在的和将来可能发生的紧张因素或有潜在破坏倾向的事情，并提供可行的应付手段。

行为模式的家庭治疗：应用行为或解决问题的方法，注重训练整个家庭成员解决内部问题和相互交往的技能。介绍疾病知识，相互交流训练，进行问题解决训练。

降低高情感表达的治疗：降低高情感表达的照护者对患者的指责性评价、敌意和过分介入患者生活等。帮助照护者学会在家庭中实际处理各种问题，改善家庭关系，调整家庭氛围，使患者和家庭更好地交流沟通。

独立生活和社交技能训练

精神疾病患者可表现出多种技能缺乏，如生活技能、社交技能和工作技能等。这些技能可能由于疾病的原因从来没有良好地发展，或由于长时间的不使用而衰退。技能的缺乏阻碍了患者完成一些必要的任务，比如协调社会关系、疾病的自我管理、参加娱乐活动、理财及基本的自我照顾。通过技能训练可以帮助患者改善这些缺陷，提高生活质量。

社会独立生活技能训练：该训练包括基本交谈技巧、娱乐休闲、药物自我管理、症状自我管理 4 个模块。每一模块都设计了训练者手册、患者练习簿和示范录像带，专门教授一种技能。例如，在药物自我管理模块中，重点教会患者如何礼貌地向医生询问自己所服药物的种类、剂量和益处。

社交技能训练：包括接受技能、处理技能和表达技能。接受技能指准确判读社交信息的能力，包括对表情、声调、姿势和谈话内容、上下文关系等的察觉判断；处理技能包括对社交信息的分析，以及对当前信息和历史信息(包括对方以前的社交行为方式和自己的社交经验)的整合；表达技能是指合理的语言表述，恰当的姿势、表情、动作等。通过对社交技能的训练，患者可以提高与他人的交流能力，更好地与他人建立关系，对参与工作也更有帮助。

认知矫正

认知功能是指使用和综合基本技能的能力，这些技能包括知觉、记忆、思维等，是健全的中枢神经系统的基本功能。对于精神疾病特别是精神分裂症患者来说，认知障碍是精神分裂症的核心症状，70%~80% 的患者存在不同程度的认知障碍。认知功能的损害是影响患者社会功能康复和疾病预后的重要因素。因此，改善认知功能，可改善社会问题的处理技巧，促进社会功能，提高生存质量，是治疗精神分裂症的重要目标。

认知矫正就是通过各种方法恢复或改善认知功能。可以采取一对一的训练，也可以小组形式开展治疗；可以是单纯认知技能训练，也可以是认知技能训练与其他康复训练相结合。其治疗目的是早期开展简单任务训练，以后循序渐进，不断增加任务难度。认知训练包括认知增强治疗、神经心理教育式矫正治疗、整体心理治疗、社会认知训练、计算机辅助认知功能康复等。

艺术治疗

艺术疗法是以艺术活动为中介的一种非语言性心理治疗，通过艺术让患者产生自由联想来稳定和调节情感，消除不良情绪，帮助精神疾病患者康复。艺术治疗包括：美术治疗、音乐治疗、舞动治疗、陶艺治疗、心理剧治疗等治疗形式。艺术治疗过程中，患者自身在艺术活动中边参与、边观察，积极投入感情、释放情绪。艺术疗法也可以帮助精神疾病患者对自己产生不同的认识，并发展出与他人交流的新渠道，帮助患者表达自身的感受，并将他们的体验组织成为一个令其满意的美学形式，让患者感知和理解在创造性工作中可能浮现的感觉。

职业康复

精神康复工作者通过帮助出院后症状稳定的精神病患者获取和维持职业来帮助患者训练工作和社会技能，增加患者收入，增强患者自信和自我认同，提升患者生活质量，让患者较好地回归社会。精神疾病患者出院后在就业上面临众多的困难，特别是在获得竞争性的工作上，开辟了执业康复。为帮助精神病患者出院后重新找到工作，精神康复工作者设计了多种职业康复方法。

庇护性就业：是指由政府、医院或者非政府组织提供工作场所，为出院后暂时无法参加竞争性工作的精神疾病患者提供实际工作培训，帮助患者逐渐适应工作，培养工作技能。

日间治疗：是给予无法参加庇护性就业或者竞争性工作的出院后精神疾病患者日间照顾和训练活动。主要训练内容包括日常生活技能训练、心理教育和其他技能训练。具体训练项目包括手工装配活动、群体活动、娱乐休闲活动等。

职业俱乐部：给每个参加俱乐部的患者提供模拟的工作。出院后患者可以通过他人引荐或者直接联系的方式自愿参加俱乐部，并且选择他们愿意尝试的工作。职业俱乐部的主要目标是帮助出院的患者逐步接受教育、常规技能培训和工作训练。在这种职业俱乐部项目中，俱乐部成员（患者）负责操作俱乐部的日常运作，比如准备午餐等，工作时间与常规工作时间一样，没有报酬。俱乐部职员（非患者）协助患者一起工作。如果俱乐部的成员认为自己已经具有足够的能力，俱乐部则帮助他们参加其他的就业计划比如过渡性就业等。

过渡性就业：是职业俱乐部的一种特殊形式，指康复工作者通过和雇主协商，帮助出院后精神疾病患者在真实的工作场所找到短期的工作机会。工作岗位属于职业俱乐部所有，工作时间一般短于6个月，每周的工作时间一般短于20小时，患者薪水逐步提高。

支持性就业：帮助出院后的精神疾病患者尽可能地在竞争性市场中找到并从事他们喜欢的工作，从专业工作者那里得到所需技能的培训，和普通人一起工作并获得经济收入，并且得到长期的持续支持。如果可以提供支持性就业的模式，患者的工作结果会更好，如果可以通过增加包含认知矫正、社交技能训练、认知行为治疗的支持性就业模型，还可以让患者能够进行长期工作以及达到经济独立。

支持性教育

罹患精神疾病后有很多人因此不能上学或者工作。还有许多患者和照护者顾虑要不要去上学或者工作，因为担心参加学习或工作会使病情加重，但是不去上学和工作，患者以后的生活又怎么办呢？怎么能够独立生活呢？不能参加学习或工作，不但让人感到失败、羞耻和失望，而且竞争力低、缺乏就业机会。因此，现在发展出支持性教育模式，使患者能参与到学习中，为参与工作打下基础，发展患者的独立性。

支持性居住

支持性居住是让患者可以在自己选择的社区里独立生活，强调社区融入和正常化，并同时得到持续和有弹性的专业支持，这些支持包括：帮助患者处理危机、经济援助、金钱管理协助、购买家具等。支持性居住降低患者的住院率、提高动机、增加希望、增强社会角色功能和加快正常化、提高生活质量。

治疗联盟

治疗联盟是在精神疾病患者家庭、精神科医生及社区精神卫生服务系统建立的有机组织，打破了原有的治疗模式，是对目前单纯靠药物主导治疗的有力补充。建立良好的医患关系和构建积极的治疗联盟有利于提高患者依从性。积极的治疗联盟可以促使医患之间经常互相沟通，使医生了解部分患者不依从的原因并进行有效的干预，帮助其提高依从性并协调日常生活。

同伴支持：是指患者之间的互相帮助，让已经在精神康复治疗中获益的稳定期患者为其他患者提供支持和服务。

治疗性自助团体：主要分为三种形式，每种形式都有自己的会员、目的及宗旨。包括患者自己创建的独立社团，主要目标是倡议并致力于维护患者在治疗上的选择权利；治疗性自助组织，基本属于教育和认知性质的；照护者组织，多由精神疾病患者的照护者组成，主要通过教育及倡议，使精神科的综合服务有所改善。

心理社会俱乐部：主要目的在于积极推动患者自助和体现了反偏见价值。

看到这么多精神康复的内容，有没有眼花缭乱呢？又或者感到信心满满呢？部分患者和照护者可能会问："这么多治疗方法，我适合哪一种呢？""哪种更有效啊？"这个问题需要根据不同患者可获得的资源来回答。不同方式和内容的效果并没有孰优孰劣，只有孰更适合。

精神康复是一个持续的过程，需要患者和照护者共同参与，长期坚持，可以有效减少疾病复发，提高患者及照护者的生活满意度，让患者发挥自身蕴藏的潜力，实现自己的价值，过上自己想要的生活。

第四章

被误解的医学技术
——电休克治疗（电疗）

提到电休克治疗（简称电疗），大家可能会联想到电视剧里电击病人，使其全身抽搐、痛苦至极的情景；也可能联想到新闻里用来惩罚网络成瘾的青少年的残酷方式。电休克治疗真的如此恐怖吗？事实上，早期文学和影视作品将电休克治疗刻画为一种惩罚不配合治疗的精神病患者的方式是出于艺术修饰的需要，而非纪录片式的展现电休克治疗的作用和过程。这无疑加剧了大众对电休克治疗的恐惧和误解。

阅读本章，你将了解以下内容：

- “我”是安全的——科学认识电休克治疗
- 不听话就带你做电疗？ NO！——电休克治疗的适应证
- 准备好做电疗了吗——电休克治疗的准备、治疗及反应

“我”是安全的——科学认识电休克治疗

这恐怖又“备受争议”的电休克治疗到底是什么样的？而它到底是治病救人的医学技术还是祸害精神病患者的“恐怖武器”呢？

电休克治疗（electroconvulsive therapy，ECT），简称电疗，是以一定量的电流通过大脑，引起意识丧失和痉挛发作，治疗精神疾病的一种方法。在 ECT 问世的前期，是在患者完全清醒的状态下进行，患者因电流刺激和肌肉紧缩而感到痛苦，并且容易引发骨折，加之技术不够成熟，早期采用的单侧电疗会使患者丧失长期记忆力。

随着多年的发展与改进，目前绝大多数国家已对传统电休克治疗进行改良。改良电休克治疗（modified electroconvulsive therapy，MECT）是在给予电流刺激前，先静脉推注麻醉剂和肌肉松弛剂，使接受治疗的患者短暂失去意识，并且通电后不发生肌肉抽搐，避免骨折、关节脱位等并发症的发生。改良电休克治疗更为舒适、安全，也更容易被患者及家属接受，让患者没有恐惧感。通常电休克治疗的电流都是很微弱的，而且通电时间很短，一般不超过 3 秒，其原理可以简单理解为通过电刺激让大脑重新启动。

大多数精神疾病治疗中心都提供电休克治疗。在美国，每年有 8 万 ~10 万患者接受了电休克治疗。美国食品药物监督管理局（FDA）将电休克治疗设备安全等级从以前高危降级为低危，此举对电休克治疗的使用有着积极的影响。

改良电休克治疗的特点

改良电休克治疗是严重心境障碍及精神病性障碍患者的有效治疗手段，尚无与之疗效相当的脑刺激技术。然而由于种种原因，包括部分媒体的负面描绘，改良电休克治疗的使用明显不足。

近年来，大量证据为改良电休克治疗的安全性及耐受性提供了强有力的支持。例如，改良电休克治疗中的死亡率极低（2.1/100 000 次治疗），使其成为全麻下最安全的治疗手段之一。使用新技术后，改良电休克的认知副作用（比如记忆力下降）也大大减轻，且这种认知副作用通常持续时间短暂，可在治疗后数天至数周内恢复。

对于某些病情急迫的抑郁或紧张症患者，躯体或精神状况需要得到快速的改善，此时改良电休克可考虑作为一线治疗，具体包括：存在严重自杀倾向、严重冲动伤人风险、精神病性症状、木僵状态[①]或既往抑郁发作中存在难治或药物反复不耐受等患者的治疗。

改良电休克治疗有以下优点：

疗效迅速。通常一个疗程就能见效，一般每隔一天做一次，有些患者甚至治疗一次就能出现情绪状态或精神症状好转。

安全性高。通过研究发现只要严格掌握适应证和禁忌证，改良电休克治疗的安全性并不比抗精神病药物低。

不良反应少。改良电休克治疗的不良反应主要有短暂的记忆力下降，以近期记忆下降为主，表现为记不住昨天吃了什么、做了什么等，会较难回忆近期发生的事情。这种情况与电流通过大脑海马区[②]有关，但是不用担心，等治疗结束以后这种记忆会恢复。另外常见的不良反应是肌肉酸痛，这是因为使用肌松药时不同肌肉放松速度不同所致，一般休息后即可恢复。其他的不良反应还有头痛、眩晕、恶心等，这些症状随着治疗的结束，也会慢慢消失。

改良电休克治疗对于疗程并无固定的次数要求。大部分情况下，一个改良电休克疗程包括 6~12 次治疗，治疗频率通常为一周两次或三次。患者治疗至症状缓解，或达到病情改善的平台期。治疗过程中，精神科主管医生和护士会密切观察患者治疗后的反应，及时对治疗次数和频率进行调整。

不听话就带你做电疗？NO！——电休克治疗的适应证

我们简单介绍了电休克治疗，那么哪些人群或哪些疾病适合做电

①木僵状态：是指在没有意识障碍的情况下出现的言语、动作和行为的抑制。

②大脑海马区：帮助人类处理长期学习与记忆声光、味觉等事件的大脑区域，负责短期记忆，发挥所谓的“叙述性记忆”功能。

休克治疗呢？

哪些人群需要做电休克治疗？

说到应该接受电休克治疗的人群，希望大家不要错误地认为是网络成瘾少年。实际上，由于既往对于电休克治疗的偏颇报道，许多不了解的人甚至会问："你们精神科医生怎么忍心给患者做电疗？"电休克治疗既不是对调皮孩子的惩罚，也不是对"不听话"患者的"洗脑"。它是一种科学的针对精神疾病的治疗手段。

电休克治疗的适应证

电休克治疗技术在精神科已被广泛安全地运用，它的适应证包括：

重度抑郁发作

包括单相及双相抑郁，目前是大部分欧洲及美洲国家的电休克治疗的头号适应证。证据显示，电休克治疗针对重性抑郁发作的疗效非常理想，治愈率常超过60%，有效率常超过70%。对于存在精神病性症状的抑郁症进行电休克治疗效果尤佳。

接受电休克治疗的抑郁患者中，绝大部分人的抑郁症状及精神残疾程度很重，且对多种药物及心理治疗反应不佳。尤其是存在严重的自杀倾向的患者，电休克治疗可能会作为首选治疗。

电休克治疗不仅具有抗抑郁效应，还具有心境稳定效应，可用于治疗难治性躁狂，但通常用于药物联合治疗效果不佳的患者。由于躁狂对药物反应总体较好，因此使用电休克治疗躁狂的情况并不多。然而有一种躁狂，即所谓的"谵妄性躁狂"[①]，可能非常严重，可视为电休克紧急治疗的指征。

---

①谵妄性躁狂：躁狂状态的一种临床类型，有些患者相信自己正得到外界的帮助，幻听和幻视也有发生，睡眠需要常明显减少。

精神分裂症

精神分裂症是全球范围内电休克最常见的适应证。电休克常用于治疗以阳性症状[①]为主的精神分裂症，对阴性症状[②]作用相对有限。在美国，电休克治疗一般用于存在突出情感或紧张症症状、既往电休克疗效良好及恶性综合征的精神分裂症患者。

紧张性木僵者[③]

无论由何种病因所致，紧张性木僵者对电休克治疗的反应通常均非常理想。

其他

除此之外，电休克治疗还可有效治疗其他一系列临床疾病或状态，例如帕金森病的核心运动症状及精神症状、恶性综合征、癫痫持续状态、孤独症自伤行为、强迫症、精神药物治疗无效或对药物治疗不能耐受者等等。

准备好做电疗了吗
——电休克治疗的准备、治疗及反应

在住院患者被安排做电休克治疗前，首先要保障患者的睡眠质量需求，了解患者的基本情况及心理状态，例如：有没有药物过敏史，或者有没有躯体问题，如骨折、心脑血管疾病等，有没有患传染性疾病，最近有没有什么不适或者疼痛等情况。

如果在进行电休克治疗前有进食或者饮水也一定要告诉医护人员，这样才能保证治疗的安全性。也可以将自己的顾虑和担忧告诉医

---

①阳性症状：指一些异常的观念、感觉体验和行为，主要包括幻觉、妄想和怪异的行为。

②阴性症状：衰退的行为，如情感平淡、情感淡漠、情感缺失、注意缺陷、语言贫乏、动机缺乏等。

③紧张性木僵：是一种缄默不语、随意运动减少或缺失，以及精神运动无反应为特征的状态。

护人员，让医护人员能够从专业的角度讲解电疗的详细情况，从而帮助患者消除不良情绪，更好地配合治疗。

电休克治疗的准备

前面我们了解了真正的电休克治疗是什么，接下来看看治疗前需要做些什么准备。

在开始治疗前，患者会陆续完善电休克治疗前的相关检查和全面评估。检查包括详细的体格检查和必要的理化检查，如心电图、胸部X光片、肝功能、肾功能、血糖、凝血功能、血清电解质的测定等，用于判断患者是否存在不适合进行电休克治疗的情况。

进行全面的病史采集。大多数40岁或以上的患者需要在电休克治疗前进行医学会诊。精神科医生和麻醉科医生会特别注意心肺疾病和中枢神经系统疾病史和既往手术史（需询问麻醉类型和任何并发症）。根据相关病史进行适当的体格检查（包括牙科评估）和实验室评估。注意患者用右手或左手的习惯和任何牙科问题。无已知躯体共病的患者不需要进行特定的实验室检查。合并一般躯体疾病的患者诱导癫痫发作会引起血压、脉搏和颅内压[①]一过性升高，可能造成有害影响。最需要关注的系统是心血管系统、呼吸系统和中枢神经系统。

电休克治疗会增加心脏工作负荷和需氧量。因此，在电休克治疗前尝试最大化患者的心血管功能状态很重要。此外，如果心率和血压增加可能对患者有害，需要在治疗前和治疗过程中使用抑制心率和血压增加的药物。同时在电休克治疗之前应核查患者目前的用药情况，包括处方药、非处方药。精神科医生、麻醉科医生或医学会诊医生应决定哪种药物继续使用，而哪种逐渐减量至停药。

在电休克治疗疗程期间，包括抗抑郁药、抗精神病药和锂盐在内

---

① 颅内压：颅腔内脑脊液的压力。

的许多精神药物可继续使用，因为它们具有协同作用而不影响安全性。治疗当天早上的用药在患者从当天的操作中恢复后再给予。抗癫痫药和苯二氮草类药物常常会对治疗产生干扰（如减少发作持续时间），可能需要逐渐减量和停药。

精神科医生会确保知情同意过程符合国家和地方法律法规以及医院政策。知情同意要求患者及家属：

充分了解抑郁和电休克治疗的信息；

能够理解并合理遵照该信息行动；

是在不受强迫的情况下同意的。

医护人员会提前告知患者该治疗方式的作用、过程和可能出现的副作用，解答患者的疑问及困惑，争取患者积极、主动地配合治疗和护理，避免使患者产生治疗前的恐惧。电休克治疗必须取得在患者家属（当患者不具备民事行为能力时）同意后，方可进行。

在治疗前 6 小时内禁食禁饮，保持全身皮肤清洁及头发整洁。医护人员会在治疗前监测病员体温、脉搏和血压，告知患者排空大小便，取出活动性义齿及发卡等金属物，穿戴宽松衣物，并将护送患者到专门的治疗室等待。

电休克治疗的配合及过程

电休克治疗需要专业医护人员协助完成，其中包括精神科医生、麻醉科医生、护士，团队人员分工明确，协作互补。患者先接受短暂静脉麻醉和肌肉松弛剂，以确保其在电疗操作中处于意识丧失和全身肌肉松弛状态，此时电极会向大脑发出一系列微弱的电脉冲。这会导致大量的神经元同时放电，模拟短暂的、可控制的癫痫发作状态，肌肉松弛剂可以防止身体的其他部位痉挛。

电流通过大脑的唯一物理现象，便是脚部抽搐，持续时间大约为 1 分钟。一次电疗通常在 15~20 分钟内即可完成。治疗过程中团队会密切观察患者生命体征以及脑电图情况。治疗结束后患者短暂处于镇静状态，清醒后部分患者甚至不知道自己经历了一次治疗过程，治疗过程是无痛苦的。治疗后患者并不会立即离开电疗室，而是在监护区密切观察，并接受专业监测，直至麻醉剂和肌肉松弛剂的药效逐渐消退，再由专人陪同返回病房。多数患者在治疗后 1 小时就能恢复正常活动。

电休克治疗后可能出现的反应

电休克治疗后，患者需要禁食禁饮约 2 小时，这段时间家属需要陪伴患者左右。医护人员会对电休克治疗后的患者进行观察。若患者出现头疼、恶心时无须特殊处理，注意防呛咳。若患者主诉头疼加剧，背部、四肢疼痛，或家属观察到患者呼吸暂停延长，应立即报告医生处理。对于出现记忆下降的患者，除了医护人员对副作用的解释，家属也需给予心理支持和生活上的帮助，减少患者的无助感，以及可能对治疗产生的抵触。

在进行电休克治疗期间，家属可多与患者交谈，了解患者对治疗的感受，观察其情感状态，有异常情况及时与医护人员沟通。

其他一般躯体不良反应包括：

吸入性肺炎：胃部未排空的患者出现吸入性肺炎的风险增加。所以在进行治疗前，家属需要陪伴和确定患者按照医护人员的嘱咐，禁食禁饮 6 小时。

骨折：重度骨质疏松患者骨折的风险增加，应格外注意确保肌肉充分松弛。

牙齿和舌损伤：当口腔牙垫保护不充分时，可能出现这些损伤。松动的牙齿在电休克治疗过程中存在脱落并可能被误吸的风险，需要在电休克治疗前固定或拔除。

头痛：是最常见的不良躯体反应，但并不严重。应告知患者预计每次治疗后都可能会有点头痛。治疗后通常给予对乙酰氨基酚[①]或布洛芬[②]处理头痛。对有治疗后剧烈头痛的患者，可考虑预防性静脉给予酮咯酸 30 毫克。

恶心：短暂的治疗后恶心较常见，是麻醉和气道操作的后果，可能会使空气进入胃部。有严重恶心的患者应及时告知医生。

其他躯体症状：患者有时诉其他躯体症状，如肌痛，首次治疗后立即出现肌痛的情况很常见，此后肌痛较少见。首次治疗后也可能出现暂时性颌部和颈部不适，其原因是刺激期间颌部咬紧和 / 或这些肌肉的肌束颤动。

不良认知反应：担心对认知 (主要是记忆) 造成不良影响仍然阻碍着电休克治疗的应用。然而，重性抑郁的风险和电休克治疗的潜在益处超过了可能造成的记忆丧失。

电休克治疗已经开展了 70 余年，这是一种科学、有效、安全的治疗方法。改良电休克治疗是精神科常见的一种物理治疗。它和药物治疗、心理治疗是相互补充，是严重心境障碍及精神病性障碍患者的重要治疗手段。然而，人们对于电疗仍存在污名化，并且对现代电休克治疗技术缺乏了解。电休克在难治性抑郁、精神分裂症及躁狂的治疗中有一席之地；针对需要快速起效的重症患者，电休克应作为一线治疗手段。电休克治疗抑郁有效的预测因素包括发作时间短、患者年龄大、存在精神病性症状等，也可能包括内源性特征及基线抑郁更严重等。现代电休克技术的发展，包括右单侧电极放置及超短脉冲刺激，极大地改善了电休克的耐受性[③]。在其他脑刺激技术达到电休克的疗效、安全性及耐受性水平之前，电休克仍是现代精神科治疗的重要组成部分。

---

①对乙酰氨基酚：乙酰苯胺类解热镇痛药。

②布洛芬：解热镇痛类，非甾体抗炎药。

③耐受性：指人体对药物反应性降低的一种状态，按其性质有先天性和后天获得性之分。

第五章

“是电不是磁”

——经颅磁刺激治疗

王小姐，是一名复发多次的重度抑郁症患者，在多次复发后，药物治疗效果已不如发病初期理想。这次住院后，经过一段时间的药物调整，情绪较入院时有一定缓解，但仍会不时感到高兴不起来，伴有消极想法。医生建议王小姐尝试一下“重复经颅磁刺激治疗”。但王小姐和妈妈对磁刺激存在很多不解，比如，磁刺激是用磁铁进行刺激吗？需要在大脑里边安装金属物质吗？长期治疗会不会吸收很多辐射呢？这个治疗还有其他哪些副作用呢？

阅读本章，你将了解以下内容：

- **跌宕起伏的磁场——什么是经颅磁刺激治疗**
- **谁能从中受益——经颅磁刺激治疗的适应证**

跌宕起伏的磁场——什么是经颅磁刺激治疗

相信初读此文的你也有王小姐和妈妈一样的疑惑，或者还有其他更多的疑惑，下面就让我们一起来了解到底什么是经颅磁刺激治疗。

经颅磁刺激（transcranial magnetic stimulation，TMS）实际上是一种利用时变磁场产生电场，引起生物电流在组织中传导，改变大脑皮质神经细胞的动作电位，影响脑内代谢和神经电活动（皮质兴奋与抑制、皮质代谢、脑内神经递质传递、局部血流等）的无创生物刺激技术。简单说来，TMS 就是通过电流影响大脑活动，因此这项治疗的实质“是电不是磁”。而在某一特定皮质部位给予重复刺激的过程，称作重复经颅磁刺激（repetitive transcranial magnetic stimulation，rTMS）。

经颅磁刺激治疗的起源

1985 年，Barker 团队成功研制出第一台经颅磁刺激仪。研究者将平面线圈置于正常人运动区的头皮上，在被试者对侧的手上可记录到清晰的运动诱发电位（神经系统感受刺激时产生的生物电活动）。1993 年 Hoflide 等首先报道了 TMS 治疗抑郁患者的研究，实验结果表明经颅磁刺激对治疗抑郁症有明显效果。2005 年，我国研制出第一台 rTMS。

作用机理——“跌宕起伏的磁场中”双向调节大脑平衡

TMS 是把一绝缘线圈放在特定部位的头皮上，当围绕线圈的强烈电流通过时，就会产生强度为 1.5~2.5 特斯拉(磁场强度单位)的局部磁场，局部磁场会透过头皮和颅骨，进入皮质[①]表层的数毫米处。初始电流强度的快速波动会导致磁场的波动，磁场的波动又会导致在皮质表层产生继发性电流(大约是初始电流强度的 1/10 万)，产生的感应电流能抑制或促进神经细胞的功能。这一目标的实现主要与突触[②]

①皮质：大脑皮质，大脑皮质覆盖于大脑两半球的灰质，是高级神经活动的物质基础。

②突触：指一个神经元的冲动传到另一个神经元或传到另一细胞间的相互接触的结构。

的可塑性以及大脑血流量、葡萄糖代谢率、脑内神经递质等多种因素有关。

TMS能够双向调节大脑兴奋与抑制之间的平衡，并通过不同频率刺激调节大脑内血流量及葡萄糖代谢水平。此外，TMS能够影响大脑内多种神经递质（多巴胺、5-羟色胺、谷氨酸、γ-氨基丁酸等）及受体功能。而多巴胺跟情绪、帕金森病、成瘾等均密切相关；5-羟色胺与睡眠、认知、疼痛等密切相关；谷氨酸与癫痫、痴呆等密切相关，γ-氨基丁酸与焦虑、失眠等密不可分。这也是TMS被广泛应用于不同病种的原理所在。根据频率将其分为低频刺激与高频刺激，其中频率≤1赫兹为低频，>1赫兹为高频。且频率≥5赫兹的高频刺激更容易兴奋神经组织，反之，低频刺激主要起抑制作用。

模式选择

TMS最常用的主要是单脉冲刺激（sTMS）和重复脉冲刺激（rTMS）模式。根据用途不同，临床工作中会选用不同模式工作。

单脉冲刺激主要用于电生理检查，测定个体运动阈值、运动诱发电位、功能区定位、外周神经传导速度及进行运动皮质功能障碍定量评估等。

rTMS常用于临床治疗暂时性兴奋或抑制特定皮层功能区域。对于不同病人的大脑功能状况，需用不同的强度、频率、刺激部位、线圈方向来调整，才能取得良好的治疗效果。该模式在神经、精神疾病的治疗方面具有很大潜力。

TMS有效吗？

TMS经历30余年的发展历史，其有效性已在无数的科研及临床试验中得到验证。2008年美国FDA批准经颅磁刺激治疗药物难治性抑郁症，并得到了全球神经科、精神科、康复科医生的认可。它目前是美国 FDA 批准的唯一的非系统性非侵入性治疗抑郁症的疗法，尤其适用于曾经用过抗抑郁药物而疗效不佳的成人患者。这些患者平均已尝试过四种抗抑郁药，并且至少完成过一种完整用药疗程。在临床实验中，这样的患者平均每两位中就有一位获得显著症状改善，平均每三位患者中就有一位症状完全消失。欧洲权威专家在关于 rTMS 治疗的循证指南中明确提出 rTMS 方案可有效治疗抑郁症、疼痛、中风和精神分裂症等。

TMS安全吗?

由于直接的电刺激对大脑皮质有很强的刺激作用。TMS 通过时变磁场产生的电流进行刺激，避免了电流对头皮的直接刺激，整个治疗过程中几乎不会出现不适感，并且操作过程无创，整体安全性比较高。

TMS 在治疗过程中主要的副作用为短暂的头部不适，如头晕、头痛等，这种头部不适与头皮和头部肌肉进展性收缩有关，一般为暂时、可逆的，无须特殊处理，休息后可缓解。极少数受试者可能出现电极处头皮灼伤、头皮局部不适等不良反应，这种情况绝大多数程度很轻，是暂时的。一般一周后会消退，不必过分担心。还有个别患者可能无法耐受刺激时的噪声或者出现耳鸣等，可通过佩戴耳塞预防。关于 TMS 诱发癫痫发作，实际上与刺激频率、刺激强度、刺激时间、刺激次数和刺激间隔密切相关。若刺激频率为 10~25 赫兹、刺激强度在阈强度以上，无论是癫痫患儿还是正常儿童都有诱发癫痫发作的可能；但 TMS 诱发癫痫的概率极低，且一般是自限、暂时的，并无远期影响。

TMS 在治疗过程中发射的是脉冲磁场，与 CT 机发射的射线不同，也不会有辐射。

进行TMS之前需要做哪些检查?

患者一般需要遵医嘱完善相关检查，大多时候精神疾病会需要一些检查来排除躯体方面的疾病。无论用什么疗法治病，诊断性检查都是必不可少的。但由于经颅磁刺激治疗是非系统性非侵入性的诊疗技术，副作用极少，所以不需要做与治疗本身有关的特殊检查。

一般来说，做经颅磁刺激治疗的患者，提前需要告知医生是否有癫痫史、是否颅内高压、是否做过开颅手术、脑部是否有金属异物、是否带有起搏器等。

哪些人群不能进行TMS治疗呢?

TMS 治疗的绝对禁忌证为治疗部位 30 厘米内有金属异物存在，如人工耳蜗、内置脉冲发生器、动脉瘤夹、支架等，禁止进行经颅磁刺激治疗。相对禁忌证指在下述情况下进行经颅磁治疗存在风险，治疗前需结合病症仔细权衡利弊：

（1）长时间、多部位、双脉冲刺激。

（2）强度、频率等超出推荐使用范围。

（3）严重脑出血、脑外伤、肿瘤、感染等可能诱发癫痫的疾病。

（4）严重或最近有心脏病发作。

（5）服用可能降低癫痫发作阈值的药物。

（6）同时服用抗抑郁药物，不能忍受停用现有的抗抑郁药物。

（7）既往或同时使用电休克疗法或迷走神经刺激。

（8）由一般医疗状况或药物引起的抑郁。

（9）睡眠剥夺，酒精依赖。

（10）孕妇。

（11）儿童。

谁能从中受益——重复经颅磁刺激治疗的适应证

目前临床上应用最广泛的是 rTMS，用于治疗各种脑功能疾病，涉及精神科、神经科和康复科等多个领域。下面我们重点为大家介绍 rTMS 可以使哪些精神疾病患者受益。

抑郁症

当前已有的证据表明抑郁症的发生除与遗传、社会心理因素有关外，还与大脑内多种神经生化因素相关，包括神经递质（5- 羟色胺、去甲肾上腺素和多巴胺等）代谢异常和受体功能改变、神经内分泌功能异常和脑电波频率的改变。抑郁症的治疗主要以药物治疗为主，整个过程一般贯穿心理治疗，并根据个体情况辅以电休克治疗或 rTMS 等。前文已介绍，rTMS 通过时变磁场产生的电流可以影响大脑神经递质代谢及相应受体功能调节从而产生效果。rTMS 在抑郁症治疗中的作用机制可能是通过影响深部脑组织如基底核、纹状体、丘脑和边缘叶等局部大脑皮质兴奋性和血流活动，改变脑内神经递质、细胞因子及神经营养因子而发挥作用。

2008 年美国 FDA 批准了 rTMS 用于治疗难治性抑郁障碍，2018 年中国医师协会《重复经颅磁刺激治疗专家共识》和国际临床电生理协会《基于循证医学的重复经颅磁刺激临床治疗指南》均指出高频 rTMS 作用于大脑的左前额叶背外侧区（大致为大脑前左外侧，下文不再解释），在抑郁症治疗中能有效改善情绪。

rTMS 主要被推荐用于严重抑郁发作或复发的患者、临床抗抑郁药物治疗效果不理想或无法耐受的患者。但需要注意的是，即使 rTMS 在抑郁症治疗中有效并不代表就能够停止药物的使用。相反，即使通过急性期的 rTMS 治疗达到理想效果后，仍需要遵医嘱服用一定的抗抑郁药，这有助于患者保持到最佳的恢复状态。rTMS 治疗一般每天一次，4~6 周（20~30 次）后起效，若效果理想，则医生会考虑继续将 rTMS 作为维持治疗的手段之一。

失眠

睡眠是人类不可或缺的正常生理活动，每个人的一生约有三分之一时间在睡眠中度过，良好的睡眠有助于消除疲劳，恢复精力与体力，保持良好的生活、工作、学习效率。然而随着生活节奏加快，越来越多的人抱怨自己睡眠质量不佳。每到睡觉时间，就在床上辗反侧，难以入眠，严重影响正常的生活质量。传统的药物治疗是控制失眠的主要措施之一。但由于药物存在易成瘾性、影响白天工作效率、潜在肝肾损害等药物副作用，难以保证服药者的依从性。

近年来，rTMS 作为一种无创无痛的物理治疗，因副作用小的优势在治疗失眠中的作用渐渐引起重视。与脑电生物反馈疗法等传统物理治疗方法比较，rTMS 更容易刺激到颅脑深部，治疗时不适感较少，对病灶的定位和治疗具有独特功效。其主要原理是采用 1 赫兹的低频刺激，可以降低大脑皮质的兴奋性，这能够使失眠患者大脑皮质的高度觉醒状态被抑制，从而达到促进睡眠的作用；另一方面，由于慢性失眠涉及前额叶、前扣带、杏仁核、海马、丘脑等广泛脑区。rTMS 在前额背外侧区对应的大脑皮质产生的局部感应电流能够经皮质下行纤维传至丘脑及其周围的脑组织，使该区域紊乱的神经元电活动恢复到同步震荡的正常状态，从而恢复睡眠。我们经常在广告中听说褪黑素有助于改善失眠，也有患者在失眠早期服用褪黑素相关的药物改善失眠，而 rTMS 在刺激前额叶背外侧区域时也可以调节松果体中维持睡眠周期和正常睡眠过程的物质分泌和浓度变化，这些物质就包括褪黑素、大脑中的 5- 羟色胺和去甲肾上腺素。

阿尔茨海默病

阿尔茨海默病（AD）是一种多发于老年人的进行性大脑退化性疾病，以认知功能障碍及人格改变为主。随着我国人均平均寿命的增加以及老龄人口的增多，AD 对老年人的心身健康危害及其造成的社会负担日趋严重。

rTMS 作为辅助治疗手段，对延缓 AD 患者病情和改善认知功能具有一定作用。其中大脑前额叶背外侧区被证实与认知功能密切相关，这也是 rTMS 治疗 AD 时的主要刺激位点。关于 rTMS 治疗 AD 的作用机制目前并不十分清楚。

精神分裂症

随着 rTMS 应用范围的不断拓展，rTMS 也逐渐被应用于精神分裂症的治疗之中。在精神分裂症的章节中介绍了幻觉和妄想等是精神分裂症的主要阳性症状，患者不仅需要忍受症状带来的痛苦，还可能在症状的支配下做出危及自身或他人的危险行为。虽然药物治疗在很大程度上能够基本或部分控制这些症状，但仍有部分患者的阳性症状无法完全缓解。由于当个体出现阳性症状时，与阳性症状相关的大脑左右侧颞回区[①]和左侧颞顶区大脑皮质处于过度活跃状态。因此，给予低频 rTMS 作用于左侧颞顶区时，能够降低局部皮质的兴奋性，增强抗精神病药物的效果。

高频 rTMS 则对以生活懒散、思维贫乏、意志缺乏和快感缺失等阴性症状为主要表现的精神分裂症具有一定疗效。在治疗阴性症状患者时，rTMS 的主要刺激部位在大脑前额叶，这一区域有与精神分裂症阴性症状和认知功能联系密切的功能区域，通过 rTMS 刺激可以提

①左右侧颞回区：位于大脑外侧沟的下方。

高该区域的血流量和代谢水平，增强脑区皮质的兴奋性，进而改善阴性症状。此外，认知功能损害也是精神分裂症的核心症状之一，它可能导致个体的抽象思维、信息处理和语言表达等多方面受到影响，改善个体的认知功能，则有助于大大提高个体的远期社会和职业功能、生活质量。上述治疗每次约 30 分钟，每周约 5 次，以 2~4 周为一个疗程。

物质滥用所致成瘾

物质滥用所致成瘾是一种慢性、复发性疾病。其主要治疗措施包括替代治疗、对症支持和心理干预手段。由于成瘾与大脑内的“犒赏系统”密切相关，而控制情绪反应的中脑边缘多巴胺系统可能是“犒赏系统”的中枢所在。结合成瘾的生物学因素，推测 rTMS 治疗物质滥用所致成瘾的原理是在自上而下的抑制控制机制和奖赏机制中起主要作用的左前额叶背外侧在这些疾病中功能失调，通过调节多巴胺的释放、增加 γ－氨基丁酸的释放，从而增强大脑皮质抑制功能，降低个体的物质渴求，改善焦虑、抑郁的情绪反应。rTMS 主要刺激左前额叶背外侧，因这个区域在冲动抑制环路和奖赏环路均有着重要作用，且治疗过程中，多以高频为主。目前主要是医生结合个体情况具体实施。

第六章

科学的沉浸式治疗

——生物反馈治疗

随着科学的发展，人们生活水平的提高，以及期望寿命的延长，人们对于自身生活质量的要求也提到了前所未有的高度。在这个时代的大背景下，现代医学模式也从传统的生物医学模式转变成了生物—心理—社会医学模式。这反映了现代医学在肯定了生物医学作用的基础上，强调了心理学和社会学在医学研究的重要作用，肯定了心理因素和社会因素对于人类健康的重要影响。

在这种情况下，生物反馈治疗（biofeedback therapy）无疑是一个激动人心的技术，因为它可以帮助患者掌握自己的身体状况，并有机会最终成为自己的治疗师。生物反馈治疗最突出的用途便是训练个体的生理放松和压力释放。从这个角度来讲生物反馈治疗与现代医学模式是非常契合的。

人类寻求更好地了解自己甚至掌握自己的方法的心愿由来已久。瑜伽、冥想等活动可以减缓人们心率并影响其他自主神经兴奋性。虽然这些活动风靡一时，参与人数众多，但由于对于自身的感知和控制方法过于抽象，导致部分人没有办法充分地在这些活动中受益。到了20世纪中叶，人们开始尝试用先进的仪器对自身的身体情况进行直观而具体的反映，并开始试着去控制那些传统观点认为不受认知控制的自身机能。

阅读本章，你将了解以下内容：

- 用身体去看见自己——什么是生物反馈治疗
- 身体知道答案——生物反馈治疗的心理生理效应
- 做好准备就开始——生物反馈治疗的准备及实施

用身体去看见自己——什么是生物反馈治疗

当孩子们去学校学习如何阅读和写作时，他们会得到老师的指导和反馈。通过努力学习和接受指导，相应的能力会得到提高。这种学习对于人类的发展至关重要，教学互动在文化习得方面起着关键作用。

生物反馈为患者提供了类似的训练，但患者不是获得知识，而是获得自我调节的能力，以控制情感、生物和/或认知能力。生物反馈治疗主要通过先进的科学仪器设备，将人体的信号的变化反馈给患者自己，让患者能够了解不同的心境情况导致哪些信号的变化，从而了解自己，达到控制的目的。

回想一下，你最近一次感到紧张的时候有哪些生理上的反应？是不是心跳加速、呼吸加快、肌肉紧张、出冷汗？而这一系列的反应可以通过一些高端的科学仪器测试出来。

生物反馈

电脑系统在运作的过程中，是需要一些可视化的信息来表现这一运作的过程的。比如，当电脑由于内存过满，导致进程变慢，我们的鼠标旁边就会出现加载的小图标，这一小图标将电脑的进程体现了出来，这一过程称为反馈。

我们身体各个机能都在不停地运作，包括我们的呼吸、心跳、神经中枢系统、肌肉等等。通过科学仪器的测量，我们能够更加直观地将这些仪器作为载体，观察到我们身体各部分的状态。

语音的获取是一个可以很生动地解释生物反馈的例子。一个孩子可以通过模仿他听到的声音来学会说话，学习的情况取决于孩子辨别自身产生的词汇声音和周围的人产生的词汇声音区别的能力。

生物反馈治疗

生物反馈治疗是以改善健康或提高身体机能为目的，使患者学会改变生理活动的过程。通过精密仪器测量脑电波、心脏功能、呼吸、肌肉活动和皮肤温度等生理活动，并迅速而准确地将相应信息“反馈”给患者。以上生理信息通常与思维、情绪和行为的变化密切相关。

依照上文生物反馈的例子，教一出生就有听觉障碍的人讲话的过程，就是一次生物反馈治疗，其中特殊的技术例如助听器、人工耳蜗等，都参与或代替了这一反馈过程。同样，教一个盲人通过听觉和手指触觉来“看”，以及麻痹性疾病或肌肉损伤后，患者必须以新的方式对剩余的肌肉群再训练，这些都是生物反馈治疗。

生物反馈治疗的不同方式

肌电反馈（electomyography biofeedback, EMG）

我们通常是感受不到自身肌肉的收缩的，而我们骨骼肌[①]的收缩和舒张活动是由中枢神经系统控制的。这些肌肉活动会产生肌电，即肌肉收缩时会产生微弱电信号。通过仪器可以将肌肉收缩时的微弱电信号放大，然后转化为可以意识到的试听信号，从而使被试者看到自己平常看不见的体内变化。

①骨骼肌：是横纹肌的一种，附着在骨骼上的肌肉。

通过训练，可以使患者对肌肉活动获得前所未有的自我控制能力。这种控制能力可以使紧张的肌肉松弛或者恢复衰退肌肉的运动功能，同时对于肌筋膜疼痛疾病和紧张型头痛有相当的缓解作用。

皮温反馈（thermal biofeedback）

把被试者的皮肤温度变化呈现给其本人的方法。经放大器放大，最后以数字或曲线的形式将这种变化呈现给被试者。

被试者心情平静、肌肉放松，则有助于使皮肤温度更快更稳定地上升；而越是急于使皮肤温度升高，效果越不理想。当交感神经兴奋性增强时，接近皮肤表面的血管壁的平滑肌[①]就会收缩，致使血管的管腔缩小，血流量减少，因此皮肤表面温度会降低。相反，当交感神经的兴奋性降低时，血管壁的平滑肌松弛，血管的管腔扩张，血流量增加，导致皮肤温度上升。在环境因素恒定的情况下，皮肤温度的变化与交感神经系统的兴奋性密切相关。而交感神经的活动又特别地能反映与情感有关的高级神经活动的活动情况。

将检测温度的皮肤探针放置在患者手指上，患者被引导进行放松活动，手指的温度反映了患者的放松情况。根据对偏头痛患者脑血管舒张程度的观察，科研工作者推测增加外周循环可以减轻头痛，显然通过放松可以增加这种外周循环，进而缓解头痛。

皮电反馈（galvanic skin response，GSR）

水分的增加可以让导电性增加。同样的道理，出的汗越多，导电性更强。皮电反馈便是遵循的这一机制。皮肤的汗腺和其周围的组织可以形成一个电环路。如果汗腺开始分泌汗液，就产生了相对于皮肤表面来说的负电势[②]。汗腺分泌越旺盛，皮肤表面和汗腺之间的电阻

①平滑肌：分布在人体动脉和静脉血管壁、膀胱、子宫、男性和女性生殖道、消化道、呼吸道、眼睛的睫状肌和虹膜。

②电势：从能量角度上描述电场的物理量。

越低，结果就造成了皮肤的导电性增加。

将检测电信号的探针放置在皮肤上，通常选择放置于手指的掌侧面。两个探针之间的电导直接与分泌的汗液量有关，而汗腺又受控于交感神经。在紧张、焦虑、恐惧等情况下，交感神经兴奋，汗腺分泌汗液增加，因而使皮肤导电性增加。皮肤导电性是情绪活动的一个重要指标。患者学会如何降低显示的皮肤导电性水平，可以缓解疼痛和焦虑状态。

脑电生物反馈（neurofeedback）

脑电生物反馈具有多种形式，其反馈信号主要来源于脑电波、肌肉活动以及心率和血压的变化。当人们紧张或出现其他情绪波动时，脑电生物反馈的指标也发生相应的改变。通过脑电生物反馈这种方式，我们可以从另一方面了解自身的精神和身体的状态。

大脑活动时会不断地产生一些微弱的电信号，对原始脑电信号的傅里叶分析[①]可以将不规则波形分解为确定突出的频率模式，并让患者理解这些信号的意义。在患者体验到这些直观信号与各种心理状态之间的关系后，学习按要求改变这些信号，实际上就是有意识地控制脑电活动。特定的脑电图模式可能存在于注意缺陷 / 多动障碍、阿斯伯格综合征和癫痫等疾病中。通过生物反馈训练，个体可以学会将这些特定的脑电信号降低到对身体有益的程度。

心率变异性生物反馈（HRV biofeedback）

心率变异性是检测功能紊乱的重要参数，用来指示身体自主调控的能力。心率变异性是准确评估身体功能活力最重要的参数。心率变异性可以反映自主神经功能及其对心血管的调节作用和反映心脏活动。使用一个放置在食指或耳垂上的光体积描记探头，它检测每次

---

①傅里叶分析：分析学中18世纪逐渐形成的一个重要分支，主要研究函数的傅里叶变换及其性质。

心脏收缩时皮肤的潮红情况，同时在屏幕显示着动态心率，就像一个心脏监护仪那样。计算机算法分析频率模式，并提供视觉和听觉反馈，以促进与放松和聚焦状态相关联的模式。心率变异性生物反馈利用呼吸窦性心律失常（respiratory sinus arrhythmia, RSA）这一每天在胸腔听诊中都能观察到的生理现象，吸气时心率略有增加，呼气时心率减慢。

通过有节奏的呼吸和使用图像技术，心率随时间的变化显示了一种连贯的模式。如果心率有加速或减速的可能，可以通过这种图像进行预测。连贯的画面反映了副交感神经的优势，而更不规则或混乱的模式与副交感神经的退出和交感神经活动的增加有关。这种方法对呼吸系统疾病，如哮喘和慢性阻塞性肺病，高血压和心律失常等焦虑和压力相关的问题有潜在的缓解作用。

身体知道答案——生物反馈治疗的心理生理效应

生物反馈技术来源于信息理论、学习理论、生理学和心理生理学等多个领域。

生物反馈治疗是通过改变患者的心理状态进而改变生理状态。早期的对于生物反馈技术的研究显示，在动物实验中，动物的生理状态是可以被心理因素调节的。在人身上也是如此，通过改变患者心理状态，进而影响其交感神经与迷走神经的兴奋性。交感神经和迷走神经[①]在疾病的发生和转归中扮演着重要的角色。另一方面，在很多疾病中，例如失眠、焦虑，抑郁等，心理因素本身起着决定性的因素，这时生物反馈治疗的作用就更加显而易见了。

---

①迷走神经：在颈、胸、腹均发出多个分支，支配颈部、胸腔内脏器及腹腔内大部分脏器，通过传导脏器的感觉冲动及控制心肌、平滑肌和腺体活动来调节循环、呼吸、消化三个系统。

心理效应

生物反馈治疗可能会增加患者对于临床症状的接受能力，它可以作为一种解释临床症状的一种替代。这一点对于存在心理及生理障碍的患者来说是至关重要的，因为它从根本上缓解了患者内心的心理问题。与此同时，例如生物反馈治疗中，在疗效非常确切的肌肉放松治疗中，通过放松肌肉可以反馈性地降低自主神经的兴奋性，从而达到从前自身难以控制的精神上的放松。

另一方面，例如患有慢性疾病，特别是疼痛的患者，经常认为医生或朋友暗示他们的问题主要是心理上的，这些患者对心理或精神咨询的想法是相当抵抗的。这在某种程度上造成了更严重的心理问题。心理反馈治疗可以更加直观地通过图像说明精神压力或练习放松技术，如有节奏的呼吸等手段，让患者有机会参与自身机体的控制，并感受自身身体状态，这些对于患者的心理健康是有益处的。

生理效应

通过反馈和奖励可以增强生理控制的报道可以说层出不穷，自我控制下的反应包括血压、心率、汗腺活动、皮肤温度、体温、呼吸功能、生殖功能、胃动力、骨骼肌控制（包括单个运动单元）以及脑电活动的各种变化。

生物反馈的基础研究中，最典型的例子就是血压正常的患者通过生物反馈对血压进行自我调节。患者在未被告知所需要控制的具体反应和生理变化方向的情况下，通过灯光的开关等二相变化对应患者心脏每次搏动的压力，并通过幻灯片的形式进行奖励，患者在 25 个一分钟的学习过后可以在不改变心率的情况下改变血压的大小。同样地，如果反馈和奖励是为心率的增加或减少而设置的，患者就会迅速学会增加或减少他们的心率，同样不改变收缩压和舒张压。这两个例子说明了生物反馈如何使患者在没有特定器官指令的情况下学会控制与反馈相关的特定反应。

做好准备就开始——生物反馈治疗的准备及实施

生物反馈治疗的目标有：①对于患者的症状与其生理的关系进行教育；②进行与生理过程相对应的听觉或视觉生物反馈信号的具体技能训练；③发展出对与唤醒和放松有关的内部状态的认识；④生物反馈技能培训的应用，包括在不借助仪器的情况下感受和控制内部状态；⑤培养全面的自我感知能力和控制能力，以促进健康和身体机能为准，无论目前的问题在多大程度上得到了解决。

治疗前准备事项

生物反馈治疗与其他治疗方式有所不同，其中就包括生物反馈治疗在治疗之前需要生物反馈治疗师和患者进行仔细的治疗前准备。进行生物反馈治疗前准备的目的主要有两个：①最大程度上地提高生物反馈治疗的成功率以及效果；②保证患者的生命安全。

为了达到这些目的，生物反馈治疗师需要对进行生物反馈治疗的环境进行仔细的布置，同时需要对进行生物反馈治疗的患者进行充分的了解。同时，患者也要从心理和生理两个方面，对生物反馈治疗进行充分的准备。

患者的心理准备

和任何医疗过程中一样，患者需要进行一定程度上的评估和诊断。不同的是，生物反馈治疗前，患者通常被评估的主要内容包括患者对自身情况的看法，例如病因、对于解决的渴望，以及相应组织器官功能的影响。在这个过程中，医生可以了解患者疾病性质、病残情况及可能恢复的程度，并对患者的智力、视听能力、注意力和自我调节能力做出全面的评估。

除此之外，更重要的是评估心理功能和应对策略，并筛选可能需要具体治疗的精神疾病。与患者建立联系，传达一种目的感和改变的希望感是必不可少的。这种联系有助于生物反馈治疗的成功，并且优化了患者的学习治疗体验。

患者的生理准备

患者在参加生物反馈治疗之前要对自身的生理状况进行评估，例如患有严重心脏病患者不宜参加生物反馈治疗；心肌梗死急性期、复杂心律失常伴有血流动力学不稳定的患者，要待病情稳定之后才可以进行生物反馈治疗。

在确认患者心理和生理情况适合进行生物反馈治疗的情况下，患者要进行相应部位的皮肤清洁。一般先用肥皂水清洗，再用 75% 的酒精揩拭消毒。对于角质层较厚的位置需要去角质，以保证良好的导电性。

训练应在餐后半小时进行，排空二便，安静休息 15~20 分钟，争取排除杂念和各种干扰。

患者信心的建立

由于生物反馈治疗本身是一个学习过程，而对部分患者来说学习本身相对枯燥，因此对于患者自身的情况要给予一个解释。这个解释十分重要，如果这个解释和患者内心想法一致，则有助于生物反馈治疗的进行。例如，如果头痛患者认为自身的压力与头痛无关，那么就可以解释大脑血管扩张在偏头痛病因中的作用，这样患者会认为，通过温暖双手，可以减轻头痛的病理过程。在这种情况下，患者可以更好地接受生物反馈治疗。

在患者连接到生物反馈设备之后，让他们看到正在测量的所有生理指标的初始活动水平是有帮助的。在这时，生物反馈治疗师可以让患者接触到压力情境的图像，用以解释说明压力对生理的影响。接下来，生物反馈治疗师可以指导患者进行放松运动（例如有节奏的呼吸），在这一阶段，创造一种以成功为导向的氛围是非常重要的，要尽量减少患者将不太理想地改变生物反馈信号的能力解释为失败。生物反馈治疗师可以通过不将相关图像展示在患者眼前的方法来解决这种情况，待患者信心建立完成并且生物反馈治疗师发现相关图像发生改变了之后，再将图像展示给患者。可以说对患者信心的建立是整个环节的重中之重。

进行生物反馈治疗

在生物反馈治疗的过程中，对于不同情况的患者，训练所关注的重点是有所侧重的。对于疼痛和压力相关疾病的患者，生物反馈治疗的首要目标就是让患者能够参与定期的日常训练，这些训练可以有效地改变他们的生理状态。随着训练的进行，患者可以更快地完成对于自身生理状况的控制。

实际上，简单的放松训练和控制训练的方法多种多样，要找到一种最适合患者的方法进行训练，同时生物反馈的信号形式也是多种多样，比如温度信号、皮电信号、肌电信号等等，这就要求患者和生物反馈治疗师在保持良好的心态的前提下多做尝试。

对于间歇性发病的患者，如腹痛或偏头痛的患者，随着治疗的进展，重要的是将这种学习活动从日常练习扩展到在症状发作时的活动（例如在偏头痛先兆期间温暖双手）。渐渐地，在生物反馈治疗过程中，不再强调生物反馈，而是更多地强调自我实践。

随着生物反馈治疗的进行，患者通常会成为自己的生物反馈装置，他们学会在没有生物反馈机制帮助的情况下识别应激反应的内部状态。在临床工作中我们发现，患者往往很善于识别和发现隐藏在自己身体里过度兴奋的小信号或早期信号，这些信号往往代表身体状态的改变。在了解了如何减少疾病唤醒的过程之后，患者可以在任何情况下实现放松反应，即便某些场景或情况可能是相当具有挑战性的。

患者为减少疾病唤醒所做的努力可能会得到内部和外部的奖励。内在的回报可以表现为减轻疼痛，更大的平静感，或一种掌握和控制自我的愉悦感。外部强化的形式可能是减少愤怒的表达，在人际关系中更容易获得自我的满足感。

生物反馈治疗的详细流程

在温度适宜、光线柔和、环境安静的治疗室内，患者坐在一个与地面呈 45° 角的躺椅或者沙发上，要求解松领扣、腰带等具有束缚作用的物品，坐时双腿不要交叉，以免受压。

相应的检测装置会放置在患者身上，这些检测装置都是无创的，这是生物反馈治疗相较于其他治疗方式来讲，非常大的优势所在。患者可以观察反馈记录仪器的反馈信息，同时被告知相应信号的含义。

患者被增加精神负荷，比如回忆痛苦的经历等应激行为，同时观察肌电、皮温、皮电、脑电、心率变异性等指标，寻找最敏感的指标，作为下一步的训练的反馈信号。在精神负荷下，没有明显变化的指标，建议不作为以后训练的相关指标。

患者开始肌肉放松练习，顺序是上肢、下肢、躯干、颈部、面部肌肉，最后是全身肌肉放松练习。患者在进行肌肉放松练习过程中要求呼吸自然、缓慢、均匀，尽量保持清净的头脑，排出一切杂念，使自己处于旁观者的角度，观察头脑中涌现的思想，出现的情绪。

患者在反馈信息的提示下开始进行相应的学习，学习结束之后会根据当天的学习情况，计划在家中需要完成的自行训练内容。

如果多次训练之后没有得到满意的结果，会根据患者对于练习目的和方法的掌握情况，对反馈性生物指标进行更换。

治疗前、治疗中以及治疗结束后，观察者和患者都会对症状填写相应的量表，对比来看治疗的效果。

生物反馈治疗是非侵入性的治疗方式，它在人体心理，心理和生理疾病等领域有所应用，可用于减少患者的不良情绪，以及疾病的痛苦，提高机能和改变行为。在实际应用中，连续训练反馈上来的信息不但可以提供给患者，也同样可以作为有助于医生评估患者情况的数据被记录下来。在许多情况下，能够记录到逐步改善的信息对患者特别有帮助，尤其是对于那些认为自身进步不明显的患者。这种信息很可能有助于维持患者积极的治疗态度，鼓励患者坚持治疗。此外，生物反馈治疗在帮助患者坚持自己在其他方面的治疗发挥着积极作用，这一方面对于患有慢性疾病或者解决慢性症状的患者特别重要。

与任何其他治疗方法一样，医患关系的性质和其他心理因素将深刻地影响生物反馈的治疗效果。生物反馈治疗除了提供外部的生理信号，对于表现良好患者结给予相应的奖励也是相当重要的。另一方面进行生物反馈治疗过程中，患者在其他系统方面的治疗也不能停止。

从某种意义上说，生物反馈这一神奇的技术，有助于提醒我们主观经验与自身稳态机制[①]的密切联系可能是由自主神经系统控制。此外，它重新唤起了人们对放松训练程序的兴趣。因此，生物反馈治疗不仅在一些与压力有关的问题上显示出其治疗效果，而且还提供了诱导和评估的手段来完成各种形式的精神和身体上的放松，其重要性在现代医学领域不言而喻。

①稳态机制：生物控制自身的体内环境使其保持相对稳定，是进化发展过程中形成的一种更进步的机制，它或多或少能够减少生物对外界条件的依赖性。

第七章

“恶性循环”终结者
——电针刺激厌恶治疗

电针刺激厌恶治疗不是单纯的心理治疗，它运用了心理治疗中行为治疗的方法和原理，搭配物理刺激，在心理治疗师的指导下，帮助使用者打破不良行为的“恶性循环”。

阅读本章，你将了解以下内容：

戒掉依赖的好方法——什么是电针刺激厌恶治疗

张某，男，48岁，18岁开始饮酒。刚上大学时在周末和同学吃饭时喝点啤酒，一月喝2次左右。后来参加工作，朋友同事多了，应酬也多了。休息时与朋友、同事聚会一起饮酒。刚开始多为社交性饮酒，一次饮白酒50~100克或者啤酒3瓶左右，每周喝酒4~5次。慢慢地10多年过去了，张某酒量也逐渐加大，白酒一次喝500~1 000克或者啤酒20多瓶，喝酒的次数也越来越多，几乎天天都会喝酒。他发现自己会控制不住地想喝酒，没有应酬一个人时也想喝酒，不喝酒感觉心里空荡荡的，像缺少了什么。早上起床恶心，干呕，出汗也多，手抖到夹菜都困难，脚抖路也走不稳，还经常摔跤。有一次2天没喝酒，突然晕倒在地上，口吐白沫，手脚抽动，大小便解在裤子上，送了120急救。最近2年张某的脾气越来越暴躁，晚上睡不好，甚至还出现了幻视（平白无故的看到房顶有很多虫子，不停地去抓虫），最后被家人送到心理卫生机构住院治疗，诊断为“酒精所致的精神障碍”。医生给他输液、服药，以调整长期饮酒被酒精侵害的身体。然后通过心理治疗以及电针刺激厌恶治疗帮助他戒酒。在做完电针刺激厌恶治疗后，他开始讨厌喝酒了，闻到酒就感到恶心，还学会了拒绝酒友的邀约饮酒的办法！

电针刺激厌恶治疗是专业人员使用电针刺激仪器，通过附加适量电刺激，使使用者在进行不良行为（如案例中的酒精有害使用）时产生感到厌恶的心理及生理反应，同时使不良行为与厌恶体验之间建立滞后条件反射的一种治疗方法，可有效消退不良行为。厌恶治疗属于心理治疗中行为疗法的一种，其原理是经典的条件反射原理。

电针刺激厌恶治疗适合和不适合的人有哪些？

适合人群

酒精所致精神障碍（酒精依赖）、苯丙胺类兴奋剂所致精神障碍（冰毒）、致幻剂所致精神障碍及其他成瘾物质所致精神障碍等（K粉、摇头丸、大麻）患者。

不适合人群

上述患者中，若存在以下情况，则不适宜使用电针刺激厌恶治疗：安置心脏起搏器者、带有心血管支架（体内安置有金属物）者禁止做电针厌恶治疗；严重高血压、严重心脏病、孕妇、儿童慎用；极少数对电流特别敏感者（使用后产生严重的不适感）；疲乏、饥饿或者高度精神紧张时；双手前臂皮肤有感染、瘢痕或肿瘤及四肢高度水肿者。

电针刺激厌恶治疗设备

电针刺激厌恶治疗常采用的仪器设备是韩式脱毒仪（HANS）。HANS是国内外各种穴位、神经、肌肉刺激和治疗仪器的总称。HANS用于厌恶治疗的原理是：当使用HANS刺激穴位时会在脑内激活机体内源性的阿片系统，促使释放内源性鸦片肽①，从而代替外源性吗啡的功能，发挥到全身性的镇痛作用，并且能够非常有效地消除戒断症状。最新临床观察证明，HANS对吗啡等戒断综合征和抑制心瘾有极其明确的疗效。

韩式脱毒仪有两对输出，用先进的自粘皮肤电极，贴在穴位上，电脑准确控制到所有的刺激参数，按开始键操作，穴位的得气感强。成对电极下刺激量相同。优选2~100赫兹疏密波、AM100调幅波，根据每个人对疼痛的耐受程度调节电流的大小，它能使我们人体的神经系统中具有镇痛功能的三种吗啡类物质（内啡肽、脑啡肽、强啡肽）同时一起释放出来，发挥出最强烈的止痛、戒酒和戒毒的效果。

由“爱”生“厌”——电针刺激厌恶治疗的准备和配合

在做电针刺激厌恶治疗时，需要做好治疗前的评估，使用者也需要做好相应的配合，才能让治疗达到理想的效果。

电针刺激厌恶治疗前评估

做治疗之前首先需要评估使用者的病情、动机、使用物质及场景。

①内源性鸦片肽：存在于体内的具有阿片样作用的多肽物质。

评估时分为三个部分：

认知功能

认知能力的评估治疗师会通过专业的量表进行评估，其中包括：

视空间与执行能力——让使用者照着图的样子画简单图形，如画时钟、按规律连线。

命名——给出3个动物的简单轮廓图请使用者说出具体的动物名称。

记忆——治疗师说出5个名词，立即让使用者听并再次复数5个名词，5分钟之后再次说出。

注意——治疗师说5个数字请使用者顺背，3个数字请使用者倒背；或连续没有规律地读0~9这几个数，固定一个数字，每当说到那个固定数字时请使用者拍手；或治疗师提出100–7等算式让使用者依次计算。

语言——治疗师按照量表说20字内的简短两句话，请使用者重复。

抽象——给出一组相似性的词语，请使用者归类。

延迟记忆——请再次重复最开始要求记忆的5个名词。

定向——告诉治疗师当天的年月日及所处的具体地点。

认知能力的评估主要是为了了解使用者的大脑受损严重程度的情况，如果低于一定的分数，那么说明使用者的大脑受损程度严重，可能暂时无法有效进行电针刺激厌恶治疗，还需进一步的训练提高各方面的认知能力。

使用成瘾物质的个人情况

使用者所使用成瘾物质的个人情况包括：

戒酒/毒的动机（什么原因来治疗，什么原因触动了自己戒酒/毒）。

习惯饮酒/吸毒的模式（具体使用什么酒/毒；具体和哪些人，在什么地点，饮酒或者吸毒时会做哪些事情，喝酒/吸毒后会做什么，第二天的体验）。

失控饮酒 / 吸毒的模式（什么时候控制不住想喝酒 / 吸毒，不喝 / 不吸心理身体会有哪些反应）。

戒酒 / 毒的经历（是否戒过；戒过的次数；戒过最长的时间；复饮 / 复吸的原因；如果没戒过，原因是什么）。

饮酒/吸毒后的反应

包括：

身体的前后变化（记忆力、注意力、反应、饮食、睡眠、胃肠道）。

人际圈。

工作能力。

家人的态度变化。

面对家人的内心感受。

如果继续饮酒最担心的是什么。

这三个部分的评估完成后，请照护者购买使用者最喜欢的一瓶酒交给治疗师，如果是 K 粉、摇头丸、麻古等法律禁止的物质，一般会采用模拟物进行治疗。

电针刺激厌恶治疗前准备

治疗师准备

着装整齐，熟悉电针刺激厌恶的操作程序，给使用者介绍治疗的目的以及注意事项，了解使用者的病史，根据评估内容（使用场景）加指导语。

用物准备

电针治疗仪、棉签、消毒液、胶布、电针刺激厌恶治疗单、血压计。

使用者及照护者准备

使用者及照护者了解电针刺激厌恶治疗的目的、意义、过程以及注意事项，了解如何配合治疗。

电针刺激厌恶的治疗机制和具体实施方法

不知道大家曾经有没有在外面吃坏肚子的体验？比如去过一次海鲜大排档，吃到了坏了的龙虾，回到家后上吐下泻，在下一次看到龙虾的时候，甚至是还没吃到龙虾或者龙虾并没有坏，就已经产生了恶心和厌恶的感觉？这就是所谓的厌恶条件反射。

而电针刺激厌恶治疗背后的机制也是一样，在治疗过程中，受过专业培训的治疗师会将使用者最常使用的成瘾物质（酒或者 K 粉、摇头丸、冰毒的模拟物）放在其面前，让其闻或是看到成瘾物质，同时给予指导语让使用者想象自己以前使用成瘾物质的场景，当使用者想到愉快的场景，出现对成瘾物质的渴望时，立即给予较大电刺激（电流量由小至大），直到使用者体验到不舒适甚至疼痛的感觉，通过这一过程，便可以打断成瘾物质与愉悦感受之间的连接，让使用者以后看到成瘾物质时，形成厌恶条件反射。

当然，治疗的首要是要确认使用者的身体状况。在治疗开始前，会为使用者监测血压，检查使用者的双前臂皮肤。治疗时将电极片安放在双侧前臂，将电流量从小到大逐渐增加，直至使用者难以承受为止。治疗中需要根据使用者对疼痛的反应略加调整。

具体的治疗过程以及安排如下：

1. 每次电刺激治疗持续 15 分钟，休息 3 分钟，测生命体征后再重复一次。此过程一般需要 20~30 分钟，完成之后，每次有相应的“家庭作业”。

2. 家庭作业安排

第一次治疗完成后，让使用者写下如果继续使用成瘾物质，自己将会怎么样（包括身体、家庭、工作、人际关系等）？

第二次治疗完成后，和使用者分享物质滥用的恶性循环，并让使用者写下恶性循环的每个环节。

第三次治疗完成后，让使用者分析自己怎么样打断自己的恶性循环，与使用者商量具体怎么做。

第四次治疗完成后，让使用者对自己戒断的信心打分。满分为100分，现在给自己打多少分？如果是100分，让使用者分享是什么可以支撑自己能持续地戒断下去？如果没有100分，让使用者分享还有什么会影响自己的信心。

第五次治疗完成后，让使用者写下出院后还有什么样的情况可能会让自己再次饮酒/吸毒。

第六次治疗完成后，让使用者写下出院后如果有复饮/复吸的场景出现，如何应付。

第七次治疗完成后，让使用者记录没有饮酒/吸毒身体的变化。

第八次治疗完成后，让使用者分享出院计划，给予出院指导。

第九次治疗完成后，让使用者展望未来，看到未来正能量的一幕。

电针刺激厌恶治疗的注意事项

使用前检查电针治疗仪性能是否完好。

调节电流时，应逐渐从小到大，不可突然增加，防止引起肌肉强烈收缩。

治疗后需要检查使用者皮肤状态，有无出血、发红及完整性受损。

给使用者、照护者做好健康宣教，防止使用者偷饮/偷吸。

第八章

活跃大脑的“游戏”

——计算机认知矫正治疗

小红是一名精神分裂症患者，在经过一段时间的药物治疗后，她的幻听、幻视、被害感等症状都有了明显改善，但她还是不愿出门，生活懒散，需要父母及医生护士督促才愿意收拾打扮自己，而且她觉得自己有时大脑反应很慢，感觉像生锈的机器，也很难集中注意力，自己的记忆力也不好，医生建议她去玩一玩活跃大脑的“游戏”，小红和她的父母听了都很疑惑，怎么在医院里还能玩“游戏”呢？

阅读本章，你将了解以下内容：

- **这是什么“游戏”——了解计算机认知矫正治疗**
- **六大游戏任务模块——计算机认知矫正治疗的内容及益处**

这是什么“游戏”——了解计算机认知矫正治疗

相信看到上面的案例你也很疑惑，医院里面玩什么“游戏”呢？什么“游戏”又能够活跃大脑呢？

这个游戏虽然也在电脑上进行，但却有别于如今火热的网络游戏，它是一款通过计算机辅助系统，专门针对精神疾病患者认知功能障碍制订的科学、系统矫治的非药物治疗“游戏”，这种游戏被称为计算机认知矫正治疗。计算机矫正治疗让患者在愉快的游戏时光里，改善认知损害，促进疾病的康复。说到这里，你是否对它更加充满好奇呢？

其实，计算机认知矫正治疗由前台、后台和数据库三个部分组成。前台是直接与患者接触的部分，主要用于治疗任务的呈现，后台主要用于治疗师开启、监控和查看治疗结果，数据库则用于存储患者个人信息，以及每位患者在每次治疗中的详细情况，包括每个任务的完成情况、错误发生情况、治疗配合情况、完成进度等。简单来说，其实就是通过在电脑上玩游戏的方式达到认知治疗的目的。

“游戏”能治病？

相信很多患者和家属会有疑问，通过玩“游戏”真的能达到治疗目的？答案是肯定的，计算机认知矫正能够有效地改善认知损害，早已被大量的研究所证实。国外有项研究选取了60例精神分裂症住院患者，通过计算机认知矫正治疗观察他们接受5年认知矫正干预后的效果。结果显示，认知矫正治疗能显著提高受试者解决问题的能力，增强记忆力、提高注意力；同时，可以提高患者自身对疾病的认识，使其积极通过改善神经认知作用而改善认知缺陷，减少了疾病复发。国内也有大量研究表明，系统科学的神经心理训练方法可以显著改善认知功能缺陷，其中认知矫正治疗是目前研究最充分、疗效最确切的神经心理训练方法。计算机认知矫正治疗在国外早已成熟开展，在国内也有很多大型医院乃至一些地方精神卫生中心都有引进计算机认知矫正治疗。

这款“游戏”治疗什么?

认知损害是人脑由于各种原因，在接受、处理、反馈外界刺激和信息的流程中出现了问题，导致无法实现正常认知行为能力，严重影响正常生活，也是精神疾病的常见症状，会严重影响患者的康复。人类的大脑具有高度的可塑性，可以通过训练来促进认知功能的恢复和发展。计算机认知矫正训练就能够刺激大脑的可塑性，使大脑新陈代谢增强，可以针对性地训练人的记忆能力、视空间能力、注意能力等。通过反复进行训练，可以达到延缓病人认知功能衰退的目的。

我们再来看看案例中的小红，她感觉自己大脑反应慢、注意力不集中、记忆力差，也不愿出门，生活懒散，这些都是疾病导致她认知损害的表现。这下你明白为什么医生要建议小红玩这款“游戏”了吧。

计算机认知矫正治疗适合哪些人?

计算机认知矫正训练最初是为了延缓脑损伤病人的执行功能衰退而设计出来的。目前，随着科技的发展，系统的完善，这款游戏也适合：慢性精神分裂症、伴有认知损害的抑郁症、注意缺陷/多动障碍、学习障碍、精神发育迟滞、儿童孤独症等疾病导致的各种类型的注意、言语、情绪管理和记忆障碍等患者；脑器质损伤造成的认知损害患者；老年轻度认知障碍患者。针对以上几类患者，计算机认知矫正能有效地促进这类患者提高认知水平，延缓疾病进展，提高生活自理能力。

计算机认知矫正治疗怎么做?

治疗师根据患者治疗需求，在速度精度、工作记忆、注意警觉、执行能力、言语能力、社会认知这 6 个模块中选择合适的训练任务。患者则在系统的提示下或治疗师的指导下，在规定时间内（一般为 45

分钟）进行训练。训练全部采用计算机程序实现，充分利用其在多媒体、信息存储、逻辑判断等方面的优势，用智能化、自动化的程序模拟出逼真的治疗情景，让患者实现视觉、听觉多通道矫正。训练系统遵循由易到难的原则，采用了脚手架式训练、语音强化、无错化学习、信息处理策略和阳性强化等多种认知矫正技术等。即使文化层次稍低的患者，也不用担心，系统能针对个体进行灵活化的任务调整。更不用担心游戏会不会枯燥无味，系统主要有6个模块，每个模块有6~10项不同的练习，每项练习包含8~20个不同难度的训练任务。治疗内容丰富，有吸引力，界面简洁，整合度高，能充分调动患者参与治疗的积极性，保证患者能够达到训练目的的同时，也方便医生通过后台数据，及时全面地了解患者疾病的变化，为接下来的治疗方案的制订与调整，提供科学依据。

六大游戏任务模块
——计算机认知矫正治疗的内容及益处

计算机认知矫正治疗里的游戏任务主要分为6大模块，分别是速度精度、工作记忆、注意警觉、执行能力、言语能力、社会认知，每个模块都有6~10项练习任务，每项练习则又包含了8~20个不同的难度。下面我们一起来了解一下这款“游戏”的具体任务吧。

速度精度

该模块包含视觉记忆、积木计数、蝴蝶搜索、快速匹配、鼠标练习和数字序列这6项练习。以鼠标练习为例，采用三列×三行或六列×六行的表格，要求患者利用鼠标，将数字从小到大依次填满表格。

益处：通过练习该模块，不光可以解除高龄患者对于鼠标的陌生，同时还能通过训练患者对目标的快速搜索、匹配，提高大脑处理感觉信息的速度和精度，从而缩短反应时间。这使大脑反应更加敏捷，工作和学习效率更高，同时还能延缓年龄增长带来的认知能力减退。比如案例中的小红，她觉得自己大脑反应很慢，仿佛生锈的机器，这一个模块的反复训练，就能有助于改善她这一问题。能使其反应灵敏，由呆呆愣愣转变成灵活敏捷，双目有神，思维灵活，能多个角度考虑问题，不再“一根筋”。

工作记忆

工作记忆是日常生活、工作必需的认知能力。该模块包括记忆匹配、声音匹配、词汇记忆和数字广度 4 项练习。以声音匹配为例，采用 2 行 ×4 列至 5 行 ×6 列的网格形式，在每一个网格中放入一个声音文件，要求患者记住这些声音，并找出两两或三三相同的声音。

益处：通过该模块练习，可以对言语、图形、文字、空间等各种记忆素材进行记忆训练，可以改善大脑记忆功能、提高学习和工作以及日常生活能力。比如能记住重要的人和事，记住重要的电话号码，记住一些重要的时间点。

注意警觉

注意警觉是一切认知活动的基础。该模块包含持续注意、双重计数、搜索硬币、持续匹配、数字搜索和飞行训练 6 项练习。以飞行训练为例，这是一项手眼协调训练，患者通过鼠标控制飞机飞行，保证飞机不碰到气球，如果碰过气球则会坠机。

益处：该模块通过对持续注意和分散注意的强化训练，可以提高专注水平和注意广度，促进患者能够更长时间、更高效地进行学习、思考和交流。比如注意力由 20 分钟增至 40 分钟，能专心听课，能更长时间与人集中精力进行交流 。

执行能力

该模块包含图片匹配、视觉推理、分类练习、飞鸟迁徙、路径演练和找单双数 6 项练习。以分类练习为例，要求患者按照某种分类方式图片分为 2~4 类，分类方法由患者自己总结。

益处：通过该模块的练习，可以提高患者思维逻辑性、计划性，增强问题解决的能力。比如在做事情前会先罗列计划，对问题有自己的分析能力，有主见不再人云亦云，更加自信、独立和健全。

言语能力

言语活动是人类特有的认知能力，学习、工作、人际交流等各种日常活动都需要语言作为介质。该模块包含找不同词、Stroop（斯特鲁普）、数字转换和词汇雨滴 4 项练习。以数字转换为例，要求患者按照一定的顺序读出闪烁的小黑点数目。

比如，在斯特鲁普测试中，测试者被要求回答有颜色意义的字体的颜色。

益处：该模块通过对字词、语句、段落的感知、理解、记忆、表达的系统训练，可以提高患者语言感知速度、加工精度和工作效率。比如患者愿意与他人进行交流，可以更自然地与人沟通。

社会认知

该模块包含情绪识别、表情管理、情绪管理和购物计划 4 项练习。以表情识别为例，要求患者分辨屏幕中显示的面孔的表情及程度。

益处：该模块的训练可以促进患者社会认知能力的提高，促进社会功能的恢复。比如患者能更合适得体地表达自己的情绪、情感，能更准确地理解他人的感受。

六大模块，内容丰富，以上也只是做了一个简单介绍。这款“游戏”针对大部分青少年，确实没有如今火热的网络游戏那么吸引人，毕竟它没有精美的游戏画面，也无法让游戏者施展炫酷的技能，甚至不能带来畅快的游戏体验。但它却能实实在在帮助精神疾病患者减轻疾病带来的痛苦，增加回归社会的可能。我们也相信随着科技的进步，这款“游戏”会变得越来越好，为更多的患者提供更良好的治疗体验。

第九章

照亮人生的光束

——光照疗法

你是否有过这样的感受？一到冬天，整个人的情绪与夏天比起来要低落一些，食欲产生了变化。到底为什么会出现这种情况呢？

科学家对于这种现象有一些理论猜测。其实，人的大脑里有一个腺体叫松果体，松果体分泌褪黑素和5-羟色胺，且含有高浓度的去甲肾上腺素。5-羟色胺和去甲肾上腺素均为神经递质，其功能和浓度与人的情绪和睡眠密切相关。松果体的分泌活动受光照控制，有明显的昼夜规律，夜间合成褪黑素，白昼生成5-羟色胺。当冬季日光减少时，褪黑素分泌增多，5-羟色胺分泌减少。但这种变化对于正常人来说几乎不会影响日常生活，而季节性抑郁症患者则会因此出现困乏、情绪低落等问题。

阅读本章，你将了解以下内容：

- **生物节律告诉你阳光的重要性——什么是光照治疗**
- **阳光带来的力量——光照治疗的应用**

生物节律告诉你阳光的重要性——什么是光照治疗

性格开朗、外向的小鱼今年22岁，刚刚得到心仪公司接收函，开始在该公司干劲满满地进行毕业实习。实习三个月后，渐渐入冬了，随着白天的缩短，小鱼好像进入了“冬眠”状态。早上不想起床，没有任何理由地觉得情绪低落，对周围事物都没有兴趣，连以前最喜欢玩儿的游戏都不想打、最亲近的朋友都不想见。食欲变得旺盛，控制不住想吃东西。经常感到疲乏，睡眠比平时多，但睡得再多也没办法使疲惫感消失。因为注意力不集中，小鱼工作上频频出错，被上司斥责了几次也不见改善，同事都觉得小鱼最近“不在状态”。小鱼自己也很自责，感觉自己能力很差，拖累了同事，认为自己肯定不能留在心仪的公司了，前途一片黑暗，甚至一度产生“还不如死了算了”的想法。这种状态持续一个月后，在同事的反复劝说下，小鱼到综合医院的精神科就诊，确诊为“抑郁症”。在医生的询问下，小鱼回想起来，每年冬天的时候自己都有情绪低落的情况出现，到来年春天慢慢又恢复到平时的状态，但以前情绪低落的程度没有这次这么严重。

医生给小鱼开了抗抑郁的药物，同时让小鱼接受光照治疗，两周之后，小鱼情绪明显好转，感觉又有了生活的动力。

在介绍光照治疗之前，我们需要先认识一下案例中小鱼得的这个“抑郁症”，它实际上也叫季节性抑郁症。

季节性抑郁症

季节性情感障碍（seasonal affective disorder, SAD）自1984年被定义以来，一直受到精神病学家的关注。其主要表现为由于季节的变更而引起正常情感调节等能力的失调。SAD最常开始于较冷的月份（秋季和冬季），尤其是在较长期缺乏日照的多云阴雨天气，在第二年春季或夏季会自发缓解。季节性抑郁症（seasonal depression, SD）患者的核心症状包括情绪症状（情绪低落、忧郁沉闷）、其他精神心理症状（注意力不集中、思维迟缓、工作效率下降、焦虑紧张、易激惹、回避社交）和躯体伴发症状（食欲改变、睡眠障碍、精力减退、体重变化、躯体疼痛）。症状严重者可在冬天丧失工作能力。甚至每到冬天，部分患者只能自动辞职，待到春暖花开后重新寻找工作。

青年女性和 50 岁以上的中老年女性患冬季抑郁症的比例比其他性别和年龄段的一般要大。此外，室内工作者，尤其是体质较弱和极少参加体育锻炼的脑力劳动者，因为在室内生活的时间较长，尤其是天气寒冷的冬天更是如此，相比普通人群也更易患病。此病往往不易被人注意。案例中的小鱼因为大学学业任务重，极少外出活动或参加锻炼，所以前些年虽然感觉自己到冬季有些不愿意活动、懒散，却认为是“用脑过度”引起的劳累而没有在意。

那患了季节性抑郁症怎么办呢？和抑郁症一样需要治疗吗？还是等到来年春天疾病自然好转就行了？科学家发现，如果让季节性抑郁症的患者连续数次接受光照治疗，包括紫外线、红外线在内的模拟日光，症状可以明显缓解，许多早先在病休的患者，也可重返工作岗位。

光照治疗

除了抗抑郁药物治疗和心理治疗，光照治疗（bright light therapy, BLT）是治疗季节性抑郁症的重要手段。

光照治疗是指暴露在额外的人造光源下，模拟户外的自然光线来治疗疾病的方法。对于不同使用对象，光照治疗对光源种类、光照强度、干预周期和干预时间点的选择不同。

光源种类

光照治疗的光源主要包括 4 种。一种是灯箱，通常放置在公共活动空间、餐桌上、卫生间，距离患者大约 1 米的地方，保证在病人的视野范围内。还有戴在头上的灯帽、安置在天花板等地方的灯具和模拟的室外黄昏过渡时的“自然光”。

光照强度及干预频率

用照度仪在患者角膜上测量，光照强度为2 500~1 000勒克斯（照度单位）。干预时间为持续30分钟至2小时。干预周期持续10天至2个月。干预时间点可以选择早上、上午、下午、傍晚和全天。

光照治疗的原理

睡眠—觉醒周期模式中，睡眠是与觉醒状态交替出现的一种生理状态，睡眠不是浪费时间，它能够帮助人们恢复体力，构建认知能力，调节消化等，它是人们赖以生存的必备生理需求。

没有足够的阳光照射，植物难以进行光合作用，很容易枯萎。而光照对于人类也同样重要，因为我们体内的激素都会随着光照的时长而进行相应的变化。如果没有足够的光照时间，我们也会像植物一样，出现“枯萎”的迹象，有一些患者是随着季节更替周期性地出现抑郁时期的，比如之前的小鱼，每到冬天，日照时间减少，他的季节性抑郁症便会发作。

在高纬度的国家和地区里，比如冰岛，日照时间非常短，这种地区的季节性抑郁症比较高发。这也意味着日照与季节性抑郁症之间的联系。如果有条件的话，患者可以选择每天多花点时间在户外，通过自然的日照来改善自己病情。但是，如果患者所在的地区缺少日照，那么便可以通过人为的光线来达到更长的光照时间。

然而，这种方法对于其他类型的抑郁症疗效并不显著。这也说明了不同类型的抑郁症存在不同的致病机理。季节性抑郁症多发在高纬度地区，在中国并不多见。要预防季节性抑郁，可以在冬季多增加户外时间，多接受光照，并适当进行户外的体育锻炼。

那么从生物以及神经学的角度来讲，光照治疗的原理是什么？

首先，光通过眼睛和视网膜影响下丘脑的视交叉上核（SCN），这一部分是控制昼夜节律（比如晚上我们会感到困，早上到了特定时间就会醒来）的下丘脑区域。通过对这一区域进行光照，我们可以改变不规律的昼夜行为。第二，光抑制褪黑素的分泌，光照时间过少会导致褪黑素的水平增高，从而使人感到疲惫。

阳光带来的力量——光照治疗的应用

我们在前文知道光照治疗是治疗季节性抑郁症的重要方式。那么，其他疾病或人群是否适合光照治疗呢？光照治疗安全吗？

适用疾病或人群

目前没有统一的光照治疗模式，医生对于不同症状的患者可能采用不同的治疗光源、时长和频率。现光照治疗常被用于以下疾病或状态：季节性抑郁症、普通抑郁症、睡眠障碍、痴呆、倒时差或调整生活节律。如果按照人群分类，通常医生会建议这类人群使用光照治疗：季节性抑郁症、想尝试安全且副作用较少的治疗方法的患者、想要提高抗抑郁药物及心理治疗有效性的患者、怀孕期间或哺乳期间避免服用抗抑郁药的患者。

可能出现的风险

光照治疗是比较安全的治疗手段。如果有副作用出现，通常程度比较轻，且持续时间短。它的主要副作用有：眼睛疲劳、头痛、恶心、烦躁或与双相情感障碍有关的欣快、亢进等。以上副作用可能会在光照治疗持续几天后自行消失。也可以通过减少治疗时间、拉远与光源之间的距离或更改使用光照治疗的时间来管理副作用。如果这些措施仍不能使副作用消失，应及时向医生反馈以寻求处理意见。

光照治疗的过程

在光照治疗的过程中，患者会被安置在一个灯箱或其他光源旁。为了保障疗效，灯箱的光线必须间接地进入患者眼睛。整个治疗过程中，患者必须保持眼睛睁开（可眨眼），但不要直接看着光源，避免眼睛被光线灼伤。切记，睁眼治疗和闭眼仅照射到皮肤的治疗效果完全不同。

在接受光照治疗的过程中，患者可以同时从事其他活动，如阅读、写作、使用电脑、吃饭或打电话等。但一定要听从医生的建议和指示。

治疗预期

光照治疗可能无法完全治愈季节性抑郁症或其他疾病，但可以帮助缓解部分症状，增加参加日常活动的动力和精力，帮助接受治疗的患者改善对于自我和生活的看法。

光照疗法可以在几天之内开始改善症状，不过在某些情况下，缓解症状可能要花两周或更长的时间。

光照治疗的注意事项

如果有对光线特别敏感的疾病，如系统性红斑狼疮[①]；或服用的药物会增加对阳光的敏感性，如某些抗生素；或眼睛容易受到光的损害；存在这些情况的患者，一定要告知医生，谨慎选择光照治疗。

有些市面上贩售的“日光浴床”“日光浴灯”等声称有助于缓解季节性抑郁症的功效，但这些物品并不是医药器械，其有效性并没有接受临床试验的检测。并且“日光浴床”等光源释放出的紫外线会损伤皮肤，增加患皮肤癌的风险。

最后，由于个体差异，光照治疗并不是对每位患者都有效。但按医生的指示坚持治疗，指定最适合自己的治疗计划，那么自己便能从治疗中受益最大。混乱的生活节律、低落的情绪都不是每位患者最后的归宿，只要愿意，总有一束光能够照亮生活。

---

①系统性红斑狼疮：一种多发于青年女性的累及多脏器的自身免疫性炎症性结缔组织病。

第十章
心理治疗新技术
——虚拟现实技术（VR）

小海今年18岁，因“怕脏、反复洗手5+年”就诊于某医院，被确诊为强迫症。5年前，小海觉得就读的学校环境很脏，害怕接触不干净的东西得病，每次放学回家都会反复洗手，直到自己认为洗干净了为止，最长洗手2小时。介意别人使用、触碰自己的东西，别人触碰后要反复清洗或擦拭自己的东西。以上情况出现频率日渐频繁，小海每天花费大量时间在洗手上，明知没有必要，却控制不住要这样做，如果不洗“干净”就会感到烦躁。5年来病情一直不稳定。因为担心药物副作用，小海服药总是断断续续，不听从医生的意见，父母劝说、监督也没用。对于医生和心理治疗师给的一些行为训练建议，比如用红色的墨水浸染棉签假装“沾过血”让小海接触，小海十分惧怕，坚决拒绝。最近一次住院，医生向小海介绍了一种新的治疗方法——“虚拟现实”暴露治疗，让小海在“不直接接触”肮脏环境的情况下进行心理治疗。在药物治疗的基础上，经过8次“虚拟现实”暴露治疗，小海的洗手行为明显好转，对周围环境的耐受能力也显著提高。

什么是虚拟现实技术呢？它又是如何成为一种心理健康治疗手段的呢？我们一起来了解一下吧！

阅读本章，你将了解以下内容：

- VR 将改变心理治疗吗——认识虚拟现实技术
- 心理治疗新玩法——虚拟现实技术在治疗中的应用
- 虚拟还是现实吗——心理 VR 的发展前景

VR将改变心理治疗吗——认识虚拟现实技术

虚拟现实（virtual reality, VR）是 20 世纪 80 年代美国麻省理工学院最初开发的技术。VR 技术利用计算机生成三维图像，该图像显示在提供信息的设备上，由跟踪器反馈使用者的方向和位置以更新图片，提供使用者关于视觉、听觉、触觉等感官的模拟，让使用者身临其境地处于三维空间内。理想的 VR 技术应该具备人类的一切感知功能，但目前只实现了视觉、听觉、触觉等几种。除此之外，VR 提供的场景还应具备让使用者难辨环境真假的沉浸感、使用者与模拟环境内物体的交互性、不局限于真实存在的环境的构想性。

虚拟现实将改变心理治疗？

尽管目前大多数人只将虚拟现实技术与视频游戏相关联，但实际上基于这项创新技术已经开发了多种其他应用程序。多国研究人员尝试用 VR 技术来帮助解决心理健康问题，VR 技术可能会改变精神疾病的治疗方式。

一项 2013 年至 2015 年的中国精神疾病流行病学调查显示，我国精神疾病发病率较之前增高，焦虑症发病率高于其他精神疾病，而精神分裂症等重性精神障碍因病耻感等因素发病率存在被低估的情况。在所有精神疾病治疗费用中，严重精神疾病，如精神分裂症、重度抑郁障碍等，治疗费用高于50%。严重的精神疾病治疗和管理给患者家庭和社会都带来了沉重的负担。我国有超过1 600万成年人患有严重的精神健康问题，这些问题影响着他们生活的各个重要领域。

但是，由于对精神疾病缺乏正确的认识、害怕社交歧视、对药物副作用抵触、社区心理健康服务资源匮乏等因素，许多人没有得到需要的心理健康服务。

缺乏需要的心理健康治疗而影响患者社会功能的最直接后果，是让患者失去工作能力和独立生活的能力。在美国，精神疾病患者每年损失超过1 930亿美元的工资。如果从生物—心理—社会角度来看待精神疾病，它其实是一个无所不在的问题。那如何更有效地治疗它呢？心理健康治疗服务中存在的问题包括治疗的可及性和延续性。尽管近年来治疗方法有所增加，但世界各国在向需要治疗的患者提供治疗方面都遇到了困难。

虚拟现实技术是一种有用的工具。如果能够将此技术与心理健康服务有机结合，搭载轻巧的VR设备，可以使每个人都更容易地获得心理健康服务。尽管VR在游戏市场之外尚未站稳脚跟，但它为医疗保健领域提供了许多好处，尤其是在心理健康方面。过去十年进行的研究表明，VR技术在为患有心理和身体残疾的人提供治疗方面具有实用性。

虚拟现实疗法的历史

在1990年，心理治疗师开始将虚拟现实技术用于心理健康治疗。1995年，心理学家Barbara Rothbaum和计算机科学家Larry Hodges结合他们的才能，进行了第一项研究，证实了虚拟现实疗法在帮助患者克服“恐高症”中的有效性，该研究结果发表在《美国精神病学杂志》上。

1996年，心理学家Albert Carlin和Hunter Hoffman发表了一项后

续研究。该研究在华盛顿大学人机界面技术实验室进行，该研究表示VR技术还能帮助克服对蜘蛛过度的恐惧，结果发表在《行为研究与治疗》杂志上。

自从大约25年前进行了最早的研究以来，已经发表了大约300项关于VR技术在心理健康治疗中使用相关的研究。大多数研究都探索了VR在恐惧症和PTSD及其他焦虑相关疾病中的应用，结果令人鼓舞。

心理治疗新玩法——虚拟现实技术在治疗中的应用

虚拟现实技术提供了一种逼真的、引人注目的方式来模拟发生心理健康问题的现实生活场景。它在治疗焦虑症和恐惧症中特别有用。

暴露疗法

暴露疗法通常用于治疗恐惧，它需要缓慢而谨慎地将患者暴露在恐惧的物体或环境中，直到他们克服痛苦。当患者在反复暴露后意识到没有因暴露而发生负面反应时，他或她能够面对并获得对恐惧情绪的控制。

将虚拟现实技术引入暴露治疗中，可使恐惧飞机出行的患者在治疗中戴着VR头戴设备，虚拟地“参与航行”。在反复沉浸在“航行”场景期间，头戴式耳机中的传感器会检测到运动，因此当患者移动其头部时，好像他或她正在注视着飞机机舱。患者会听到乘务员和飞行员发出的通知，就像在实际飞行中一样。虚拟引擎“摇晃”和“隆隆声”，以模拟准备起飞的场景。对于一个极度恐惧飞行的患者，这种情况足以引起焦虑甚至是恐慌发作。但当患者反复暴露于VR场景中，发现飞行并不会导致“不良后果”，他或她的焦虑和恐惧感便能够被克服。

认知行为疗法

认知行为疗法（cognitive behavioral therapy, CBT）是心理治疗的一种方法。心理治疗师通过会谈，可帮助患者识别不良适应证并将其改变为更健康的思维，并更轻松地适应挑战性情况。目前，这种方法被认为是针对偏执意念最有效的治疗手段。研究表明，基于虚拟现实技术的 CBT 比单独使用 CBT 更有效。

压力管理

VR 技术现较多用于压力管理或冥想，它可以帮助患者学习如何放松和改善情绪。工程师模拟让人放松的环境，如平静的海边、夏夜的星空等，让使用者沉浸于虚拟环境中，在语音指导下，逐渐实现放松和冥想。

心理评估

虚拟现实技术不仅可用在心理治疗方面，也可用在心理评估方面。例如，不用让患者尝试去描述对人群的恐惧，治疗师可以通过虚拟现实技术呈现出不同的社交场景，更直观、更准确地评估患者的恐惧症。甚至，虚拟现实技术可以在评估过程中揭示患者都不曾意识到的隐藏信息。

虚拟还是现实——心理VR的发展前景

虚拟现实在心理健康服务中相比传统服务模式有许多优势。对于暴露疗法，治疗师可以在每个治疗过程中仔细控制暴露程度。因此，比如在“害怕飞行”的情况下，治疗师可以通过把一次典型的飞行过程细化到不同的阶段，其中涉及的每个过程对应许多疗程，缓慢地让患者接受治疗，从而使患者能够按照自己的步调掌握暴露程度。

此外，虚拟现实治疗相对方便。在现实中，治疗师不可能与患者一起登上飞机来协助患者克服对飞行的恐惧。但是，使用虚拟现实技术，就可以使患者沉浸到与“真实飞行”几乎相同的场景中，从而使治疗师的协助成为可能。

虚拟现实可以帮助保持治疗的保密性。例如，如果心理治疗师试图将患有恐高症的患者带入拥挤的电梯中进行暴露疗法，治疗师可能会违反保密规定。而使用虚拟现实技术，就可以规避这类问题。

此外，对于某些患者而言，虚拟现实疗法可能比实际的暴露疗法少一些令人生畏的感觉。后者是一种认知行为疗法，用于减少与触发事件相关的恐惧。患有极端恐惧症的人通常不惜一切代价避免触发情况。即使患者可能反对沉浸式治疗，他或她也可能将 VR 视为威胁较小的选择，比如前面案例中的小海。

虚拟现实治疗的缺点

虚拟现实技术作为一种心理健康服务最大问题之一是成本。尽管 VR 技术的应用变得越来越广泛，开发成本也较之前低，但作为一种心理健康服务系统，它仍然昂贵。比如，虚拟现实治疗系统“ Virtually Better” 在 2005 年的售价超过 6 000 美元。对于小型私人执业的心理咨询室，若想成套购买虚拟现实治疗设备或服务，价格可能过于高昂。

还有一个缺点是虚拟现实并不适用于所有存在精神心理问题的患者。专注于一项活动有困难或容易分心的人可能会发现自己很难沉浸在虚拟世界。

虚拟现实治疗进步/研究的新方向

尽管虚拟现实治疗似乎具有革新心理健康服务的潜力，但像任何心理治疗和精神卫生服务一样，虚拟现实治疗也必须在临床试验中经过严格的测试，仍需要进一步的研究。

一些新的研究方向可能包括使用户的沉浸感更强烈，例如添加触觉组件。2003 年发表在《国际人机交互杂志》上的一项研究表明，结合视觉和躯体体验比单独使用视觉刺激进行治疗更有效。加利福尼亚虚拟现实医学中心的一名心理学家通过让患者触摸一个玩具假蜘蛛，同时沉浸入充满蜘蛛的 VR 世界中，“ APA 心理学监测”中报告表面躯体接触成分有助于改善体验。

研究证实，虚拟现实技术可以改变心理健康服务的理念和理论。它高效、有效并且保密性高。随着虚拟现实技术的成本越来越低且越来越普及，它将会被更加广泛地运用于心理健康服务。

第十一章

音乐之声，希望之光

——音乐治疗

每当我们说到音乐治疗，很多人都会说：“不就是听音乐吗，这有什么难的？”但实际上，音乐治疗并不是单纯地听音乐。音乐治疗是一个系统的干预过程，在这个过程中，治疗师利用音乐体验的各种形式，以及在治疗过程中发展起来的、作为治疗动力的治疗关系，帮助被帮助者达到健康的目的。所谓系统的干预过程，指在音乐治疗师的专业指导下，采取各种音乐活动达到被治疗者健康的目的。这样的过程需要治疗师经过专业的训练才能够操作。

阅读本章，你将了解以下内容：

- “我”不是听音乐——什么是音乐治疗
- 爱、疗愈与希望——音乐治疗的具体应用

“我”不是听音乐——什么是音乐治疗

美国著名音乐治疗学家、Temple 大学教授布鲁夏在《定义音乐治疗》中提出音乐治疗是一个系统的干预过程，在这个过程中，治疗师

应用音乐体验的各种形式，以及在治疗过程中发展起来的，作为治疗的动力的治疗关系来帮助被治疗者达到健康的目的。

音乐治疗的历史

音乐治疗学是一门新兴的，集音乐、医学和心理学为一体的边缘交叉学科，是音乐用在传统的艺术欣赏和审美领域之外的应用与发展。

史前时代的音乐治疗：在某些史前文化社会中，人们相信在重要的礼仪活动中所使用的歌曲来源于超人类或超自然的力量。

古代的音乐治疗：在西方，古埃及的魔法、宗教和医学理论并列，治疗师通常基于某一个治疗理念而使用其中的一种，由于与长老或政府的重要官员有密切的关系，埃及的音乐治疗师享有特权。

在巴比伦文化的高峰期，疾病被列入宗教的框架。患病的人被认为是冒犯上帝而需要赎罪，是冒犯了神而会受到惩罚，从而被社会驱逐，假如提供治疗的话，也仅仅是宗教典礼的一部分。治疗仪式通常包括音乐。

在古希腊，人们认为音乐对思想、情绪和躯体健康具有特殊的力量，庙宇、专职唱圣歌的人及音乐成为给情绪紊乱的患者治疗的处方。

亚里士多德[1]认为音乐有情绪宣泄的价值；柏拉图[2]认为，音乐是心灵的药物。

中世纪和文艺复兴时期的音乐治疗：基督教盛行，解剖学、生理学、临床医学发展，音乐用来预防和治疗抑郁、绝望和疯狂等情绪。

美国的音乐治疗：音乐治疗作为一个独立的学科最早在美国建立起来，至今美国仍然是音乐治疗最发达的国家。1944年音乐治疗在美国密歇根州立大学正式成为学科。经半个多世纪的发展，音乐治疗已成为一门成熟完整的边缘学科，已经确立的临床治疗方法多达上百

①亚里士多德：古希腊哲学家、科学家、教育家和思想家。
②柏拉图：古希腊哲学家、思想家。

种，并形成了众多的理论流派。 在美国有近 80 多所大学设有音乐治疗专业，培养学士、硕士和博士学生。1998 年美家音乐治疗协会在美国成立。

音乐治疗在中国：1980 年，美国亚利桑那州立大学华裔音乐治疗教授刘邦瑞在中央音乐学院开展了关于音乐治疗的讲座。1984 年，北京大学的张伯源等人发表了《音乐的身心反应研究》，报告了被试者在聆听欢快音乐和安静抒情的音乐时的不同生理反应，这是第一次关于音乐治疗的报告。1984 年音乐治疗开始在长沙马王堆疗养院进行临床应用。1989 年中央音乐学院开设音乐治疗大专班，并在 1996 年成立音乐治疗研究中心，1999 年招收硕士研究生。

音乐治疗的过程

首先确认患者的问题所在，对患者的症状、生理、情绪和社会状态进行全面评估。

再制定长期和短期的治疗目标。

根据治疗目标制订与患者的生理、智力、音乐能力相适应的音乐治疗计划。

实施音乐活动并评价患者的反应。

音乐治疗的基本功能与作用

生理功能：国外的大量研究表明，音乐可以引起各种生理反应，对患者情绪等机能进行调节；除此之外，音乐可以产生明显的镇痛作用。

人际 / 社会：通过音乐活动，为患者提供一个安全、愉快的人际交往环境，维持和提高社会交往能力。

心理 / 情绪作用：音乐治疗师利用音乐对情绪的影响，通过音乐改变人的情绪，最终改变负性的认知。

审美的作用：音乐作为一门艺术，是看不见、摸不着的。但我们每个人在感受音乐的过程中又确确实实地体验到美的韵味。而这种美感的体验其实也是一种健康的心理状态的反映。

音乐治疗的分类

接受式音乐治疗：强调聆听音乐以及由聆听音乐所引起的各种生理心理体验，包括：歌曲讨论、音乐回忆、音乐同步、音乐想象、音乐引导想象、音乐生物反馈[①]、音乐肌肉放松、音乐镇痛、音乐系统脱敏[②]、音乐催眠等。

再创造式音乐治疗：通过主动参与演唱、演奏现有的音乐作品、根据治疗的需要对现有的作品进行改编的各种音乐活动（包括演唱、演奏、创作等）来达到治疗的目的。

即兴演奏式音乐治疗：通过在特定的乐器上随心所欲的即兴演奏音乐的活动来达到治疗的目的。

爱、疗愈与希望——音乐治疗的具体应用

根据美国音乐治疗协会1999年的资料，音乐治疗师主要工作领域包括医疗卫生、心理、康复、救助、社会工作等。下面详细介绍音乐治疗如何在精神发育迟滞儿童、成年精神疾病患者和老年人群中发挥作用。

精神发育迟滞儿童

儿童通过舞蹈、运动歌曲及音乐游戏等活动来学习或增强对身

---

①生物反馈：是利用现代生理科学仪器，通过人体内生理或病理信息的自身反馈，使患者经过特殊训练后，进行有意识的“意念”控制和心理训练，从而消除病理过程、恢复身心健康的新型心理治疗方法。

②系统脱敏：这种方法主要是诱导求治者缓慢地暴露出导致神经症焦虑、恐惧的情境，并通过心理的放松状态来对抗这种焦虑情绪，从而达到消除焦虑或恐惧的目的。

体各部分的认识和方位概念，这能够帮助他们发展正确的社会行为和情绪行为，而通过在音乐背景下有节律的运动则能够帮助他们发展运动技能。并且音乐治疗中通过引发儿童歌唱和促进他们语言交流有助于发展他们的沟通交流能力。通过歌词的学习记忆还能够发展他们的学前能力和学习能力。这些音乐治疗的活动一般采取集体活动的形式开展。

成年精神疾病患者

聆听音乐与讨论。音乐治疗师根据患者情况选择适宜的音乐，使患者通过聆听音乐感受的刺激来调整情绪和认知。通常在音乐结束之后还会请患者谈一谈自己的感受和理解，这些感受和理解反映了患者当时的状态。因此，音乐治疗师会在适当的时候给予引导，帮助患者更全面、客观地认识自己。

演奏和创作音乐。强调患者的参与。与聆听不同，这需要患者参与其中，依照自己的心理去想象、去体验，感受音乐的变化，并逐渐使心理也在音乐活动中被感染和同化。这种方法适合帮助他人建立正确的人际关系和树立人际自信。

随音乐活动。患者跟随音乐的旋律活动。

音乐与其他表达性艺术结合（运动、视觉、书法、舞蹈等）。患者在聆听音乐或演奏和创作音乐的过程中，跟随旋律练习书法或表演舞蹈或参加其他的运动，这三者的结合调动了视觉、听觉以及运动神经等多方参与，既能抒发内心的情感，又能带给人们美妙的享受。

休闲娱乐的音乐。为个人或团体提供健康的消遣娱乐方式。

音乐与放松。音乐声波的频率和声压会引起心理上的反应，良性的音乐能提高大脑皮质的兴奋性，改善人们的情绪，激发人们的感情，振奋人们的精神。同时有助于消除心理、社会因素所造成的紧张、焦虑、忧郁、恐怖等不良心理状态，提高应激能力。

老年人群

音乐治疗在老年人群中的治疗目标：包括增强上肢和下肢的力量、灵活性和运动范围，促进社会交流，刺激长时记忆，增强短时记忆及其他认知功能（如减少头脑混乱、增强保持信息的能力），增强现实定向能力，促进放松，增进语言能力，增进个人卫生能力，增强感官刺激，提高交流能力，减少病态行为。

音乐治疗在老年人群中的具体实施方法

再激发：治疗师引导患者讨论目前发生的事件、美术或音乐等。可以使用一些诸如照片、剪报、衣物或音乐作为激发讨论的工具。

现实定位：现实定位的方法常常使用钟表、日历，在黑板上写上包括年、月、日、星期、天气以及节日的信息，来帮助患者记忆有关自己或环境的重要信息。音乐治疗是现实定位方法的一种，可以起到有效的刺激作用，以鼓励患者参与治疗活动。

往事回忆：有计划地回顾过去的生活事件和经历。可以使用老照片、服装、电影、杂志以及历史物品，音乐也可以成为促进回忆的有力工具。

感官训练：使用简单的、有结构的活动来刺激患者的视觉、听觉、触觉、嗅觉、味觉。主要目的是通过各种活动来促进患者的社会、生理和心理的功能，从而帮助患者重建与环境的联系。

常规的心理治疗主要使用语言，通过纠正头脑里的不正确观念来达到改变不良情绪的影响。然而对于一些语言表达能力有限的人群来说，音乐治疗不妨为一个很好的选择，因为音乐治疗的主要工具为音乐，而音乐直接作用于情绪，所以音乐治疗是通过改变情绪来改变人的认识。

第十二章

生命在于运动

——运动治疗

人们常说“生命在于运动”“爱运动的人更阳光自信”，现在很多人都在健身，保持健康的体魄。心理治疗师或心理咨询师也常跟他们的来访者说可以做些运动来调整自己，运动听起来似乎非常有用。那么，运动除了能增强机体抵抗力、提升个人体质外，真的能促进心理健康吗？

阅读本章，你将了解以下内容：

- **运动运动就好了——运动促进心理健康的作用及原理**
- **适合的就是最好的——运动类型及方式**
- **老少皆宜，老少最宜——运动对特殊人群的心理健康的影响**

运动运动就好了——运动促进心理健康的作用及原理

每当我们心里觉得不舒服的时候，总会听到有人给出建议“你去运动一下吧，运动一下就好了”。就像生病的时候，总会有人告诉我们“多喝水”一样。那么，运动真的能够促进我们的心理健康吗？答案是肯定。

运动有哪些促进心理健康的作用?

国际运动心理学会很早就指出体育锻炼对健康的心理活动具有积极的作用，运动不仅使人们的身体和大脑更为敏捷，也能提高人们应对挑战及适应逆境的能力。积极参加运动能给人们带来巨大的心理效益，其具体主要表现为以下几方面。

有利于改变消极的自我概念、增强自信

自我概念是一个人对自己外貌、健康、气质、能力等方面的主观判断，积极的自我概念可以理解为自我评价较高或者自我感觉良好，其有利于帮助我们维持积极乐观的心理健康状态。人们参加运动的过程中，通过练习完成运动项目、达成运动目标、克服运动挑战，逐渐帮助自己恢复对身体的控制感，体验到成功感和独立感，均能帮助人们增强自信，打破自身与抑郁焦虑和其他消极心理状态的恶性关联，从而对自己的评价更加积极，更容易引发积极的思维和情感。其次，运动本身就可以带给人欢乐与愉悦感，通过运动，身体素质得以提高、体格外形得以塑造，均能提高人们的身体自尊，即人们对自我身体的主观满意度，从而促进心理发展。

有助于改善情绪

运动可以使人感到轻松愉悦，帮助人们缓解压力，保持健康的情绪状态。在运动过程中，机体各系统器官的调动例如心跳加速、血压升高、肌肉紧张等有助于帮助身体释放能量，其次，运动也能够分散对自己焦虑和挫折的注意力，使人们从不愉快的感觉中解放出来，有利于调节情绪、缓解压力。研究证实运动可以降低抑郁、焦虑和提高幸福感，也能提升人们的认知能力和意志力水平，改善心理健康。

帮助提高睡眠质量

睡眠失调甚至失眠会影响人们的注意力、情绪以及环境适应能力，从而容易产生心理疲劳。肌肉在运动过程中处于紧张状态，使得运动后肌肉更容易放松并能帮助提高人们的主观睡眠质量、缩短入睡时间，有效改善睡眠。

有效促进人际互动、改善社交

坚持运动可以促进人们保持人际联络，形成社交活动，有利于保持并提升积极情绪。单独运动或集体运动都具有促进心理健康的作用，尤其是集体运动需要参与者之间的相互协作，除外语言和文字交流外，人们通过表情、身体动作、眼神等进行非语言交流，例如比赛中使用拥抱、握手等方式表达友好，这种非语言交流可以使人们之间的交往更加容易，进而增强彼此的交往信心。此外，随着运动次数的增加，这种愉快的互动可得以强化并能够延续到运动之外的时间与场合，从而促进积极的人际交往。

运动为什么能促进心理健康？

运动促进心理健康的神经生物学原理主要包括对大脑神经递质的影响，以及对大脑结构和功能的影响。

运动中大脑神经递质的变化

神经递质是中枢神经系统中担当“信使”作用的一系列化学物质，大脑中对信息传导有着重要调节作用的神经递质主要包括 5- 羟色胺、去甲肾上腺素和多巴胺，而运动能增加体内的这 3 种神经递质。其中，5- 羟色胺含量的增高能帮助改善睡眠、缓解情绪、减少焦虑抑郁的发生，而去甲肾上腺素则帮助调动身体机能，促进认知及大脑聚焦。多巴胺则与人的感觉等有关，主要传递兴奋和开心的信息，多巴胺水平的增加能够促进认知功能、学习记忆能力的提升，并能使我们感到愉快、幸福。

运动对大脑结构和功能的影响

运动能够改变大脑结构，并能影响大脑功能。多项研究证实运动训练能够增加脑内灰质及白质的容量，并提高了部分脑区的灰质密度。其次，也有研究发现不同的运动项目例如柔道、羽毛球、篮球等运动员群体中不同脑区的灰质、白质密度及其体积存在差异。其次，运动对大脑功能的影响主要表现为可以改善大脑的可塑性[①]，并且不同的运动方式对脑区的激活存在差异，从而促进大脑功能的发展。

总之，运动促进心理健康的神经生物学机制研究较为复杂，但这些都有助于发现有益于改善情绪、促进心理积极发展的运动类型及方式。

适合的就是最好的——运动类型及方式

既然运动可以有效促进心理健康，那是否所有的运动都能产生相同的效应呢？其实不然，不同的运动种类对心理产生的影响是不同的。

有氧运动vs无氧运动

运动种类从大体上可以分为有氧运动和无氧运动，其中有氧运动被证实与心境改变和应激减少有关，并且这种心理改善的作用通常是整体的、综合的，而无氧运动经研究发现可以缓解抑郁，但对降低焦虑的作用却非常有限，因此如果希望通过运动改善整体的情绪及心理状态，我们最好进行有氧运动练习。

有氧运动主要指人体在氧气充分供应的情况下所进行的锻炼，其持续时间较长、强度较低，通常每次锻炼时间需保持 30 分钟以上，我们日常生活中可以采用的有氧运动种类很多，例如慢跑、骑自行车、游泳、爬楼梯、快走、打太极拳、跳健身舞、跳绳等。有氧运动的衡量标准是心率，一般心率保持在 150 次 / 分左右的运动量为有氧运动。此外，有氧运动中不同的运动类型所引起的心理效应也略有差异，例如重复性慢跑可以降低抑郁焦虑、促进积极自我概念的形成、提高应激应对能力，而游泳也具有上述作用，因两者均属于个体的、重复

①大脑的可塑性：大脑可以为环境和经验所修饰，具有在外界环境和经验的作用下塑造大脑结构和功能的能力。

的、节律性的运动，不需要运动者消耗过多的注意力，能使运动参加者进入自由联想状态，通过冥想、思考等思维活动，促进脑力恢复，从而运动者能够感受到精力增加，对于情绪调节、心理健康具有积极作用。

有趣味性的运动

要促进运动的心理健康效应还应注意提升运动的趣味性，因为人们只有从运动中获得乐趣并感到愉快，才可能长期坚持运动，而长时间的身体锻炼则能促进自我积极感觉的提高。此外，运动的环境选择也非常重要，研究证实在自然环境锻炼中锻炼比在非自然环境中更有利于心理健康促进和幸福感的提升。

因此，要使运动治疗产生最佳的心理改善效应，应首先考虑选择自己感兴趣并能获得愉悦感的运动，其次，尽可能选择可以在自然环境中进行的项目。

如何运动才能促进心理健康？

运动是人人都可以开始的事情，但同一种运动并非所有人都可以达到相同的效果，之所以会出现这样的差异其实跟我们对于运动强度、时间及频率缺乏了解有关。

运动强度

运动根据强度分类可以分为低强度、中等强度和高强度，就运动促进心理健康而言，中等强度的运动锻炼与增强心理健康的关系最为密切，尤其是中等强度的持续性运动对于改善心理状态更为有效。一般情况下，运动过程中心率达到 120~150 次 / 分的运动量为中等，但更为精确的方式是可以通过最大心率和主观体力感觉来确定自己在运动中的运动强度。最大心率一般用“220– 年龄”来进行推算，运动过程中心率达到最大心率的 60%~70% 则为中等强度运动。主观体力感觉的主要衡量指标则是自觉用力程度分级，其主要通过监测运动时的呼吸难易程度来判定，中等强度运动的一般目标大约在“呼吸有点困难”和“讲话有点困难”之间。因而对于不同的人来说，要达到中等强度的运动量需因地制宜根据自己在运动过程中的心率及主观感觉来选择适宜的运动方式。

运动时长与频率

关于运动时长和运动频率，大多数研究认为产生心理效益的运动时间每次需要20~30分钟，也有的认为通过身体运动使大脑进行自由运转所需要的时间为40~50分钟，因而运动时间持续40~60分钟可能更好。尽管关于促进心理健康的运动时长存在一定的争议，但能够确定的是如果每次运动时间少于20分钟将不会产生心理效益，而同样运动时间过长也不利于增加积极情绪，还有可能引起疲劳、厌倦、愤怒、抑郁等消极的心理状态。此外，就每周总运动时间而言，促进心理健康的最佳运动时间为每周2.5~7.5小时，但该运动时间应根据不同的性别、年龄和身体素质等进行适量的调整。因此，运动时间需根据自己的身体承受程度限定在一定的范围。

关于运动频率，目前比较一致的观点认为每周锻炼2~4次可以产生积极的心理效益，例如降低抑郁水平。同时，因运动而产生的心理效益随着时间的延长而增加，有研究发现在大强度运动后，过去2年有规则锻炼的人出现了焦虑状态的短时下降，而没有长期运动习惯的人却未见有任何焦虑程度的降低。由于一般人群运动后产生的心理效益可维持2~3小时，因此要通过运动促进心理健康并使其长期有效，需要持之以恒，养成长期坚持运动的习惯。

老少皆宜，老少最宜
——运动对特殊人群的心理健康的影响

在一般人群中，长期规律的有氧运动可以起到调节情绪、缓解压力、促进心理积极发展的效用，同样，在特殊人群例如儿童、老年人中，运动也会对其产生积极的心理效益，尤其是针对特殊人群存在的心理问题，运动会产生明显的改善作用。

肥胖儿童群体

对于儿童尤其是肥胖儿童，运动对其心理健康产生的积极影响是多方面的。在我国儿童超重及肥胖问题普遍存在，《中国居民营养与慢性病状况报告（2015 年）》显示 2012 年我国 6~17 岁儿童的超重率达到 9.6%、肥胖率达到 6.4%，肥胖儿童的注意能力、认知功能、智力及行为等均较正常儿童偏低，且肥胖容易使儿童产生内向、抑郁、自我评价低、胆怯、社交障碍等心理问题，使其长时间体验到消极或负面情绪。

而运动可对肥胖儿童的认知功能、自我评价及社交能力等产生积极影响。研究发现每天 40 分钟的有氧运动能够促进肥胖儿童的认知功能，对其注意力和记忆力产生积极影响，从而改善其学习成绩，而经常进行有氧运动的儿童应激应对能力会高于不经常有氧运动者。此外，中等强度的瑜伽运动有助于降低肥胖儿童的焦虑水平，中等强度的身体锻炼能够给肥胖儿童带来更多的积极情绪效益。

由此，运动锻炼能够改善肥胖儿童的自卑心理、抑郁及焦虑情绪，对自我认知及评价产生积极影响，也可以帮助肥胖儿童结交朋友、学习社交方法、提高人际交往的信心。

因此，对于儿童尤其是肥胖儿童，家长可以帮助其制订运动计划，并协助其坚持长期有氧运动锻炼，对其心理健康产生的影响是积极而长远的。

老年人群

运动对老年人群的心理健康也有很多积极促进作用。我国是老龄较快的国家之一，65 岁及以上老年人口比例在 2019 年已经达到 11.9%。老年人随着年龄的增长，身体各器官功能出现衰退，加之社会角色出现改变如退休等，存在着不同程度的负性情绪例如抑郁、焦虑、孤独感等，尤其是空巢老人群体，孤独及抑郁发生率较高。因此，老年人总体心理健康水平偏低。

多个研究证实有氧运动例如户外自行车运动，能够有效减少老年人的抑郁、焦虑情绪以及对他人的敌意，表现出较高的心理健康水平。有氧运动不仅可以改善老年人的心肺功能，促进身体健康，也通过身心的内在联系与互动进一步促进了心理健康。

因此，老年人选择并坚持长期的有氧运动如走路、骑自行车、跳舞、慢跑等，可提高其心理健康水平，有助于享受舒适、愉悦的老年生活。

运动可以帮助你宣泄不好的情绪，强壮你的身体，更重要的是，运动可以帮助你找到自己。